COVID-19 EM PEDIATRIA/ NEONATOLOGIA

São Paulo
2021

EDITORES

Heloisa Helena de Sousa Marques

Werther Brunow de Carvalho

Clovis Artur Almeida da Silva

COVID-19 EM PEDIATRIA/ NEONATOLOGIA

São Paulo

2021

MEDICINA USP

Instituto da Criança e do Adolescente
Hospital das Clínicas - FMUSP

editora dos Editores

CONTEÚDO ORIGINAL

Produção editorial e capa: *Villa d'Artes Soluções Gráficas*
Revisão: *Ligia Alves*
Imagens de capa e aberturas de capítulos: *Shutterstock*

Dados Internacionais de Catalogação na Publicação (CIP)
(Câmara Brasileira do Livro, SP, Brasil)

COVID-19 em pediatria/neonatologia / editores
Heloisa Helena de Sousa Marques, Werther Brunow
de Carvalho, Clovis Artur Almeida da Silva. --
São Paulo : Editora dos Editores Eireli, 2021.

Vários autores.
Bibliografia
ISBN 978-65-86098-47-1

1. COVID-19 - Pandemia 2. Epidemias
3. Neonatologia 4. Pediatria 5. Vacinas I. Marques,
Heloisa Helena de Sousa. II. Carvalho, Werther Brunow
de. III. Silva, Clovis Artur Almeida da.

21-74646 CDD 618.920025

Índices para catálogo sistemático:

1. Pediatria e neonatologia : Medicina 618.920025

Maria Alice Ferreira - Bibliotecária - CRB-8/7964

Este livro foi criteriosamente selecionado e aprovado por um Editor científico da área em que se inclui. A ***Editora dos Editores*** assume o compromisso de delegar a decisão da publicação de seus livros a professores e formadores de opinião com notório saber em suas respectivas áreas de atuação profissional e acadêmica, sem a interferência de seus controladores e gestores, cujo objetivo é lhe entregar o melhor conteúdo para sua formação e atualização profissional.

Desejamos-lhe uma boa leitura!

eE editora dos Editores

EDITORA DOS EDITORES
Rua Marquês de Itu, 408 — sala 104 — São Paulo/SP
CEP 01223-000
Rua Visconde de Pirajá, 547 — sala 1.121 — Rio de Janeiro/RJ
CEP 22410-900

+55 11 2538-3117
contato@editoradoseditores.com.br
www.editoradoseditores.com.br

Atendimento eE Interativo
(11) 98308-0227

SOBRE OS EDITORES

Heloisa Helena de Sousa Marques

Chefe da Unidade de Infectologia do Instituto da Criança e do Adolescente do Hospital das Clínicas da Faculdade de Medicina da Universidade de São Paulo. Doutora em Pediatria pela Faculdade de Medicina da Universidade de São Paulo.

Werther Brunow de Carvalho

Professor Titular de Terapia Intensiva/Neonatologia do Departamento de Pediatria da Faculdade de Medicina da Universidade de São Paulo. Coordenador da Pediatria e Chefe da UTI Pediátrica do Hospital Santa Catarina de São Paulo.

Clovis Artur Almeida da Silva

Professor Titular do Departamento de Pediatria da Faculdade de Medicina da Universidade de São Paulo. Chefe Técnico-Científico das Unidades de Adolescente e de Reumatologia Pediátrica do Instituto da Criança e do Adolescente do Hospital da Clínicas da Faculdade de Medicina da Universidade de São Paulo.

SOBRE OS AUTORES

Alexandra Valeria Maria Brentani

Professora doutora do Departamento de Pediatria da Faculdade de Medicina da Universidade de São Paulo.

Alexandre Archanjo Ferraro

Professor associado do Departamento de Pediatria da Faculdade de Medicina da Universidade de São Paulo.

Alfio Rossi Junior

Mestre em Pediatria pela Faculdade de Medicina da Universidade de São Paulo. Presidente da Subcomissão de Controle de Infecção Hospitalar do Instituto da Criança e do Adolescente do Hospital das Clínicas da Faculdade de Medicina da Universidade de São Paulo e do Instituto de Tratamento do Câncer Infantil (ITACI).

Alfredo Elias Gilio

Professor Doutor do Departamento de Pediatria da Faculdade de Medicina da Universidade de São Paulo. Coordenador da Clínica de Imunizações do Hospital Israelita Albert Einstein. Médico assistente da Divisão de Clínica Pediátrica do Hospital Universitário da Universidade de São Paulo.

Amaro Nunes Duarte Neto

Médico Assistente da Disciplina de Emergências Clínicas do Departamento de Patologia da Faculdade de Medicina da Universidade de São Paulo.

Ana Lúcia Capelari Lahoz

Mestre em Ciências pelo Departamento de Pediatria da Faculdade de Medicina da Universidade de São Paulo. Tutora da Residência Multiprofissional em Atenção Clínica Especializada em Pediatria com ênfase em cardiopulmonar do Instituto da Criança do Hospital das Clínicas da Faculdade de Medicina da Universidade de São Paulo. Coordenadora de Fisioterapia do CTIP do Instituto da Criança e do Adolescente do Hospital das Clínicas da Faculdade de Medicina da Universidade de São Paulo.

Ana Paula de Carvalho Panzeri Carlotti

Professora associada da Faculdade de Medicina de Ribeirão Preto da Universidade de São Paulo.

Andreia Watanabe

Médica Coordenadora da Unidade de Nefrologia Pediátrica do Instituto da Criança e do Adolescente do Hospital das Clínicas da Faculdade de Medicina da Universidade de São Paulo. Médica Nefrologista Pediátrica do Núcleo Avançado de Nefrologia do Hospital Sírio Libanês. Médica Pesquisadora do LIM-29 da Faculdade de Medicina da Universidade de São Paulo. Mestre em Pediatria pelo Departamento de Pediatria da Faculdade de Medicina da Universidade de São Paulo.

Artur Figueiredo Delgado

Professor Livre Docente do Departamento de Pediatria da Faculdade de Medicina da Universidade de São Paulo e Coordenador da UTI e da Equipe de Terapia Nutricional do Instituto da Criança e do Adolescente do Hospital das Clínicas da Faculdade de Medicina da Universidade de São Paulo.

Benito Lourenço

Médico hebiatra, com Título de Habilitação em Adolescência pela Sociedade Brasileira de Pediatria. Responsável pela Unidade de Adolescentes do Instituto da Criança e do Adolescente do Hospital das Clínicas da Faculdade de Medicina da USP. Médico Assistente da Clínica de Adolescência da Santa Casa de São Paulo. Presidente do Departamento de Adolescência da Sociedade de Pediatria de São Paulo. Membro da Comissão Científica do Adolescente da Secretaria de Estado da Saúde – SP.

Braian Lucas Aguiar Sousa

Médico pediatra. Pós-graduando, nível doutorado, no Programa da Pediatria da Faculdade de Medicina da Universidade de São Paulo.

Bruno Gualano

Graduado e doutorado pela Escola de Educação Física e Esporte da Universidade de São Paulo. Pós-doutorado em Ciências pela Faculdade de Medicina da Universidade de São Paulo. Professor associado do Departamento de Clínica Médica pela Faculdade de Medicina da Universidade de São Paulo.

Caio Borba Casella

Graduação em medicina pela Faculdade de Medicina da Universidade de São Paulo. Residência médica em Psiquiatria Geral e Psiquiatria da Infância e Adolescência pelo Instituto de Psiquiatria do Hospital das Clínicas da Faculdade de Medicina da Universidade de São Paulo. Coordenador da Equipe Médica do Hospital Dia Infantil do Instituto de Psiquiatria do Hospital das Clínicas da Faculdade de Medicina da Universidade de São Paulo. Psiquiatra do Instituto da Criança e do Adolescente do Hospital das Clínicas da Faculdade de Medicina da Universidade de São Paulo. Doutorando pelo Instituto de Psiquiatria do Hospital das Clínicas da Faculdade de Medicina da Universidade de São Paulo.

Camila Sanson Yoshino de Paula

Mestre em Ciências pela Faculdade de Medicina da Universidade de São Paulo. Especialista em Infectologia Pediátrica pela Sociedade Brasileira de Pediatria. Médica Assistente da unidade de Infectologia Pediátrica do Instituto da Criança e do Adolescente do Hospital das Clínicas da Faculdade de Medicina da Universidade de São Paulo. Médica assistente da unidade de Pediatria do Conjunto Hospitalar.

Camilla Astley

Graduação em Educação Física pela Universidade Estadual de Londrina. Mestre em Ciências pela Faculdade de Medicina da Universidade de São Paulo. Doutoranda em Ciências pela USP.

Carla Marques Nicolau

Mestre em Ciências pelo Departamento de Pediatria da Faculdade de Medicina da Universidade de São Paulo. Tutora do programa de Residência Fisioterapia em Neonatologia do Hospital das Clínicas da Faculdade de Medicina da Universidade de São Paulo. Coordenadora e professora do Curso de Especialização em Fisioterapia Respiratória e Fisioterapia em Terapia Intensiva Pediátrica e Neonatal do Instituto da Criança e do Adolescente da Faculdade de Medicina da Universidade de São Paulo.

Carla Regina Tragante

Mestre em Ciências pelo Departamento de Pediatria da Faculdade de Medicina da Universidade de São Paulo. Chefe de Enfermagem do Centro Neonatal do Instituto da Criança e do Adolescente do Hospital das Clínicas da Faculdade de Medicina da Universidade de São Paulo. Docente e Coordenadora do Módulo

Neonatal do Curso de Especialização de Enfermagem em Cuidados Intensivos e Emergência à Criança e ao Adolescente do Instituto da Criança e do Adolescente do Hospital das Clínicas da Faculdade de Medicina da Universidade de São Paulo.

Cíntia Johnston

Pós-doutora em Pneumologia pela Escola Paulista de Medicina – Universidade Federal de São Paulo. Professora Assistente de Pesquisa Clínica em Terapia Intensiva/Neonatologia do Instituto da Criança e do Adolescente do Hospital das Clínicas da Faculdade de Medicina da Universidade de São Paulo. Vocal da Sociedade Latino-americana de Cuidados Intensivos Pediátricos (SLACIP) na World Federation of Pediatric Intensive Care Critical Care Societies (WFPICCS). Membro Titular do Comitê de Pesquisas Clínicas da WFPICCS. Coordenadora do Serviço de Fisioterapia do Hospital Estadual e Maternidade SEPACO, São Paulo – SP. Coordenadora Nacional da Pós-graduação Multiprofissional da Associação de Medicina Intensiva Brasileira (AMIB).

Clovis Artur Almeida da Silva

Professor Titular do Departamento de Pediatria da Faculdade de Medicina da Universidade de São Paulo. Chefe Técnico-Científico das Unidades de Adolescente e de Reumatologia Pediátrica do Instituto da Criança e do Adolescente do Hospital da Clínicas da Faculdade de Medicina da Universidade de São Paulo.

Daniela Matos Fiorenzano

Doutora em Ciências pela Faculdade de Medicina da Universidade de São Paulo. Médica Assistente do Hospital das Clínicas da Faculdade de Medicina da Universidade de São Paulo e médica diarista da Unidade Neonatal do Hospital Samaritano Higienópolis.

Daniele Martins Celeste

Unidade de Hematologia Pediátrica do Instituto da Criança e do Adolescente do Hospital das Clínicas da Faculdade de Medicina da Universidade de São Paulo.

Durval Damiani

Professor Livre Docente da Faculdade de Medicina da Universidade de São Paulo. Chefe da Unidade de Endocrinologia Pediátrica do Instituto da Criança e do Adolescente do Hospital das Clínicas da Faculdade de Medicina da Universidade de São Paulo. Membro do corpo clínico dos hospitais Sírio Libanês e Albert Einstein.

Ester Cerdeira Sabino

Médica formada pela Faculdade de Medicina da Universidade de São Paulo. Doutorada em Imunologia e Professora Livre Docente do Departamento de Doenças Infecciosas e Parasitárias da Faculdade de Medicina da Universidade de São Paulo.

Fabio Pereira Muchão

Pneumologisa infantil pelo Instituto da Criança e do Adolescente do Hospital das Clínicas da Faculdade de Medicina da Universidade de São Paulo. Mestre em Medicina pela Faculdade de Medicina da Universidade de São Paulo. Doutor em Medicina pela Faculdade de Medicina da Universidade de São Paulo. Médico colaborador da Unidade de Pneumologia do Instituto da Criança e do Adolescente do Hospital das Clínicas da Faculdade de Medicina da Universidade de São Paulo.

Gabriel Frizzo Ramos

Médico assistente do Centro de Terapia Intensiva Pediátrico do Instituto da Criança e do Adolescente do Hospital das Clínicas da Faculdade de Medicina da Universidade de São Paulo.

Gabriela Nunes Leal

Pós-doutorado pelo Departamento de Pediatria da Faculdade de Medicina da Universidade de São Paulo. Professora orientadora do programa de Pós-graduação do Departamento de Pediatria da Faculdade de Medicina da Universidade de São Paulo. Coordenadora médica do Serviço de Ecocardiografia do Instituto da Criança e do Adolescente do Hospital das Clínicas da Faculdade de Medicina da Universidade de São Paulo. Ecocardiografista pediátrica e fetal do Hospital Sírio Libanês e do Hospital do Coração, em São Paulo.

Guilherme V. Polanczyk

Professor Associado da Disciplina de Psiquiatra da Infância e Adolescência do Departamento de Psiquiatria da Faculdade de Medicina da Universidade de São Paulo. Coordenador do Núcleo de Pesquisa em Neurodesenvolvimento e Saúde Mental da Universidade de São Paulo, o Programa de Diagnóstico e Intervenções Precoces e a Unidade de Internação de crianças e adolescentes do Instituto de Psiquiatria do Hospital das Clínicas da Faculdade de Medicina da Universidade de São Paulo. Formou-se em Medicina pela UFRGS, realizou residências em Psiquiatra e em Psiquiatra da Infância e Adolescência no HCPA-UFRGS. É Mestre e Doutor em Psiquiatria pela UFRGS, Pós-Doutor pelo Instituto de Psiquiatria de Londres (Inglaterra) e pela Duke University (EUA) e Livre-Docente em Psiquiatria da Infância e Adolescência pela Faculdade de Medicina da Universidade de São Paulo.

Heloisa Helena de Sousa Marques

Chefe da Unidade de Infectologia do Instituto da Criança e do Adolescente do Hospital das Clínicas da Faculdade de Medicina da Universidade de São Paulo. Doutora em Pediatria pela Faculdade de Medicina da Universidade de São Paulo.

Isadora Souza Rodriguez

Médica assistente da Unidade de Apoio Cirúrgico do Instituto Central do Hospital das Clínicas da Faculdade de Medicina da Universidade de São Paulo.

Joaquim Carlos Rodrigues

Professor Livre Docente do Departamento de Pediatria da Faculdade de Medicina da Universidade de São Paulo. Professor Orientador do Programa de Pós-Graduação Sensu Strictu do Departamento de Pediatria da Faculdade de Medicina da Universidade de São Paulo. Coordenador da Unidade de Pneumologia Pediátrica do Instituto da Criança e do Adolescente do Hospital das Clínicas da Faculdade de Medicina da Universidade de São Paulo.

Jorge David Aivazoglou Carneiro

Doutor em Ciências pelo Departamento de Pediatria da Faculdade de Medicina da Universidade de São Paulo. Médico Pediatra Hematologista da Unidade de Hematologia Pediátrica do Instituto da Criança e do Adolescente do Hospital das Clínicas da Faculdade de Medicina da Universidade de São Paulo e do Centro de Hemofilia do Hospital das Clínicas da Faculdade de Medicina da Universidade de São Paulo.

José Albino da Paz

Mestre e doutor pela Faculdade de Medicina da Universidade de São Paulo. Médico neurologista pediátrico do Instituto da Criança e do Adolescente do Hospital das Clínicas da Faculdade de Medicina da Universidade de São Paulo.

Juliana Ferreira Ferranti

Médica assistente do Centro de Terapia Intensiva Pediátrico do Instituto da Criança e do Adolescente do Hospital das Clínicas da Faculdade de Medicina da Universidade de São Paulo.

Juliana V. Souza Framil

Médica assistente do Serviço de Controle de Infecção Hospitalar do Instituto da Criança e do Adolescente do Hospital das Clínicas da Faculdade de Medicina da Universidade de São Paulo e do Instituto de Tratamento do Câncer Infantil (ITACI) do Hospital das Clínicas da Faculdade de Medicina da Universidade de São Paulo. Especialista em Clínica Médica pela Sociedade Brasileira de Clínica Médica/ Universidade Federal de São Paulo. Especialista em Infectologia pelo Instituto de Infectologia Emílio Ribas. Médica Infectologista do Hospital AC Camargo Cancer Center e do Hospital Alemão Oswaldo Cruz.

Lígia Bruni Queiroz

Médica pediatra e hebiatra, com Título de Especialista em Pediatria e Habilitação em Adolescência pela Sociedade Brasileira de Pediatria. Mestre pelo Departamento de Medicina Preventiva da Faculdade de Medicina da Universidade de São Paulo. Doutora pelo Departamento de Pediatria da Faculdade de Medicina da Universidade de São Paulo. Médica Assistente da Unidade de Adolescentes do Instituto da Criança e do Adolescente do Hospital das Clínicas da Faculdade de Medicina da Universidade de São Paulo.

Lisa Suzuki

Médica coordenadora do Serviço de Radiologia do Instituto da Criança e do Adolescente do Hospital das Clínicas da Faculdade de Medicina da Universidade de São Paulo. Médica da Fundação Faculdade de Medicina.

Lúcia Maria de Arruda Campos

Mestre e doutora em Ciências pela Faculdade de Medicina da Universidade de São Paulo. Responsável administrativa pela Unidade de Reumatologia Pediátrica do Instituto da Criança e do Adolescente do Hospital das Clínicas da Faculdade de Medicina da Universidade de São Paulo. Médica colaboradora do Hospital das Clínicas da Faculdade de Medicina da Universidade de São Paulo.

Luisa Sugaya

Graduação em Medicina pela Faculdade de Medicina da Universidade de São Paulo. Residência Médica em Psiquiatria Geral e Psiquiatria da Infância e Adolescência pelo Instituto de Psiquiatria do Hospital das Clínicas da Faculdade de Medicina da Universidade de São Paulo. Doutoranda do Programa Especial de Cooperação Tripartite em Psiquiatria Tanslacional do Desenvolvimento (TPTD) USP/UNIFESP/UFRGS).

Luiz Antonio Nunes de Oliveira

Médico Radiologista do Instituto da Criança e do Adolescente do Hospital das Clínicas da Faculdade de Medicina da Universidade de São Paulo. Membro de Corpo Editorial da Revista Radiologia Brasileira. Professor Convidado da Faculdade de Medicina da Universidade de São Paulo e Revisor de periódico da Revista Radiologia Brasileira.

Magda Carneiro-Sampaio

Professora titular do Departamento de Pediatria da Faculdade de Medicina da Universidade de São Paulo. Vice-presidente do Conselho Diretor do Instituto da Criança e do Adolescente do Hospital das Clínicas da Faculdade de Medicina da Universidade de São Paulo. Membro da Academia Brasileira de Pediatria.

Marcia Wang Matsuoka

Médica do Instituto da Criança e do Adolescente do Hospital das Clínicas da Faculdade de Medicina da Universidade de São Paulo.

Maria Augusta Bento Cicaroni Gibelli

Diretora Técnica em Saúde do Centro Neonatal e Centro de Terapia Intensiva Neonatal 2 do Instituto da Criança e do Adolescente do Hospital das Clínicas da Faculdade de Medicina da Universidade de São Paulo. Doutora pelo Departamento de Pediatria da Faculdade de Medicina da Universidade de São Paulo. Especialista em Cuidados Paliativos pelo Instituto de Ensino e Pesquisa do hospital Sírio-Libanês. MBA em Gestão hospitalar pela Fundação Getúlio Vargas. Especialista em Educação em Saúde pela Faculdade de Medicina da Universidade de São Paulo.

Maria Fernanda Badue Pereira

Doutorado em Ciências da Saúde pela Faculdade de Ciências Médicas da Santa Casa de São Paulo.

Maria Lúcia Barbosa Maia dos Santos

Mestre em Ciência pelo Departamento de Pediatria da Faculdade de Medicina da Universidade de São Paulo. Enfermeira Coordenadora do Centro de Terapia Intensiva Pediátrica do Instituto da Criança e do Adolescente do Hospital das Clínicas da Faculdade de Medicina da Universidade de São Paulo.

Maria Tereza Galvão Guiotti

Médica voluntária da Unidade de Gastroenterologia Pediátrica do Instituto da Criança e do Adolescente do Hospital das Clínicas da Faculdade de Medicina da Universidade de São Paulo.

Marisa Dolhnikoff

Professora Associada da Faculdade de Medicina da Universidade de São Paulo. Coordenadora do Programa Tutoria Acadêmica da Faculdade de Medicina da Universidade de São Paulo. Coordenadora dos Estudos da COVID-19 por Autópsia Minimamente Invasiva Guiada Por Ultrassom no Hospital das Clínicas da Faculdade de Medicina da Universidade de São Paulo. Coordenadora das Disciplinas de Graduação Sistema Respiratório I e II da Faculdade de Medicina da Universidade de São Paulo. Patologista.

Michele Luglio

Médico diarista do Centro de Terapia Intensiva Pediátrico do Instituto da Criança e do Adolescente do Hospital das Clínicas da Faculdade de Medicina da Universidade de São Paulo. Médico plantonista da UTI Pediátrica do Hospital Sírio-Libanês.

Nadia Litvinov

Médica da Associação Congregação de Santa Catarina e Médica da Infectologia Pediátrica do Instituto da Criança e do Adolescente do Hospital das Clínicas da Faculdade de Medicina da Universidade de São Paulo.

Patrícia Goes

Mestre em Pediatria pela Faculdade de Medicina da Universalidade de São Paulo. Médica assistente do Centro de Terapia Intensiva Pediátrico do Hospital Universitário da Universidade de São Paulo.

Patrícia Zamberlan

Graduada pela Faculdade de Saúde Pública da Universidade de São Paulo. Mestre e Doutora em Ciências pelo Departamento de Medicina da Universidade de São Paulo. Nutricionista da Equipe Multiprofissional de Terapia Nutricional do Instituto da Criança e do Adolescente do Hospital das Clínicas da Faculdade de Medicina da Universidade de São Paulo.

Priscila Marcondes Biancalana

Médica Pediatra e Neonatologista Assistente do Centro de Terapia Intensiva Neonatal (CTIN) do Instituto da Criança e do Adolescente do Hospital das Clínicas da Faculdade de Medicina da Universidade de São Paulo.

Ricardo Katsuya Toma

Médico assistente e coordenador da Unidade de Gastroenterologia Pediátrica do Instituto da Criança e do Adolescente do Hospital das Clínicas da Faculdade de Medicina da Universidade de São Paulo. Mestre e Doutor em Ciências aplicadas à Saúde.

Rossana Pulcineli Vieira Francisco

Professora Livre-Docente, Associada da Disciplina de Obstetrícia do Departamento de Obstetrícia e Ginecologia da Faculdade de Medicina da Universidade de São Paulo.

Sheila de Oliveira Garcia Mateos

Doutora pelo Departamento de Doenças Infecciosas e Parasitárias da Faculdade de Medicina da Universidade de São Paulo. Mestre em Ciências Médicas na área de Processos Imunes e Infecciosos da Faculdade de Medicina da Universidade de São Paulo. Coordenadora de Pesquisa Sênior do Programa do *NIH Recipient Epidemiology and Donor Evaluation Study-IV Pediatric*.

Silvana Forsait

Oncologista pediátrica. Médica assistente do Instituto de Tratamento do Câncer Infantil (ITACI) – Hospital das Clínicas da Faculdade de Medicina da Universidade de São Paulo.

Silvia Onoda Tomikawa Tanaka

Médica Assistente da Unidade de Pneumologia Pediátrica do Instituto da Criança e do Adolescente do Hospital das Clínicas da Faculdade de Medicina da Universidade de São Paulo. Mestre em Medicina pela Faculdade de Medicina da Universidade de São Paulo.

Thais Toledo Fink

Infectologista Pediátrica do Instituto da Criança e do Adolescente do Hospital das Clínicas da Faculdade de Medicina da Universidade de São Paulo. Título de Pediatra pela Sociedade Brasileira de Pediatria.

Thais Vendramini

Título de Especialista em Pediatria pela Sociedade Brasileira de Pediatria (SBP). Infectologista Pediátrica formada pelo Instituto da Criança e do Adolescente do Hospital das Clínicas da Faculdade de Medicina da Universidade de São Paulo. Realizando complementação em Imunizações e Medicina do Viajante CRIE- Hospital das Clínicas da Faculdade de Medicina da Universidade de São Paulo.

Vera Bain

Pediatra Infectologista. Médica voluntária no serviço de infectologia pediátrica do Instituto da Criança e do Adolescente do Hospital das Clínicas da Faculdade de Medicina da Universidade de São Paulo.

Vera Lúcia Jornada Krebs

Professora Livre Docente do Departamento de Pediatria da Faculdade de Medicina da Universidade de São Paulo. Centro Neonatal do Instituto da Criança e do Adolescente do Hospital da Clínicas da Faculdade de Medicina da Universidade de São Paulo.

Vicente Odone Filho

Professor titular do Departamento de Pediatria da Faculdade de Medicina da Universidade de São Paulo (área de Onco-Hematologia). Diretor clínico do Instituto de Tratamento do Câncer Infantil (ITACI).

Werther Brunow de Carvalho

Professor Titular de Terapia Intensiva/Neonatologia do Departamento de Pediatria da Faculdade de Medicina da Universidade de São Paulo. Coordenador da Pediatria e Chefe da UTI Pediátrica do Hospital Santa Catarina de São Paulo.

PREFÁCIO

A epidemia de SARS-CoV-2 é certamente a maior crise sanitária que o país viveu no último século. Sua rapidez de disseminação e o alto custo social serão lembrados por muitos anos. Em pouco mais de doze meses esse agente já matou mais brasileiros que o HIV em 40 anos de epidemia.

Toda a academia foi colocada à prova.

Este livro mostra como o Instituto da Criança e do Adolescente do HC-FMUSP, cumprindo seu papel, buscou entender essa nova síndrome e transmitir rapidamente os conhecimentos à comunidade médica.

Inicialmente as crianças pareciam estar sendo poupadas, mas aos poucos ficou claro que casos graves de síndrome inflamatória multissistêmica estavam relacionados aos SARS-CoV-2 e que a infecção também poderia ser severa em crianças com comorbidades. Poucos estudos existem sobre como tratar essas crianças , e reunir esse conhecimento é fundamental neste momento.

Precisamos também nos preocupar com a saúde mental das crianças, não somente pelo impacto da restrição ao convívio social e escola como também pelo possível impacto direto no sistema nervoso central, que começou a ficar cada vez mais evidente em adultos.

Com o início da vacinação em massa dos adultos, é possível que se consiga diminuir a circulação desse agente, mas é improvável que ela seja totalmente inibida. Por enquanto os dados sugerem que a vacinação será efetiva mesmo para as novas linhagens do vírus, mas ainda é muito cedo para ter certeza.

Deveremos conviver ainda por alguns anos com esse vírus, e, até que todas as crianças sejam vacinadas , os pediatras precisam estar atentos para a síndrome e suas consequências nas crianças.

O livro traz uma visão geral sobre o problema, desde como deve ser feita a prevenção, as manifestações clínicas da doença, especialmente em portadores de comorbidades, e sua recuperação a longo prazo.

Professora Ester Cerdeira Sabino

Professora Associada do Departamento de Moléstias Infecciosas
e Parasitárias da FMUSP

SUMÁRIO

1

PARTICULARIDADES DA INFECÇÃO NA CRIANÇA E NO RECÉM-NASCIDO E POLÍTICAS PÚBLICAS PARA CONTENÇÃO DA EPIDEMIA

Heloisa Helena de Sousa Marques
Maria Augusta Bento Cicaroni Gibelli
Nadia Litvinov

COVID-19

Introdução

Nesta introdução serão apresentados, de forma bem sucinta, alguns dos aspectos que são peculiares às crianças neste cenário da pandemia do novo coronavírus, uma breve exposição sobre os fatores de risco, particularidades da infecção no período neonatal e uma análise das políticas públicas para o enfrentamento da doença.

Como é de conhecimento de todos, um novo vírus, denominado SARS-CoV-2, pertencente ao grupo dos coronavírus, que causa doença respiratória, foi descrito em dezembro de 2019, inicialmente na região central da China, e disseminou-se pelo mundo, causando uma pandemia. Convencionou-se definir a doença por ele causada de COVID-19. O genoma foi rapidamente sequenciado e mostra correspondência de 86,9% a 89% com um coronavírus encontrado em morcegos. A origem do surto está sendo investigada, mas não foi plenamente estabelecida até o momento.[1,2]

A aquisição do vírus se dá de pessoa a pessoa, durante contato próximo com indivíduos infectados pelo SARS-CoV-2, por gotículas respiratórias durante a tosse ou espirro. Essas gotículas podem penetrar pela boca, nariz ou olhos do contato próximo e/ou ser inaladas para dentro dos pulmões. O vírus já foi isolado também no sangue, fezes, urina e saliva e outros órgãos e tecidos. Entende-se que a infecção pode se dar ainda através de contato com fômites infectados pelo paciente ou superfícies, e objetos aos quais o paciente teve acesso.[3]

A doença respiratória causada pelo SARS-CoV-2 tem se apresentado com diferentes níveis de gravidade, e pode determinar insuficiência respiratória e morte, particularmente em pessoas com mais de 60 anos de idade e portadores de comorbidades. Em publicação de 1.099 casos na China, 15% dos pacientes foram considerados portadores de doença grave, 6% requereram ventilação mecânica e 1,4% morreram.[4]

O que tem chamado a atenção desde o início da pandemia é o pequeno número de crianças acometidas de até 14 anos de idade. Em um estudo da China, do início da pandemia, verificou-se que somente 0,9% (9/1.099) dos casos confirmados eram de crianças de zero a 14 anos. E, destaca que os quadros relatados até o momento em crianças são em geral leves a moderados com baixa taxa de complicações.[4]

Algumas hipóteses têm sido enumeradas para explicar essa menor porcentagem de acometimento pediátrico, dentre elas: **(1)** o reduzido número e a imaturidade dos receptores da enzima conversora de angiotensina (ECA2) comparado com o de adultos, visto que esses são os principais receptores que o SARS-CoV-2 se utiliza para entrar nas células humanas; **(2)** a resposta imune inata, que é a primeira linha de defesa, mais ativa na criança; **(3)** a presença do timo e de células TCD8 estaria relacionada com uma possível resposta mais eficiente na lise viral; **(4)** o sistema imune da criança estaria mais treinado em virtude de adquirir muitas viroses respiratórias ao longo dos primeiros anos de vida e de receber inúmeras vacinas; e **(5)** o fato de as crianças terem menos comorbidades como diabetes, hipertensão, doenças malignas, doença respiratória crônica e obesidade, que têm sido relatados como fatores de risco para doença grave nos adultos.[5-7]

Porém, com o acúmulo de estudos e publicações atualmente, há informações acerca de fatores de risco para adoecimento e evolução mais grave em crianças, além do surgimento de uma nova síndrome clínica grave, denominada síndrome inflamatória multissistêmica pediátrica (SIM-P), que será discutida em subsequente capítulo deste livro.

Quanto aos fatores de risco para evolução de doença mais grave em crianças, podem ser destacados: idade < 1 ano, a presença de comorbidades e a obesidade. Em metanálise recentemente publicada analisando o curso da doença em 285.004 crianças, verificou-se que 9.353 (3,3%) apresentavam pelo menos uma comorbidade. A taxa de internação em unidade de terapia intensiva (UTI) foi de 481/9.353 (5,1%) dentre as crianças com comorbidade e de 579/275.661 (0,21%) naquelas sem comorbidade, com um risco de relativo (RR) de 1,79 (1,27-2,51). A presença de obesidade e gravidade da doença em relação às crianças sem comorbidade revelou RR de 2,87 (1,16-7,07). E o risco de morte foi de 134/8.960 (1,5%) e de 77/274.647 (0,03%), RR 2,81 (1,31-6,02), respectivamente. Os autores não puderam identificar dentre as outras comorbidades o seu impacto específico em virtude do pequeno número de pacientes nas diversas doenças preexistentes apresentadas nesse grupo de crianças analisado.[8]

Considerações neonatais relacionadas à COVID-19

Desde os primeiros casos de infecção pelo novo coronavírus, surgiram perguntas em relação à infecção em gestantes e a sua gravidade, à ocorrência de transmissão vertical, à evolução desses recém-nascidos, além de questões como amamentação, riscos de infecção pós-natal e evolução da infecção adquirida nessa população tão específica. Até o presente, foram descritos relatos de casos ou de séries de casos compartilhando as experiências e achados de diferentes países. E, apesar dos conhecimentos adquiridos até agora, muitos pontos ainda merecem maior esclarecimento.

Muitas teorias e hipóteses desenvolvidas para elucidar como a infecção do recém-nascido pode ocorrer derivam do conhecimento já adquirido de outras infecções congênitas (TORSCHZ – acrônimo de Toxoplasmose, Rubéola, Sífilis, Citomegalovírus, Herpes simples e Zika) e de modelos animais desenvolvidos no estudo dos coronavírus descritos no passado (MERS e SARS).[9]

Os modelos animais até agora mostraram que a passagem do coronavírus para o feto pode ocorrer em qualquer trimestre da gestação.[9] A princípio, para que ocorra passagem transplacentária de um vírus é preciso que ele esteja presente no sangue.

Para a comprovação da transmissão vertical do SARS-CoV-2, é preciso demonstrar sua presença em amostras de tecido maternas como sangue materno, sangue de cordão, líquido amniótico, fragmentos de placenta, amostras de urina e/ou de fezes das gestantes e no recém-nascido. Vários estudos conseguiram identificar o SARS-CoV-2 nesses diferentes materiais, assim como em alguns RN, em amostras coletadas em *swab* de orofaringe para realização de RT-PCR para SARS-CoV-2 e fezes, além de pesquisa de IgM.[10] Portanto, a infecção vertical parece ser possível, mas os mecanismos envolvidos e outros fatores determinantes ainda precisam ser esclarecidos.

Nos primeiros meses da pandemia, foi preconizada a separação do binômio para evitar a infecção do RN e até foi contraindicado, naquele momento, por alguns autores, o aleitamento materno.[11] Gradativamente, ponderou-se que os riscos de infecção pelo leite humano eram menos relevantes do que as chances de infecção do RN por essa via. Assim, o aleitamento materno pode ser mantido e os estudos realizados até o momento não evidenciaram a presença do vírus em leite humano.[12] A Organização Mundial de Saúde (OMS), o Center of Disease Control (CDC) e o Ministério da Saúde (MS) já se posicionaram e estabeleceram protocolos preservando e estimulando o aleitamento materno para RN de mães com infecção suspeita ou confirmada de COVID-19, e deve-se evitar a separação do binômio sempre que possível.

Os relatos de casos da infecção pelo SARS-Cov-2 em recém-nascidos que se contaminaram após o nascimento, por contato com indivíduo doente, descrevem sintomas clínicos ainda bastante variáveis como febre, coriza, tosse e sugerem evolução benigna até o momento.[13] Os achados clínicos e laboratoriais parecem ser semelhantes aos encontrados nos adultos.[13] Em relação às possíveis infecções verticais ou à infecção periparto, as descrições são mais diversas e sofrem a influência de outros aspectos, como condições de nascimento, presença de asfixia perinatal e idade gestacional ao nascimento e até sepse neonatal tardia ou precoce.[14] É importante lembrar que, apesar da COVID-19, esses pacientes não deixaram de ter suas complicações próprias do período neonatal e, até então, as descrições de quadro respiratório grave não puderam ser atribuídas exclusivamente ao SARS-CoV-2. As doenças neonatais habituais continuam presentes e são mais prevalentes até o momento atual da pandemia.

A evolução das mães acometidas pela COVID-19 pode ser muito grave, e RN saudáveis podem receber alta para um lar fragilizado pela doença, com outros familiares internados com coronavírus. Alguns deles sequer conhecerão suas mães. O serviço social exerce um grande papel na identificação de rede de apoio e cuidadores para essas crianças e suas famílias em um período tão difícil.

Nesta fase em que as barreiras físicas são mandatórias, como o uso de máscaras, distanciamento social, diminuição de circulação de visitas nos hospitais, em uma unidade de internação neonatal, seja unidade terapia intensiva, unidade de cuidados intermediários, enfermaria canguru ou alojamento conjunto, o acolhimento e a humanização não devem ser esquecidos.

No período neonatal, ainda há várias questões a serem respondidas, em relação à fisiopatologia da doença, à gravidade de manifestações clínicas, à evolução neonatal e ao acompanhamento de desenvolvimento neuropsicomotor e outros acometimentos tardios que possam surgir.

Políticas de cuidados de saúde e COVID-19

O impacto da COVID-19 foi globalmente dramático tanto para a prática clínica quanto para a saúde pública e a economia. No intuito de evitar o colapso do sistema de saúde e de reduzir o número de mortes, lideranças políticas e científicas de diferentes países têm debatido sobre qual seria a forma mais eficaz e de menor impacto econômico para controlar o surto.

A gravidade da pandemia pela COVID-19 ressaltou a importância das políticas de saúde e da necessidade de sua rápida implementação com ações coordenadas, que devem considerar desde a prevenção da infecção e contenção da disseminação, além de viabilizar um diagnóstico rápido e amplamente disponível, até garantir o acesso aos serviços de saúde e o tratamento adequado para os doentes com quadros moderados e graves. A saída mais adequada parece ser o desenvolvimento e a ampla distribuição de uma vacina associada a um tratamento eficaz para os doentes que permaneceram desprotegidos. Entretanto, a velocidade da ciência, a capacidade de produção de um imunizante e de um novo tratamento e a adequação do sistema de saúde para atender às necessidades dos doentes por COVID-19 não acompanham a propagação do vírus pelo mundo. Por isso, neste momento, todos os esforços estão voltados a dar ênfase à adoção de medidas para a contenção do surto.[15]

Diante da urgência no controle da disseminação, diferentes estratégias foram adotadas, destacando-se dentre estas medidas gerais como o uso de máscaras e reforço na higiene das mãos e diversas estratégias de contenção, como o isolamento dos casos, a quarentena (isolamento de contatos), o distanciamento social para população de risco (p. ex., maiores de 70 anos), o distanciamento social de toda a população e o fechamento de escolas, universidades, comércio etc. Essas medidas podem visar a mitigação, isto é, desacelerar a disseminação da epidemia, diminuindo o pico de demanda ao sistema de saúde, ou a supressão, que visa reverter o crescimento da epidemia, reduzindo o número de casos a baixos níveis e a transmissão a menos de 1 contato infectado por caso (Ro <1).[16]

Nesse contexto, podem-se observar as mais variáveis estratégias aplicadas nos diferentes países. Enquanto a Suécia permaneceu amplamente aberta, com medidas de saúde direcionadas a grupos vulneráveis, a Coreia do Sul implementou um grande programa de testes diagnósticos, combinado com extensos esforços para isolar pessoas infectadas, além de rastrear e colocar os contatos em quarentena. A China e a Índia adotaram abordagens mais agressivas. A primeira colocou a cidade de Hubei inteira em quarentena, e a segunda adotou um *lockdown* de 40 dias. O Reino Unido e os Estados Unidos consideraram várias abordagens antes de decidir sobre as medidas de isolamento, quarentena e promoção do distanciamento social. No Brasil, a falta de uma proposta concreta e o posicionamento confuso na esfera do governo federal levaram os governantes de diferentes estados a adotarem posicionamentos que podiam ser diametralmente opostos, por exemplo, estabelecendo de um lado o *lockdown* rigoroso em alguns estados e cidades e, por outro lado, desdenhando da gravidade da pandemia e inclusive questionando a necessidade ou eficácia de medidas básicas de contenção como o uso de máscaras.

As diferentes estratégias adotadas se mostraram efetivas em diferentes níveis, sendo algumas muito eficazes na supressão da propagação da doença, como foi o caso da China e da Coreia do Sul; outras, menos rigorosas, conseguiram achatar a curva de infectados, evitando dessa forma o colapso do sistema de saúde. Ainda assim, permanecem dúvidas e questionamentos sobre qual é o impacto de cada medida na contenção, quão rigorosas devem ser as respostas do governo e por quanto tempo essas medidas podem ou devem continuar.[17]

A resposta a essas questões ainda não é clara, e atualmente surgem mais dúvidas diante do aparecimento de novas cepas de SARS-CoV-2 e de uma "segunda onda ". O curso de uma epidemia depende de alguns fatores-chave, muito dos quais ainda são pouco entendidos na COVID-19 e deverão ser reavaliados diante do aparecimento das novas cepas, aparentemente mais transmissíveis e com maior potencial de gravidade. Dentre eles, podem-se destacar: a taxa de mortalidade, a via de transmissão e o papel dos assintomáticos ou oligossintomáticos na transmissão, o tempo de infectividade da doença, a duração da resposta imune e o risco de reinfecção, a eficácia da resposta vacinal contra as novas cepas e a duração da imunidade e o melhor entendimento da patogênese com o desenvolvimento de um tratamento eficaz para quadros moderados e graves.[18] Além destes, outros grandes desafios para o enfrentamento da pandemia envolvem o engajamento das lideranças políticas e científicas na promoção de políticas de mitigação ou supressão da pandemia, no investimento em métodos diagnósticos, na coleta e análise de dados sobre o número de casos e ocupação hospitalar em tempo real para adequação das políticas de saúde, na elaboração e/ou compra e distribuição de vacinas, na adequação do sistema de saúde para atender às necessidades da população e finalmente, na adesão da população a essas medidas.

Referências

1. WHO. Coronavirus Situational Reports. Disponível em: https://www.who.int/emergencies/diseases/novel-coronavirus-2019/situation-reports/ (acesso mar 2020).

2. Lu R, Zhao X, Li J, et al. Genomic characterisation and epidemiology of 2019 novel coronavirus: implications for virus origins and receptor binding. Lancet. 2020;395(10224):565-74.

3. Centers for Disease Control. Interim Infection prevention and control recommendations for patients with suspected or confirmed coronavirus disease 2019 (COVID-19) in healthcare settings. Disponível em: https://www.cdc.gov/coronavirus/2019-ncov/infection-control/control-recommendations.htmll (Acesso mar 2020).

4. Guan W, Ni Z, Hu Yu, et al. clinical characteristics of coronavirus disease 2019 in China. N Engl J Med. 2020;382:1708-20.

5. Su L, Ma X, Yu H, et al. The different clinical characteristics of corona virus disease cases between children and their families in China: the character of children with COVID-19. Emerg Microbes Infect. 2020;9(1):707-13.

6. Ruggiero A, Attinà G, Chiaretti A. Additional hypotheses about why COVID-19 is milder in children than adults. Acta Paediatr. 2020;109(8):1690.

7. Lee PI, Hu YL, Chen PY, et al. Are children less susceptible to COVID-19? J Microbiol Immunol Infect. 2020;53(3):371-2.

8. Tsankov BK, Allaire JM, Irvine MA, et al. Severe COVID-19 infection and pediatric comorbidities: a systematic review and meta-analysis. Int J Infect Dis. 2021;103:246-56.

9. Muldoon KM, Fowler KB, Pesch MH, et al. Is it the newest spark in the TORCH? J Clin Virol. 2020;127:104372.

10. Zeng L, Xia S, Yuan W, et al. Neonatal early-onset infection with SARS-CoV-2 in 33 neonates born to mothers with COVID-19 in Wuhan, China. JAMA Pediatr. 2020;174(7):722-5.

11. Chen D, Yang H, Cao Y, et al. Expert consensus for managing pregnant women and neonates born to mothers with suspected or confirmed novel coronavirus (COVID-19) infection. Int J Gynaecol Obstet. 2020;149(2):130-6.

12. Calil V, Krebs VLJ, Carvalho WB. Guidance on breastfeeding during the COVID-19 pandemic. Rev Assoc Med Bras (1992). 2020;66(4):541-6.

13. Dos Santos Beozzo GPN, de Carvalho WB, Krebs VLJ, et al. Neonatal manifestations in COVID-19 patients at a Brazilian tertiary center. Clinics (Sao Paulo). 2020;75:e2407.

14. Qiu H, Wu J, Hong L, et al. Clinical and epidemiological features of 36 children with coronavirus disease 2019 (COVID-19) in Zhejiang, China: an observational cohort study. Lancet Infect Dis. 2020;20(6):689-96.

15. Bowsher G, Sullivan R. Why we need an intelligence-led approach to pandemics: supporting science and public health during COVID-19 and beyond. J R Soc Med. 2021;114(1):12–4.

16. Neil M F, Daniel L, Gemma N-G, Natsuko I, Ainslie K, Marc B, et al. Impact of non-pharmaceutical interventions (NPIs) to reduce COVID-19 mortality and healthcare demand. Imp Coll COVID-19 Response Team. 2020;(March).

17. Ganesh A, Rato JM, Chennupati VM, et al. Public health responses to COVID-19: whose lives do we flatten along with "the curve?" Front Public Heal. 2020;8:6-9.

18. Anderson RM, Heesterbeek H, Klinkenberg D, et al. How will country-based mitigation measures influence the course of the COVID-19 epidemic? Lancet. 2020;395(10228):931-4.

2

O VÍRUS E SUAS VARIANTES

Sheila de Oliveira Garcia Mateos
Ester Cerdeira Sabino

A dispersão acelerada do SARS-CoV-2 pelo planeta evidenciou o quanto os sistemas (econômicos e de saúde) são frágeis no enfrentamento de uma pandemia, e como ainda são desconhecidos os impactos causados na biodiversidade devido à forma descontrolada de exploração da natureza pela humanidade, incluindo a comercialização e morte de espécies silvestres.[1] O SARS-CoV-2 demonstrou a grande habilidade de "pular" entre diferentes espécies e atingir a espécie humana, processo chamado de *spillover*.[2]

Compreender a organização do genoma, a estrutura e a replicação do SARS-CoV-2 nos permite identificar com precisão a origem e a evolução do vírus, seu mecanismo de replicação e transmissão, o que é crucial para a elaboração de estratégias de prevenção e desenvolvimento de vacinas. A caracterização genômica nos ajuda a compreender a patogênese e a identificar alvos específicos para o desenvolvimento de drogas para o tratamento da doença.

Descrição da família do vírus

O coronavírus foi identificado pela primeira vez na década de 1960, em amostras de material nasal obtidas por coleta com *swab*.[3] Faz parte da ordem Nidovirales, da família Coronaviridae, subfamília Coronavirinae, o qual apresenta quatro gêneros: *Alphacoronavirus, Betacoronavirus, Deltacoronavirus* e *Gammacoronavirus*.[4]

Até início deste século apenas quatro coronavírus infectavam humanos, causando, em geral, uma infecção respiratória branda: os HCoV-229E e HCoV-NL63, pertencentes ao gênero *Alphacoronavirus*, e os HCoV-OC43 e HCoV-HKU1, pertencentes ao gênero *Betacoronavirus*[5] (Figura 2.1).

Os coronavírus não representavam uma grande ameaça para a saúde humana até o final do século XX, porém entre 2002 e 2003 ocorreu na China a primeira epidemia de síndrome respiratória aguda (SARS) causada pelo SARS-CoV e se disseminou por vários países do mundo. Em 2012 ocorreu nova epidemia no Oriente Médio, com quadro muito semelhante, e foi denominada MERS (*Middle East respiratory syndrome*).[6,7]

Há cerca de 80% de similaridade genética entre os SARS-CoV e o SARS-CoV tipo 2 (SARS-CoV-2).[4] O SARS-CoV-2 é um vírus que carrega sua informação genética na forma de RNA de fita simples sentido positivo, com genoma de aproximadamente 30 kb, que pertence ao gênero *Coronavirus* e à família Coronaviridae. O material genético é envolvido por dupla camada de lipídeos e proteínas estruturais. O tamanho do vírion varia de 60 a 100 nanômetros.[8]

Em dezembro de 2019, casos de pneumonia grave de origem desconhecida foram relatados na China; desde então, o surto se espalhou gradualmente para outros países.[9] Em pouco tempo a doença causada pelo vírus, caracterizada por uma síndrome respiratória aguda grave, foi denominada COVID-19 (abreviatura do inglês, *Coronavirus Virus Disease 2019*).[10]

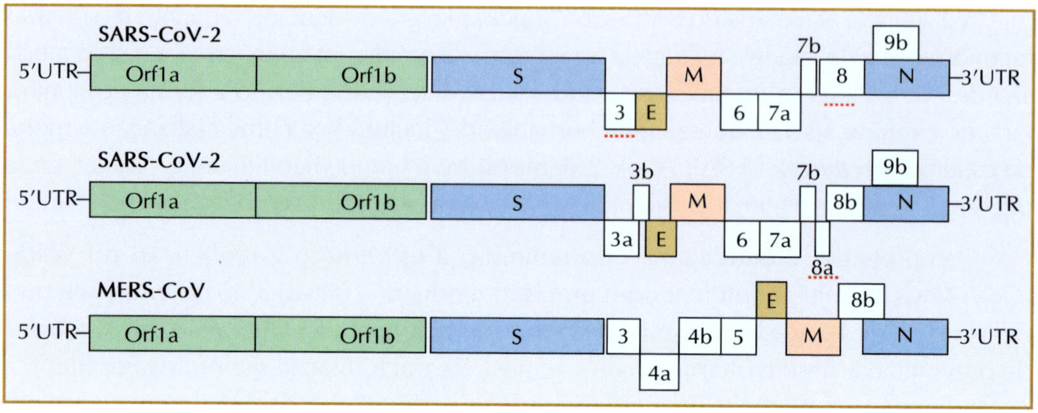

FIGURA 2.1. Estrutura genômica dos coronavírus pertencentes ao gênero Betacoronavirus, com indicação das estruturas de leitura aberta (ORFs) e as proteínas estruturais.[13]

Fonte: Elaborado pelo autor.

A seleção natural do vírus em um hospedeiro animal seguido por transferência zoonótica é a origem mais plausível do SARS-CoV-2.[11] A análise filogenética sugere que a transmissão do vírus atual aconteceu pouco antes do início da epidemia em Wuhan e que a origem do SARS-CoV-2 pode estar relacionada aos pangolins (*Manis javanica*), que estão entre os animais silvestres mais comercializados ilegalmente no mundo; e morcegos (*Rhinolophus affinis*), que são hospedeiros primários de uma ampla gama de vírus.[12,13]

Formato do vírus: principais genes e proteínas

O genoma do SARS-CoV-2 é semelhante a outros coronavírus que compreendem dez estruturas de leitura aberta (ORFs). As primeiras ORFs (ORF1a/b), cerca de dois terços do genoma viral, são traduzidas em duas grandes poliproteínas: a pp1a e pp1ab, que atuam na quebra proteolítica da poliproteína 1a e 1ab, que são proteínas envolvidas no processo de replicação e transcrição.[8]

O tamanho do genoma do coronavírus está entre 26 e 32 kb, que codifica de 6 a 11 ORFs (*open reading frame*) – fase de leitura do material genético.[14]

A membrana, o envelope e a proteína *Spike* do SARS-CoV-2 estão incorporados na bicamada lipídica derivada da membrana do hospedeiro, encapsulando o nucleocapsídeo helicoidal e compondo o RNA viral.[15]

O genoma do SARS-CoV-2 codifica quatro proteínas estruturais semelhantes a outros coronavírus, que são necessárias para formar a partícula viral completa. Entre elas está a proteína S (*Spike*), que é uma espícula glicoproteica responsável pela ligação e entrada de SARS-CoV-2 no receptor da célula-alvo do hospedeiro, a enzima conversora angiotensina, que se expressa principalmente em células epiteliais alveolares tipo II (ECA2), incluindo tecidos extrapulmonares, como intestino, rim, coração e endotélio. A proteína M (membrana) está relacionada ao formato do vírion e liga-se ao nucleocapsídeo, a proteína E (envelope) está envolvida no processo de montagem e liberação dos vírions e a proteína N (nucleocapsídeo) se liga ao genoma[16,17] (Figura 2. 2).

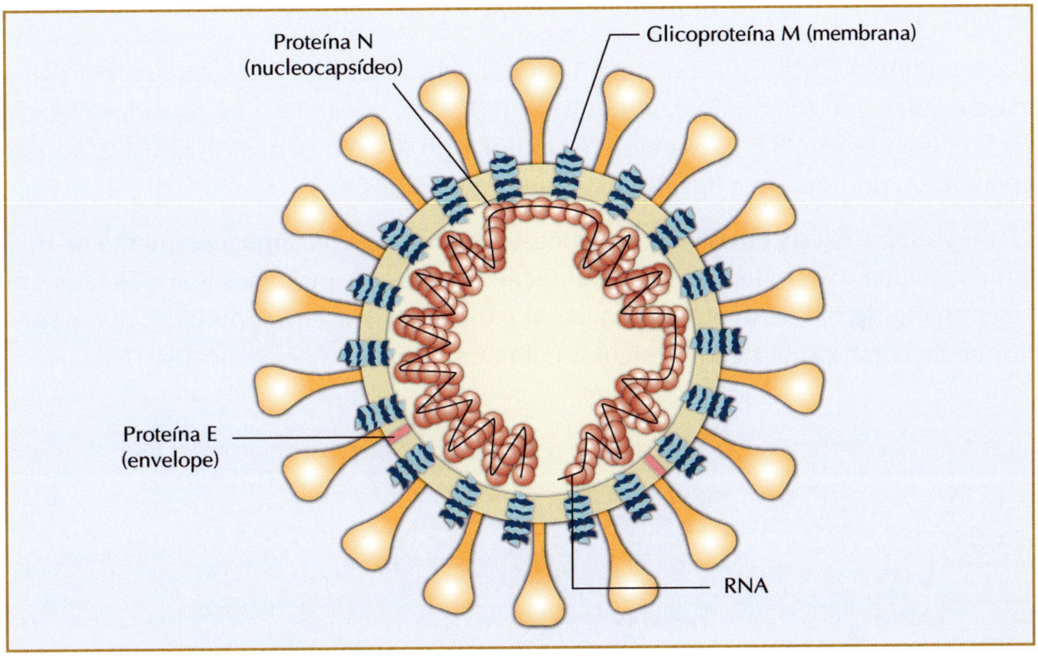

FIGURA 2.2. O vírus possui quatro principais proteínas estruturais: a proteína de membrana viral (M), a proteína *Spike* (S), que faz a interação com o receptor de superfície celular ECA2, e o envelope (E), que são incorporados na bicamada lipídica derivada da membrana do hospedeiro, compondo o nucleocapsídeo (N) encapsulando o RNA viral.

Fonte: Estrutura do SARS-CoV-2 (Adaptada de Peiris, et al., 2003).[17]

As proteínas M e E são estruturais e acessórias, enquanto a glicoproteína S é uma proteína viral de fusão que compreende duas subunidades: a S1, que faz a mediação da entrada do vírus, ou seja, a ligação ao receptor; e a S2, que regula a fusão das membranas. A subunidade S1 compartilha 70% de identidade de sequência com outros coronavírus semelhantes que infectam morcegos e com o SARS-CoV humano.[18]

Ciclo viral

Com o passar dos anos, algumas doenças podem infectar, além dos animais, os humanos. Os vírus sofrem alterações genéticas que afetam vários aspectos, inclusive a patogênese[19] (Figura 2.3).

A taxa de transmissão do SARS-CoV-2 é maior que a do SARS-CoV, porque na região RBD (domínio de ligação ao receptor) da proteína S houve uma recombinação genética que permitiu aumentar a habilidade de ligação ao receptor do vírus, que é a proteína ECA-2.[13]

Acredita-se que a origem do SARS-CoV e SARS-CoV-2 sejam os morcegos, que o transmitiram aos humanos através de animais intermediários como as civetas e os pangolins.[12]

Para que o SARS-CoV-2 penetre na célula hospedeira, a da proteína S pela protease celular Transmembranar Serina 2 (TMPRRS2), é ativada e a proteína S é clivada no limite entre S1 e S2, alterando a estrutura e no S2 que permite a penetração por endocitose, pois ocorre a ligação das membranas virais.[20]

A proteína N está envolvida no processo de montagem e empacotamento do material genético. Para que ocorra a maturação do vírus, as proteínas S, E e M também fazem parte do processo até a montagem e formação do envelope viral, que posteriormente é transportado por vesículas celulares e liberado por exocitose.[22]

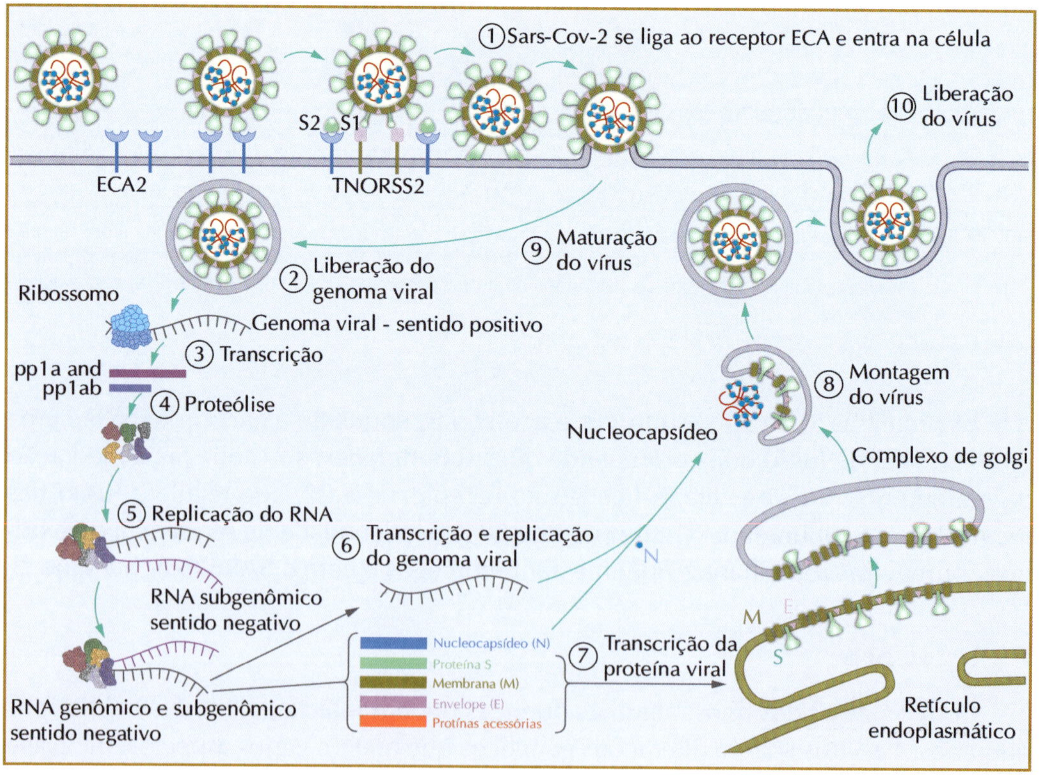

FIGURA 2.3. Produção, maturação e liberação do vírus.
Fonte: Etapas da replicação viral (Adaptada de Cevik, et al., 2020).[21]

A liberação do material genético do vírus no citoplasma da célula hospedeira ocorre após a fusão entre a membrana do endossomo e o envelope viral, em um ambiente acidificado. Para a produção de novos vírus, a formação de uma fita molde de polaridade negativa é transcrita pela formação de fitas de polaridade positivas, resultando na duplicação do material genético.[21]

Apesar de as células epiteliais pulmonares serem as mais acometidas pelo vírus, no epitélio intestinal também ocorre replicação ativa do vírus. Devido à ampla expressão tecidual para entrada viral e tropismo celular do receptor ECA, existe uma grande propagação extrapulmonar, da mesma forma que ocorre com o SARS-CoV,[14,23,24] porém a maior transmissibilidade está relacionada à replicação ativa nas vias aéreas superiores.[25]

O SARS-CoV-2 acumula cerca de uma a duas mutações por mês, gerando novas variantes virais. Quando essas variantes expandem, formam-se novas linhagens: grupo de sequências que possuem a mesma origem e uma mesma constelação de mutações. Hoje ainda não existe um consenso na classificação das linhagens, e isso tem causado um pouco de confusão na literatura. Quando essas linhagens apresentam alguma característica que sugere aumento de transmissão ou patogenia, são chamadas de variantes de preocupação ou VOCs (*variants of concern*). As variantes B.1.351, identificada inicialmente na África do Sul, B.1.1.17, no Reino Unido, e P.1, no Brasil, que surgiram entre o final de 2020 e o início de 2021, demonstram ter maior potencial de transmissão e foram as primeiras a serem caracterizadas como VOCs. Aparentemente até o momento as vacinas de primeira geração continuam a ter eficácia contra essas linhagens.[26-32]

Patogenia

A análise de amostras de sangue periférico por citometria de fluxo demonstrou que os pacientes infectados com SARS-CoV-2 apresentam muitas características semelhantes aos achados nos pacientes infectados pelo MERS-CoV ou SARS-CoV, ou seja, as contagens de células CD4 e CD8 estão diminuídas na presença dos vírus. Além disso, as alterações pulmonares, tanto quando analisadas por raio x de tórax ou biopsia de tecido, sugerem grande semelhança nos achados patológicos nos infectados pelo SARS-CoV-2, MERS-CoV e SARS-CoV.[33]

Embora 80% das infecções pelo SARS-CoV-2 sejam assintomáticas,[34] a doença pode evoluir de forma severa ou grave. A doença aguda é frequentemente seguida por complicações prolongadas, como acometimento principalmente dos pulmões, sistema nervoso, vascular, intestino e outros comprometimentos, que podem evoluir para o óbito.[33,35] Além disso, estudos demonstram que as sequelas pós-recuperação também podem ser prolongadas, causando grandes prejuízos à qualidade de vida e alto impacto para a saúde pública.[36]

Estudos demonstram que a mortalidade em decorrência da COVID-19 se relaciona ao tempo de resposta dos anticorpos neutralizantes, e não apenas à quantidade de anticorpos produzidos, conforme sugerido anteriormente, pois se verificou que, quando os anticorpos neutralizantes são produzidos antes de 14 dias do início da doença, o prognóstico é favorável, ou seja, existe uma janela de tempo crítica entre o tempo em que os anticorpos neutralizantes são capazes de atuar no controle virológico e a progressão da doença. Além disso, os níveis de anticorpos anti-S estão relacionados à gravidade da COVID-19.[37]

Apesar da dificuldade em conhecer o tempo preciso de imunidade contra o vírus, alguns autores demonstraram que os anticorpos IgG contra o SARS-CoV-2 podem permanecer por mais de 6 meses.[38]

O SARS-CoV-2 desregula a resposta do hospedeiro, desencadeando desarranjos imunoinflamatórios, e, apesar da associação que existe entre as citocinas e quimiocinas inflamatórias, incluindo interleucina (IL)-1 , IL-4, IL-6 e IL-18 e CXCL9/10 e interferons (IFNs) com o pior desfecho da doença,[35,39] mais estudos são necessários. Ainda faltam informações sobre como os anticorpos se correlacionam com os títulos virais, com as particularidades do hospedeiro, e resultados clínicos, além da forma como as respostas dos anticorpos afetam o curso da trajetória da COVID-19.[37]

Devido às várias dúvidas em relação às complicações causadas pela COVID-19 e à dificuldade no tratamento, muitos procedimentos, medicamentos utilizados sem embasamento científico e interferências políticas podem tem contribuído para o aparecimento de novas variantes e com potencial de transmissão maior, causando, assim, maior mortalidade causada pela COVID-19.[40,41]

É de extrema importância o conhecimento sobre a estrutura viral do SARS-CoV-2, pois nos permite compreender a patogênese, o desenho de novas técnicas diagnósticas, o desenvolvimento de novos medicamentos e vacinas e a definição de estratégias de saúde pública que nos permitam minimizar a transmissão do vírus.

Referências

1. Acosta AL, Xavier F, Chaves LSM, et al. Interfaces à transmissão e spillover do coronavírus entre florestas e cidades. Estudos Avançados. 2020;34:191-208.

2. Plowright RK, Parrish CR, McCallum H, et al. Pathways to zoonotic spillover. Nat Rev Microbiol. 2017;15(8):502-10.

3. Tyrrell DA, Bynoe ML. Cultivation of a novel type of common-cold virus in organ cultures. Br Med J. 1965;1(5448):1467-70.

4. Xu J, Zhao S, Teng T, et al. Systematic comparison of two animal-to-human transmitted human coronaviruses: SARS-CoV-2 and SARS-CoV. Viruses. 2020;12(2).

5. Chen B, Tian EK, He B, et al. Overview of lethal human coronaviruses. (2059-3635 (Electronic)).

6. Kahn JS, McIntosh K. History and recent advances in coronavirus discovery. Pediatr Infect Dis J. 2005;24(11):S223-7S6.

7. Al-Osail AM, Al-Wazzah MJ. The history and epidemiology of Middle East respiratory syndrome corona virus. Multidiscip Respir Med. 2017;12:20.

8. Chan JF, Kok KH, Zhu Z, et al. Genomic characterization of the 2019 novel human-pathogenic coronavirus isolated from a patient with atypical pneumonia after visiting Wuhan. Emerg Microbes Infect. 2020;9(1):221-36.

9. Chan JF, Yuan S, Kok KH, et al. A familial cluster of pneumonia associated with the 2019 novel coronavirus indicating person-to-person transmission: a study of a family cluster. Lancet. 2020;395(10223):514-23.

10. Guan WJ, Zhong NS. Clinical characteristics of COVID-19 in China. Reply. N Engl J Med. 2020;382.

11. Andersen KG, Rambaut A, Lipkin WI, et al. The proximal origin of SARS-CoV-2. Nat Med. 2020;26(4):450-2.

12. Li X, Zai J, Zhao Q, et al. Evolutionary history, potential intermediate animal host, and cross-species analyses of SARS-CoV-2. J Med Virol. 2020;92(6):602-11.

13. Shereen MA, Khan S, Kazmi A, et al. COVID-19 infection: origin, transmission, and characteristics of human coronaviruses. J Adv Res. 2020;24:91-8.

14. Guo YR, Cao QD, Hong ZS, et al. The origin, transmission and clinical therapies on coronavirus disease 2019 (COVID-19) outbreak: an update on the status. Mil Med Res. 2020;7(1):11.

15. Finlay BB, See RH, Brunham RC. Rapid response research to emerging infectious diseases: lessons from SARS. Nat Rev Microbiol. 2004;2(7):602-7.

16. Yan R, Zhang Y, Li Y, et al. Structural basis for the recognition of SARS-CoV-2 by full-length human ACE2. Science. 2020;367(6485):1444-8.

17. Peiris JS, Yuen KY, Osterhaus AD, et al. The severe acute respiratory syndrome. N Engl J Med. 2003;349(25):2431-41.

18. Walls AC, Park YJ, Tortorici MA, et al. Structure, function, and antigenicity of the SARS-CoV-2 Spike glycoprotein. Cell. 2020;181(2):281-92.e6.

19. Rodriguez-Morales AJ, Bonilla-Aldana DK, Balbin-Ramon GJ, et al. History is repeating itself: probable zoonotic spillover as the cause of the 2019 novel coronavirus epidemic. Infez Med. 2020;28(1):3-5.

20. Hoffmann M, Kleine-Weber H, Schroeder S, et al. SARS-CoV-2 Cell entry depends on ACE2 and TMPRSS2 and is blocked by a clinically proven protease inhibitor. Cell. 2020;181(2):271-80.e8.

21. Cevik M, Kuppalli K, Kindrachuk J, et al. Virology, transmission, and pathogenesis of SARS--CoV-2. BMJ. 2020;371:m3862.

22. Alanagreh L, Alzoughool F, Atoum M. The human coronavirus disease COVID-19: its origin, characteristics, and insights into potential drugs and its mechanisms. Pathogens. 2020;9(5).

23. Wang W, Xu Y, Gao R, et al. Detection of SARS-CoV-2 in different types of clinical specimens. JAMA 2020;323(18);1843-4.

24. Wrapp D, Wang N, Corbett KS, et al. Cryo-EM structure of the 2019-nCoV spike in the prefusion conformation. Science. 2020;367(6483):1260-3.

25. Rockx B, Kuiken T, Herfst S, et al. Comparative pathogenesis of COVID-19, MERS, and SARS in a nonhuman primate model. Science. 2020;368(6494):1012-5.

26. Buss LF, Prete CA, Abrahim CMM, Mendrone A, Salomon T, de Almeida-Neto C, et al. Three--quarters attack rate of SARS-CoV-2 in the Brazilian Amazon during a largely unmitigated epidemic. Science. 2021;371(6526):288-92.

27. Voloch CM, da Silva Francisco R, et al. Genomic characterization of a novel SARS-CoV-2 lineage from Rio de Janeiro, Brazil. Journal of Virology. 2021;95(10):e00119-21.

28. Tang JW, Tambyah PA, Hui DS. Emergence of a new SARS-CoV-2 variant in the UK. J Infect. 2021;82(4):e27-e8.

29. Mwenda M, Saasa N, Sinyange N, et al. Detection of B.1.351 SARS-CoV-2 Variant strain – Zambia, December 2020. MMWR Morb Mortal Wkly Rep. 2021;70(8):280-2.

30. Graham MS, Sudre CH, May A, et al. Changes in symptomatology, reinfection, and transmissibility associated with the SARS-CoV-2 variant B.1.1.7: an ecological study. Lancet Public Health. 2021;6(5):e335-e45.

31. Lauring AS, Hodcroft EB. Genetic variants of SARS-CoV-2: what do they mean? (1538-3598 (Electronic)).

32. O'Toole Á, Scher E, Underwood A, et al. Pangolin: lineage assignment in an emerging pandemic as an epidemiological tool 2020. Disponível em: https://cov-lineages.org/citing.html (acesso maio 2021).

33. Xu Z, Shi L, Wang Y, Zet al. Pathological findings of COVID-19 associated with acute respiratory distress syndrome. Lancet Respir Med. 2020;8(4):420-2.

34. WHO. World Health Organization. 2020.

35. Huang C, Wang Y, Li X, et al. Clinical features of patients infected with 2019 novel coronavirus in Wuhan, China. Lancet. 2020;395(10223):497-506.

36. Carfì A, Bernabei R, Landi F,et al. Persistent symptoms in patients after acute COVID-19. JAMA. 2020;324(6):603-5.

37. Lucas C, Klein J, Sundaram ME, et al. Delayed production of neutralizing antibodies correlates with fatal COVID-19. Nat Med. 2021.

38. Dan JM, Mateus J, Kato Y, et al. Immunological memory to SARS-CoV-2 assessed for up to 8 months after infection. Science (New York, NY). 2021;371(6529): 4063.

39. Giamarellos-Bourboulis EJ, Netea MG, Rovina N, et al. Complex immune dysregulation in COVID-19 patients with severe respiratory failure. Cell Host Microbe. 2020;27(6):992-1000.e3.

40. Rochwerg B, Parke R, Murthy S, et al. Misinformation during the coronavirus disease 2019 Outbreak: how knowledge emerges from noise. Crit Care Explor. 2020;2(4):e0098.

41. Osuchowski MF, Aletti F, Cavaillon JM, et al. SARS-CoV-2/COVID-19: evolving reality, global response, knowledge gaps, and opportunities. Shock. 2020;54(4):416-37.

3

EPIDEMIOLOGIA, TRANSMISSÃO E FATORES DE RISCO DA COVID-19

Alexandra Valeria Maria Brentani
Alexandre Archanjo Ferraro
Braian Lucas Aguiar Sousa

Aspectos socioeconômicos e COVID-19

As questões socioeconômicas estão intrinsecamente relacionadas com a saúde de maneira geral, assim como nas epidemias.[1] Esse impacto na saúde ocorre tanto no nível individual como no populacional. No caso da pandemia de COVID-19, não é diferente.

A desigualdade econômica entre países tem sido evidenciada ultimamente, por sua correlação com o nível de contágio e a capacidade de controle da pandemia de COVID-19. Estudos realizados até o momento mostraram que países com menor IDH e PIB *per capita* são mais atingidos pela pandemia, além de terem consequências mais graves para a população.[2,3] Tal fato se dá por várias razões. A primeira, e mais óbvia, diz respeito à infraestrutura hospitalar disponível. Os países mais ricos têm estrutura hospitalar mais complexa e ampla, distribuída de forma mais equitativa e com maior número de profissionais de saúde qualificados, o que possibilita uma resposta mais rápida e eficiente no manejo dos casos de COVID-19. Países, estados ou municípios mais pobres muitas vezes nem sequer contam com estrutura hospitalar de alta complexidade, tendo que transferir os pacientes graves para outras localidades. Tais municípios geralmente têm uma infraestrutura de saúde menor e menos equipada, sem condições de atender à alta demanda de casos, mesmo os menos complexos, durante o agravamento da pandemia. Temos visto situações como essas frequentemente, como foi o caso de Manaus e de tantos outros municípios brasileiros que entraram em colapso durante a pandemia.[4] Numa situação de emergência global como a que vivemos, evidenciou-se a desigualdade entre países, por exemplo, pela diferença de acesso aos insumos necessários para tratamento da população, como vimos na corrida por respiradores, seringas e agulhas, em que os países mais ricos concentraram a compra desses insumos, ou em relação às medidas de proteção, como a compra desigual das vacinas disponíveis mundialmente.

Outras questões de natureza econômica e social também contribuem para a proliferação da pandemia, como a distribuição geográfica e a densidade populacional. Alguns estudos realizados no início da pandemia, na China, evidenciaram que as áreas rurais são menos afetadas. Isso se deve ao fato de haver maior espaçamento entre as famílias com propriedades maiores, e que, consequentemente, ficam mais espalhadas, bem como a menor densidade populacional característica das áreas rurais, o que dificulta a transmissão do vírus. Áreas urbanas mais densamente povoadas, por outro lado, caracterizam-se por propriedades menores e mais próximas, o que facilita a transmissão do vírus.

Até mesmo a natureza das atividades econômicas de um país se correlaciona com a transmissão da doença. Países mais pobres normalmente possuem um grande contingente de trabalhadores informais que vivem do comércio de rua, densamente aglomerados e com grande manuseio dos produtos. Essas condições, além de favorecerem a transmissão do vírus, não apenas pela natureza da atividade econômica, que oferece maior exposição ao risco de contaminação dessa população, também são mais difíceis de se ajustar às medidas sanitárias protetivas, posto que as pessoas dependem do dia trabalhado para sua sobrevivência.[5,6]

No nível comunitário, as condições socioeconômicas também têm influência direta na pandemia de COVID-19. As comunidades mais vulneráveis geralmente se caracterizam por ocupações irregulares, densamente povoadas e com infraestrutura urbana deficiente. A ocupação desordenada resulta em casas pequenas e muito próximas, sem ventilação adequada e com abastecimento de água irregular. Nelas as famílias numerosas se aglomeram, muitas vezes, dividindo um único cômodo. Essa situação, além de facilitar a transmissão do vírus, dificulta a incorporação de medidas sanitárias para controle da doença, como lavar as mãos, deixar os ambientes ventilados e fazer quarentena ou o isolamento das pessoas contaminadas.

No nível individual, essa correlação entre características socioeconômicas e COVID-19 se repete. A literatura já evidenciou o entrelaçamento histórico entre saúde e situação socioeconômica, e um exemplo prático é a incidência de doenças crônicas maior em pessoas em situação de vulnerabilidade social, ou menor nível econômico. Evidências científicas no início da pandemia confirmaram que portadores de doenças crônicas apresentam maior chance de agravamento da infecção por COVID-19, sendo considerados grupo de risco.[7] Além da associação das condições socioeconômicas à manifestação clínica da COVID-19, como falamos anteriormente, as pessoas mais vulneráveis estão mais expostas ao vírus. Muitas vezes a característica das atividades econômicas exercidas impossibilita o trabalho remoto, acarretando a necessidade de deslocamento, quase sempre em transporte público lotado, além da manutenção das atividades propriamente ditas. Essa exposição diária aumenta o risco de contaminação do indivíduo e também aumenta a transmissão do vírus, uma vez que, no final do dia, esses indivíduos retornam para suas casas, disseminando o vírus entre seus familiares.

Outra característica importante das comunidades mais carentes é o baixo nível de escolaridade, que tem correlação direta com comportamentos de maior risco à saúde e maior dificuldade de incorporação de práticas protetivas, seja por falta de entendimento ou crenças específicas ou pela falta de acesso a tais medidas.

Todas essas condições contribuem para a disseminação da doença e tornam mais difíceis as medidas protetivas. Diante do exposto, conclui-se que o controle da pandemia demanda uma ação abrangente dos governantes, que inclui medidas de proteção social e transferência de renda, essenciais para garantir a viabilidade de implantação das medidas sanitárias.

Se por um lado as condições socioeconômicas têm grande impacto na pandemia de COVID-19, no sentido oposto, a epidemia de COVID-19 teve enorme impacto nas condições socioeconômicas globalmente.[8] Além das mortes e sequelas consequentes da infecção por COVID-19, temos presenciado um alto nível de estresse nas famílias, que reflete no aumento de casos de violência doméstica, comportamentos parentais punitivos e agravamento de problemas de saúde mental, que trarão consequências duradouras para as populações mais vulneráveis, principalmente as crianças.

As restrições impostas como estratégia de enfrentamento da pandemia, como isolamento social, fechamento de escolas e comércio, embora necessárias, por não terem sido acompanhadas de medidas de proteção social robustas, acabaram por ocasionar desemprego, diminuição de renda e insegurança alimentar. Hoje, um grande contingente da população mundial vive em situação de pobreza extrema em virtude da recessão econômica ocasionada pela pandemia de COVID-19.

Das muitas lições aprendidas durante a pandemia, evidenciaram-se a presença e o impacto da desigualdade. Populações mais vulneráveis estão mais expostas e apresentam maior risco de contágio. Suas condições de vida facilitam a transmissão do vírus e dificultam a aplicação de medidas de proteção. Além disso, elas são enormemente afetadas pelas consequências econômicas da pandemia, num ciclo perverso em que a desigualdade aumenta, distanciando cada vez mais os grupos desiguais.[9] Dessa forma, ficou claro que o enfrentamento da pandemia de COVID-19, e eventuais pandemias subsequentes, precisa começar pela redução das desigualdades, com programas e políticas orientados nesse sentido.

Transmissão da COVID-19

O SARS-CoV-2 é um vírus respiratório e, portanto, é transmitido por três vias principais: por contato, por gotículas ou por aerossol. A principal via de transmissão do vírus é por gotículas, originadas a partir da tosse, do espirro e da própria respiração ou fala de pacientes infectados. Essas gotículas contendo partículas virais ativas entram em contato com a mucosa respiratória de contactantes próximos e são responsáveis pela transmissão da infecção. Gotículas são partículas relativamente grandes (maiores que 5-10 m) e pesadas, e por isso têm um alcance limitado a aproximadamente 1 a 2 m antes de caírem nas superfícies. A transmissibilidade por gotículas com alcance limitado justifica as duas principais medidas comportamentais de combate à transmissão da COVID-19: o uso de máscaras e o distanciamento social. É amplamente aceito que máscaras cirúrgicas são altamente eficazes em prevenir a transmissão por gotículas, já que as partículas são grandes demais para serem inaladas pelos lados da máscara. Já o uso de máscaras de tecido tem eficácia variável, que depende do uso correto da máscara, encaixe efetivo no rosto, material de que é feita, número de camadas, entre outros fatores. Apesar de indicadas para a população geral dentro de um contexto de racionalização de recursos, os profissionais da saúde devem utilizar máscaras cirúrgicas ou respiradores (como o N95).

Aerossóis são partículas respiratórias menores que as gotículas e que têm a capacidade de ficar em suspensão no ar por longos períodos de tempo, além de se propagarem por distâncias maiores e penetrarem mais profundamente na árvore respiratória. Para alguns microrganismos, como o bacilo de Koch e os vírus do sarampo e da varicela, a transmissão por aerossóis é extremamente efetiva. No caso da COVID-19, apesar de haver múltiplos relatos de transmissões a longa distância, especialmente em ambientes não ventilados, acredita-se que aerossóis não sejam a principal via de transmissão comunitária da doença. No entanto, dentro do ambiente hospitalar, procedimentos geradores de aerossóis, como a intubação orotraqueal e a broncoscopia podem oferecer risco significativo para profissionais de saúde. Nesses casos, máscaras cirúrgicas não são suficientes para a prevenção da transmissão, uma vez que as pequenas partículas podem ser inspiradas pelas laterais da máscara. Respiradores, como as máscaras N95 e PFF2, são mais eficazes para evitar a transmissão por aerossóis, já que contam com alta eficiência de filtração, e devem ser utilizados sempre que forem realizados procedimentos geradores de aerossóis.

Nos primeiros meses de 2021, com o surgimento de novas variantes mais infecciosas, pesquisas alertaram para a importância dos aerossóis no ciclo de transmissão da COVID-19, inclusive em situações não envolvendo procedimentos geradores de aerossóis.[10] Em um estudo desenvolvido no Reino Unido, pesquisadores avaliaram a geração de aerossóis em pacientes com COVID-19 e em uso de CPAP e cateter nasal de alto fluxo. Os resultados demonstraram que, ao contrário do que se acreditava previamente, nenhum dos procedimentos gerou aerossóis. A tosse foi a principal geradora das partículas, enfatizando a necessidade de proteção adequada também para profissionais que trabalham fora do ambiente da terapia intensiva, como enfermarias e pronto-socorros.[11] As novas evidências da importância dos aerossóis na transmissão da COVID-19 também tiveram implicações nas políticas sanitárias de alguns países, que passaram a instituir o uso obrigatório de respiradores em ambientes públicos.

A transmissão por contato ocorre quando há transferência direta do vírus entre uma pessoa doente e uma suscetível ou transmissão indireta via contato com objetos intermediários, os fômites. A transmissão direta pode ocorrer por meio de contatos próximos, como beijos, abraços e apertos de mão, comportamentos sociais que foram desencorajados ao longo da epidemia como forma de evitar a propagação da doença. Quanto à transmissão indireta, apesar de vários estudos encontrarem RNA viral em superfícies, poucos demonstraram a existência de partículas virais viáveis e há poucas evidências demonstrando diretamente a transmissão por fômites. Dessa forma, acredita-se que a transmissão indireta tenha pouca importância no ciclo da

COVID-19. A higienização das mãos, seja com sabão ou solução alcoólica, constitui medida simples e efetiva para prevenir a transmissão por contato.[12]

O período de incubação do SARS-CoV-2 é em média de 5 a 6 dias, podendo chegar a 14 dias em alguns indivíduos. Sabe-se que mesmo indivíduos assintomáticos e pré-sintomáticos têm capacidade de transmitir a doença, com alguns estudos recentes apontando inclusive que a maior parte das transmissões da COVID-19 é por pacientes que não apresentam sintomas, achado com importantes repercussões para o controle da doença.[13] O período de maior infectividade é no começo do quadro, quando os níveis de RNA viral são mais altos em vias aéreas superiores, e cai progressivamente ao longo dos dias. Em pacientes imunocompetentes e com doença leve a moderada, transmissão após 7 a 10 dias é improvável. Já em pacientes imunossuprimidos ou com doença grave, o período de infectividade pode ser maior, chegando a 15 dias. É importante notar que a detecção de RNA viral em via aérea superior não é sinônimo de potencial infeccioso, e muitos pacientes permanecem com RT-PCR positivo por semanas após a resolução dos sintomas.

Características do hospedeiro e do vetor são fundamentais na transmissão da doença. Novas variantes do vírus, como a variante britânica (B 1.1.7) e a brasileira (P.1), conferem maior potencial de disseminação à doença, com maior mortalidade sendo descrita para a B 1.1.7 em comparação com o vírus selvagem. A idade tem um papel importante na suscetibilidade à doença, prognóstico e infectividade. No começo da pandemia, acreditava-se que as crianças exerciam papel importante na transmissão comunitária da doença. No entanto, múltiplos estudos demonstram que a população pediátrica tem menor importância na transmissão, com estudos epidemiológicos demonstrando que crianças não são os principais vetores de transmissão em suas comunidades. Uma metanálise incluindo mais de 40 mil crianças e 268 mil adultos demonstrou que a chance de uma criança ser infectada é 44% menor que a de um adulto, mas alertou que as evidências populacionais de que crianças e adolescentes tenham um papel menor na transmissão comunitária ainda são fracas.[14]

Um dos temas mais controversos envolvendo a transmissão da COVID-19 e a população pediátrica é a reabertura das escolas, que foram sistematicamente fechadas nos primeiros meses da pandemia. Sabe-se que os impactos da privação do ambiente escolar vão além dos prejuízos na escolarização, podendo contribuir para efeitos negativos no desenvolvimento neuropsicomotor e na saúde mental. Vários estudos já apontam que o ambiente escolar não oferece grande risco de transmissão da doença, contanto que sejam observados os cuidados básicos de higiene e distanciamento físico. Surtos escolares são incomuns, e a transmissão da doença aparenta ter relação com a transmissão no contexto comunitário, reforçando a necessidade de controlar a infecção na comunidade para proteger o ambiente escolar.[15]

Estudos demonstram que a reinfecção pelo SARS-CoV-2 é possível, embora seja rara. A infecção natural pelo vírus e a vacinação conferem proteção, mas a duração dessa proteção ainda é objeto de debate. Para os coronavírus endêmicos, causas comuns de resfriado, a imunidade pós-infecção dura por volta de um a dois anos. Pesquisas envolvendo pacientes com COVID-19 mostram que a proteção conferida pela infecção natural dura pelo menos 6 meses, mas estudos com seguimentos mais longos são necessários para avaliar maiores períodos. Dados disponíveis até o momento mostram que os casos de reinfecção costumam ser mais leves que o primeiro episódio, evidenciando o desenvolvimento de algum grau de imunidade.

Dinâmica populacional da transmissão da COVID-19

Para entender a dinâmica da transmissão da COVID-19, é importante relembrar alguns conceitos da epidemiologia de doenças infecciosas. O número básico de reprodução, conhecido como R_0 (lê-se R zero), representa o número de pessoas para as quais um indivíduo infectado transmite a doença em uma população completamente suscetível. Acredita-se que o R_0 da COVID-19 esteja entre 2 e 3, apesar de estudos recentes sugerirem que esse número é uma subestimação, e que valores como 4,5 seriam mais apropriados.[16] É importante destacar que o R_0 da doença tem uma grande variabilidade de população para população: no surto ocorrido no navio Diamond Princess, por exemplo, o R_0 chegou a 14,8. No Brasil, estima-se que, nos estágios iniciais da pandemia, o número foi de 3,1.[17] Para efeitos de comparação, o sarampo tem um R_0 estimado de 12 a 18, a varicela de 10 a 12 e a *Influenza* A H1N1 de 1,4 a 1,6. O R_0 é importante também para o planejamento das políticas de imunização, fornecendo uma estimativa da proporção de indivíduos imunes necessária para que a incidência da doença diminua ao longo do tempo, dada pela fórmula $1\text{-}1/R_0$. Dessa forma, estimando um R_0 de 3 no Brasil, 66% da população precisa estar imune, seja por adoecimento ou por vacinação, para que a incidência pare de aumentar no país.

Apesar de o R_0 ter grande importância epidemiológica, o conceito mais útil para o planejamento e monitoramento de políticas de combate à pandemia é o número efetivo de reprodução, ou R_t. Esse número indica para quantas pessoas um doente irá transmitir o patógeno, considerando que apenas parte da população é suscetível, variando ao longo do tempo a depender do grau de imunidade da população e da adoção de medidas de enfrentamento à doença. O R_t é obtido multiplicando-se o R_0 pela fração de suscetíveis, de forma que, à medida que mais e mais pessoas desenvolvem imunidade, o R_t diminui. Do ponto de vista do combate a epidemias, o valor a ter como alvo é 1: um R_t menor que 1 indica que cada doente transmite o patógeno para menos que 1 outro individuo, de modo que a incidência da doença diminuirá e a epidemia tenderá a eventualmente acabar. A essa situação dá-se o nome de *imunidade de rebanho*.

O R_t da COVID-19 varia de população para população, e em uma mesma população ao longo do tempo. Estudos mostram uma clara redução do R_t após medidas de distanciamento social, fechamento de lojas e estímulo ao uso de máscaras e higiene de mãos. De maneira geral, após alguns meses de queda, o R_t no país oscilou em torno de 1 na segunda metade de 2020, indicando um comportamento endêmico, ou seja, com estabilidade do número de casos. No entanto, no final de 2020 e início de 2021, o surgimento de variantes mais contagiosas associado ao relaxamento de medidas de distanciamento social provocou um novo aumento no R_t na maioria dos estados.[18]

Neste momento, os rumos que a doença irá tomar ainda são uma incógnita. Sem uma política de vacinação efetiva, que imunize a maior parte da população no menor tempo possível, associada a medidas rigorosas de distanciamento social, há pouca esperança de manter o R_t abaixo de 1 e de ver finalmente a doença perder força no país. Entram nessa equação também fatores atualmente desconhecidos, como a duração das imunidades conferidas pela infecção natural e pelas diferentes vacinas. Cabe ao governo e aos agentes de saúde o esforço diário de conscientizar a população da seriedade da doença e da importância da prevenção como ferramenta fundamental para o combate à pandemia.

Fatores de risco

Os principais fatores de risco associados a desfechos negativos (internação, necessidade de cuidados de terapia intensiva ou óbito), além das condições socioeconômicas, são idade, sexo, presença de doenças não transmissíveis (DCNT), a região do país e a etnia. Esses fatores foram estudados em todos os casos pediátricos de síndrome respiratória aguda grave no Brasil em 2020 pelos autores deste capítulo[19] e passam a ser apresentados a seguir.

Embora a literatura geralmente cite crianças e adolescentes como as faixas etárias menos afetadas, em 2020 no Brasil foi encontrada maior mortalidade entre neonatos e adolescentes, quando comparados a crianças de outras faixas etárias. A maior mortalidade em neonatos pode estar relacionada ao desenvolvimento do sistema imunológico, que os torna mais suscetíveis à infecção, associada a um sistema respiratório imaturo, mais sujeito a complicações graves de infecções pulmonares. Os adolescentes, por sua vez, já estão totalmente desenvolvidos, mas carregam uma carga maior de DCNT. Ter pelo menos uma DCNT aumentou o risco de morte em mais de 5 vezes para adolescentes, enquanto, para aqueles com menos de 10 anos, o efeito da comorbidade não foi significativo.

Quanto ao sexo, houve um comportamento diferente da doença em crianças e adolescentes. Na população geral estudada, a distribuição de hospitalização e morte entre os sexos foi bastante equilibrada, mas os adolescentes do sexo masculino apresentaram um risco maior de morte do que os do sexo feminino, fenômeno não observado em crianças.

Foi encontrada também uma alta prevalência de DCNT (39,6%) em crianças hospitalizadas com COVID-19. Quase todas as condições estudadas individualmente foram fatores de risco para mortalidade, porém foi em associação que se destacaram. Devido aos avanços médicos das últimas décadas, especialmente nos cuidados com o recém-nascido e no tratamento de DNTs, vê-se um aumento significativo na prevalência de crianças com múltiplas doenças crônicas e complexidade médica. Essa população apresenta maior risco de mortalidade e merece atenção especial no que diz respeito às medidas preventivas, incluindo a vacinação.

Considerando a região do país, o estado que reportou o maior número de crianças hospitalizadas com COVID-19 foi São Paulo, o estado mais populoso, com grandes centros urbanos densamente povoados e um polo internacional. Mas, proporcionalmente ao tamanho da população, Sergipe assume a liderança, pequeno estado da macrorregião Nordeste, com 20 vezes menos habitantes do que São Paulo e níveis de desenvolvimento socioeconômico e indicadores de saúde significativamente mais baixos, seguido por Pernambuco. Esses dados reforçam a ideia de que a COVID-19 está se espalhando especialmente entre as populações vulneráveis, o que pode ter consequências catastróficas para a saúde pública quando combinado com a inépcia do governo para conter a doença. Duas pesquisas sorológicas domiciliares nacionais também encontraram desigualdades, com maior prevalência da doença em áreas mais pobres e entre minorias.[20]

Depois de comorbidades associadas, o maior risco para mortalidade foi apresentado pela etnia, com uma probabilidade significativamente maior de disseminação e mortalidade entre os indígenas. Depois dos indígenas, as etnias (cor autodeclarada) pardo e do leste asiático mostraram-se também fatores de risco significativos para mortalidade na faixa pediátrica em 2020.

Referências

1. Lowcock EC, Rosella LC, Foisy J, et al. The social determinants of health and pandemic H1N1 2009 influenza severity. Am J Public Health. 2012;102(8):e51-8.

2. Nicola M, Alsafi Z, Sohrabi C, et al. The socio-economic implications of the coronavirus pandemic (COVID-19): a review. Int J Surg. 2020;78:185-93.

3. You H, Wu X, Guo X. Distribution of COVID-19 morbidity rate in association with social and economic factors in Wuhan, China: implications for urban development. Int J Environ Res Public Health. 2020;17(10):3417.

4

MANIFESTAÇÕES CLÍNICAS E MANEJO DA COVID-19 EM PEDIATRIA E NEONATOLOGIA

Maria Fernanda Badue Pereira
Daniela Matos Fiorenzano
Priscila Marcondes Biancalana

4. Shamasunder S, Holmes SM, Goronga T, et al. COVID-19 reveals weak health systems by design: why we must re-make global health in this historic moment. Glob Public Health. 2020;15(7):1083-9.

5. Ahmed F, Ahmed N, Pissarides C, et al. Why inequality could spread COVID-19. Lancet Public Health. 2020;5(5):e240.

6. Câmara FS, Pinto FR, Silva FR, et al. Vulnerabilidade socioeconômica à COVID-19 em municípios do Ceará. Rev Adm Pública (Rio de Janeiro). 2020;54(4):1037-51.

7. Jordan RE, Adab P. Who is most likely to be infected with SARS-CoV-2? Lancet Infect Dis. 2020;20(9):995-6.

8. Almeida WS, Szwarcwald CL, Malta DC, et al. Mudanças nas condições socioeconômicas e de saúde dos brasileiros durante a pandemia de COVID-19. Rev Bras Epidemiol. 2020;23:E200105.

9. The Lancet Public Health. COVID-19 puts societies to the test. Lancet Public Health. 2020;5(5):e235.

10. The Lancet Respiratory Medicine. COVID-19 transmission-up in the air. Lancet Respir Med. 2020;8(12):1159.

11. Hamilton F, Gregson F, Arnold D, et al. Aerosol emission from the respiratory tract: an analysis of relative risks from oxygen delivery systems medRxiv 2021. doi.org/10.1101/2021.01.29.21 250552.

12. CDC Science Brief: SARS-CoV-2 and surface (fomite) transmission for indoor community environments. CDC 2021. Disponível em: https://www.cdc.gov/coronavirus/2019-ncov/more/science-and-research/surface-transmission.html (acesso maio 2021).

13. Johansson MA, Quandelacy TM, Kada S, et al. SARS-CoV-2 transmission from people without COVID-19 symptoms. JAMA Netw Open. 2021;4(1):e2035057.

14. Viner RM, Mytton OT, Bonell C, et al. Susceptibility to SARS-CoV-2 infection among children and adolescents compared with adults: a systematic review and meta-analysis. JAMA Pediatr. 2021;175(2):143-56.

15. Ismail SA, Saliba V, Lopez Bernal J, et al. SARS-CoV-2 infection and transmission in educational settings: a prospective, cross-sectional analysis of infection clusters and outbreaks in England. Lancet Infect Dis. 2021;21(3):344-53.

16. Katul GG, Mrad A, Bonetti S, et al. Global convergence of COVID-19 basic reproduction number and estimation from early-time SIR dynamics. PLoS One. 2020;15(9):e0239800.

17. de Souza WM, Buss LF, Candido DDS, et al. Epidemiological and clinical characteristics of the COVID-19 epidemic in Brazil. Nat Hum Behav. 2020;4(8):856-65.

18. Sabino EC, Buss LF, Carvalho MPS, et al. Resurgence of COVID-19 in Manaus, Brazil, despite high seroprevalence. Lancet. 2021;397(10273):452-5.

19. Sousa BLA, Brentani AVM, Ribeiro CCC, et al. Noncommunicable diseases, sociodemographic vulnerability, and the risk of mortality in hospitalized children and adolescents with COVID-19 in Brazil: a syndemic in play. medRxiv 2021. doi: https://doi.org/10.1101/2021.02.11.21251591.

20. Hallal PC, Hartwig FP, Horta BL, et al. SARS-CoV-2 antibody prevalence in Brazil: results from two successive nationwide serological household surveys. Lancet Glob Health. 2020;8(11):e1390-e8.

Em pediatria a COVID-19 costuma ser mais leve que nos adultos. Mais de 90% dos casos pediátricos são assintomáticos ou apresentam doença leve ou moderada. Menos de 10% dos casos pediátricos necessitam de internação em unidade de terapia intensiva (UTI), e a taxa de mortalidade pediátrica é menor que 1%.[1]

Os fatores de risco observados têm sido idade menor que 1 ano de vida, sexo masculino, presença de comorbidade (obesidade) e presença de sintomas de trato respiratório inferior na admissão hospitalar.[1,2]

Os sintomas mais frequentes da COVID-19 pediátrica são: febre e tosse.[1,2] Manifestações clínicas em outros órgãos e sistemas podem acontecer em até 50%, e em geral devem-se à ação direta do vírus ou em consequência de processo inflamatório.

A frequência das manifestações gastrointestinais como diarreia, vômito e dor abdominal varia de 5,8% a 50% em COVID-19 pediátrica.[3] Séries de casos pediátricos mostram vários graus de elevação alanina aminotransferase (ALT)/aspartato aminotransferase (AST) em infecções por SARS-CoV-2. A fisiopatologia do acometimento hepático inclui: resposta inflamatória exacerbada, toxicidade por drogas, ação viral direta do vírus (danos aos colangiócitos, lesões hipóxico-isquêmicas e microtrombose).[4]

Alterações cardíacas como disfunção em ventrículo esquerdo ou direito e dilatação de artérias coronárias são mais frequentes em síndrome inflamatória multissistêmica pediátrica temporalmente associada ao SARS-CoV-2 (SIM-P) do que em COVID-19.[5]

Revisão sistemática que incluiu 21 estudos/séries de casos, com 3.707 crianças e adolescentes com COVID-19, mostrou que 460 (16,7%) casos tinham sintomas neurológicos como cefaleia, mialgia e fadiga; 42 (1%) apresentaram encefalite, meningite ou convulsão. Hemorragia intracraniana, paralisia do nervo craniano, síndrome de Guillain-Barré e distúrbios visuais foram complicações neurológicas raras. Todas as crianças com convulsões sintomáticas agudas sobreviveram sugerindo um prognóstico favorável a curto prazo.[6]

Estudo inglês apontou manifestações renais em 52 crianças hospitalizadas por COVID-19: 24 (46%) apresentaram creatinina sérica maior do que o valor de referência,15 (29%) tiveram critérios diagnósticos para lesão renal aguda. Hematúria foi pesquisada em 40 de 52 pacientes e proteinúria em 22/52. Essas alterações foram encontradas em 17 e 7 pacientes, respectivamente. Além da ação direta do vírus e da inflamação, hipovolemia pode ser a causa da lesão renal.[7]

Petéquias, erupções papulovesiculares, urticária e eritema multiforme podem ser manifestações dermatológicas da COVID-19 pediátrica.[8]

Anosmia ou ageusia são sintomas descritos em pediatria, a maioria em adolescentes. Crianças pequenas podem ter dificuldade em relatar essas queixas. A maiorias dos casos pediátricos com anosmia ou ageusia não tem associação com congestão nasal ou rinorreia, sugerindo que a fisiopatologia dessas alterações seja por acometimento do bulbo olfatório ou receptores do paladar.[9]

A frequência dos eventos tromboembólicos em pediatria não é bem definida, e pode ocorrer em COVID-19 grave ou na SIM-P.[10]

Manejo da COVID-19 em pediatria

O manejo da COVID-19 pediátrica depende da classificação clínica. As crianças e adolescentes podem ter doença:

1. **assintomática:** sem quaisquer sintomas clínicos;
2. **leve:** aqueles com febre, fadiga, mialgia e sintomas de infecções agudas do trato respiratório;
3. **moderada:** pneumonia, febre e tosse, sibilância, mas sem hipoxemia
4. **grave:** febre, tosse, taquipneia, saturação de oxigênio inferior a 92%, sonolência;
5. **crítica:** progresso rápido para a síndrome respiratória aguda grave (SRAG) ou insuficiência respiratória.[11]

Os sinais de gravidade são tosse ou dificuldade respiratória e pelo menos um dos seguintes: cianose central ou $SaO_2 < 92\%$ ($< 90\%$ em prematuros); angústia respiratória (gemido, batimento nasal, retração supraesternal, retração intercostal intensa ou balancim); taquipneia acentuada (em respirações/min): 70 rpm em crianças menores de 1 ano, 50 rpm em mais de 1 ano; incapacidade ou dificuldade na alimentação; diminuição do estado de consciência, letargia ou perda de consciência ou convulsões. Outras manifestações de gravidade são distúrbios da coagulação (tempo prolongado de protrombina e elevação do D-dímero); dano do miocárdio (aumento das enzimas do miocárdio, alterações de segmento ST onda T no eletrocardiograma, cardiomegalia e insuficiência cardíaca); insuficiência renal; disfunção gastrointestinal e/ou elevação de enzimas fígado e rabdomiólise.[11]

Nos casos assintomáticos ou com doença leve, orientar sintomáticos, preferencialmente dipirona ou paracetamol. Os estudos envolvendo anti-inflamatórios ainda são insuficientes para recomendações, portanto recomenda-se evitá-los. Orientar as medidas de isolamento e cuidados domiciliares, caso o paciente tenha condições de alta hospitalar. Informar de forma enfática quais são os sinais e sintomas de agravamento e orientar procedimentos de reavaliação.[12]

Nos casos moderados deve-se avaliar caso a caso necessidade de hospitalização. Para a decisão, considerar **(1)** os fatores de risco como doença de base (cardiopatias, pneumopatias, hemoglobinopatias, neuropatias, nefropatias, hepatopatia, imunodeprimidos por doenças congênitas ou adquiridas, diabete, obesidade); **(2)** faixa etária (menores de 1 ano de vida); **(3)** presença de complicações: hematológicas, pulmonares (atelectasia, derrame pleural); **(4)** possibilidade de reavaliação clínica; **(5)** capacidade da família em reconhecer piora clínica e chegar ao hospital.[12]

Nos casos moderados é fundamental descartar complicações. Exame clínico completo por médico experimente do grupo. Avaliação complementar hemograma, proteína C reativa, hemocultura, enzimas hepáticas, ureia e creatinina séricas, gasometria, Na, K, Ca/Cai, P, Mg, coagulograma, D-dímero, troponina, creatina fosfoquinase (CPK,) CPK-MB, desidrogenase lática (DHL), ferritina e outros a depender da condição clínica; radiografia de tórax (PA e perfil) e/ou ultrassom de tórax. Tomografia computadorizada do tórax pode melhorar precisão do diagnóstico das lesões pulmonares, mas quando indicada para todos os casos há desvantagens como altos custos, necessidade de sedação e exposição à radiação. A história e o exame médico são os principais parâmetros na gravidade da pneumonia, dessa forma reservar a tomografia de tórax para crianças comprometidas, hospitalizadas.[12]

A prescrição no paciente pediátrico com COVID-19 moderado deve incluir oseltamivir (até o resultado de teste *Influenza*); antibiótico se sinais clínicos, laboratoriais ou radiológicos de infecção bacteriana. Não há indicação de inalações. Uso de corticoide e/ou broncodiladores está reservado para pacientes asmáticos.[12]

Os casos graves ou críticos devem ser hospitalizados, preferencialmente em UTI. Além dos cuidados descritos nos casos moderados, deve-se contemplar suporte respiratório (Figura 4.1) e cardiovascular (medicações vasoativas e cardiotônicos). Nos pacientes com comprometimento cardiovascular ou com sinais inflamatórios exuberantes o ecocardiograma torna-se exame fundamental para compreensão e manejo da disfunção cardíaca.[11,12]

O uso de corticoide está reservado para os casos de COVID grave ou críticos. Ciclos de 3 a 5 dias de metilprednisolona (1 mg/kg/dia) ou dexametasona (dose equivalente a 1 mg/kg/dia de metilprednisolona) podem reduzir o processo inflamatório por inibir a transcrição de algumas citocinas e têm poucos eventos adversos.[5,11,12]

Anticoagulação profilática está reservada para os casos graves e críticos. A prescrição deve ser individualizada, levando em conta a presença de fatores de risco para trombose e avaliação dos riscos hemorrágicos, como presença de doença hemorrágica, coagulopatia ou plaquetopatia hereditária, presença de lesões potencialmente sangrantes (úlceras em trato gastrointestinal, metástases cerebrais, varizes esofágicas, cirurgia recente), coagulação intravascular disseminada (CIVD), hipofibrinogenemia, uremia, insuficiência hepática.[10]

Em relação ao uso de antivirais ou anti-inflamatórios, até o momento não há comprovação sobre segurança ou eficácia de nenhum medicamento específico no tratamento da COVID-19. Não usar medicações profiláticas pré ou pós-exposição (a não ser no âmbito de pesquisa clínica). Não realizar tratamento em pacientes assintomáticos ou com sintomas leves (confirmados ou suspeitos).[12]

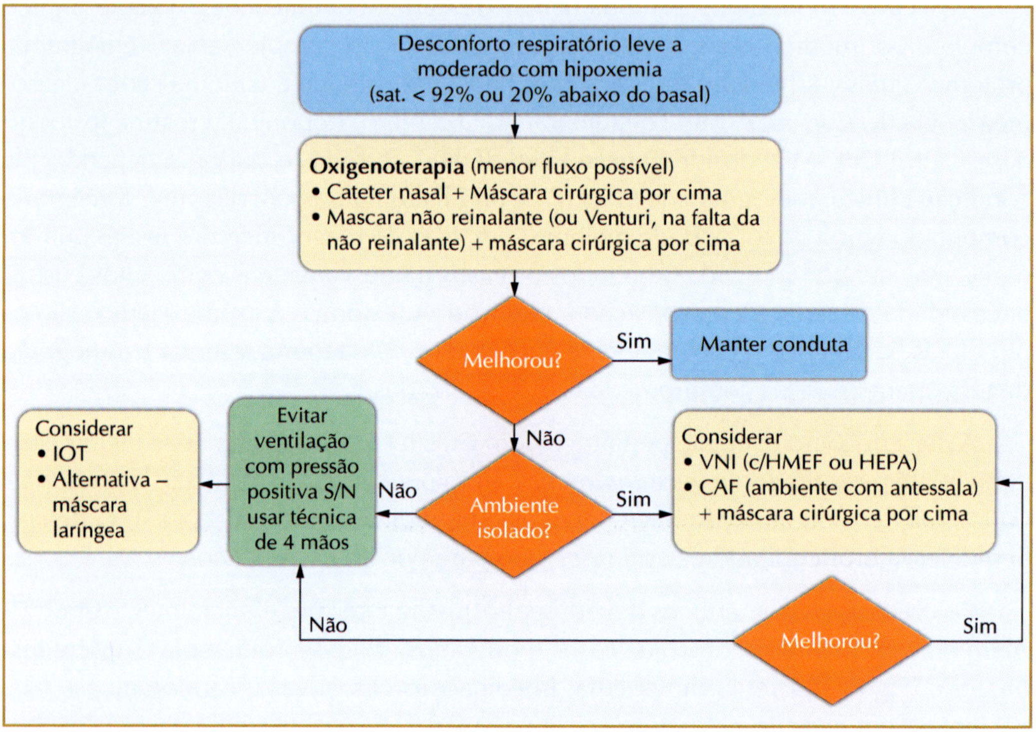

FIGURA 4.1. Suporte respiratório no paciente com SRAG por COVID-19 suspeito ou confirmado.
Fonte: Elaborado pelo autor.

Manifestações clínicas e manejo da COVID-19 em neonatologia

Após pouco mais de um ano de pandemia da COVID-19, o conhecimento sobre as manifestações clínicas e o tratamento da infecção por SARS-CoV-2 na faixa etária de zero a 28 dias de vida ainda é limitado. A maior parte da literatura disponível trata de série de casos ou se refere a essa população em conjunto com lactentes menores de 1 ano, dificultando a interpretação de algumas informações.

A possibilidade de transmissão vertical do SARS-CoV-2 é reconhecida, podendo ocorrer em zero a seis por cento das mulheres positivas no momento do parto.[13] No entanto, provavelmente a maior parte dos RNs é infectada no período pós-natal, após contato com indivíduos infectados.[14,15]

O resultado positivo de RT-PCR em *swab* nasofaríngeo, nas primeiras 24 a 96 horas de vida,[13] ou a presença de anticorpos da classe IgM no sangue, sugere a transmissão vertical do SARS-CoV-2,[16] principalmente se o binômio foi separado logo após o nascimento.

Apesar de o SARS-CoV-2 ter sido isolado no leite materno, foi demonstrado que os vírus não são infectantes e que o processo de pasteurização comumente utilizado em bancos de leite é capaz de inativar o SARS-CoV-2 adicionado *in vitro* ao leite materno.[17] Os dados disponíveis até o momento demonstraram que o aleitamento materno é seguro, não transmite o coronavírus ao RN e deve ser estimulado, visto que garante inúmeros benefícios.[16-18]

Apresentação clínica da infecção por SARS-CoV-2

A maioria dos recém-nascidos (RN)s infectados pelo SARS-CoV-2 é assintomática ou oligossintomática, apresentando mais frequentemente coriza, sintomas respiratórios leves e febre,[15,19,20] ou sinais inespecíficos, descritos abaixo,[21] e costumam ter uma evolução favorável.[19]

Uma revisão sistemática que incluiu 176 RNs infectados pelo SARS-CoV-2, dos quais aproximadamente 30% adquiriram a infecção de forma vertical, 55% dos pacientes avaliados tiveram sintomas compatíveis com COVID-19. Entre os sintomas foram elencados[21] sintomas inespecíficos como taquipneia, desconforto respiratório e coriza (52,5%); febre (44,3%); baixa ingesta, vômitos e diarreia (36%); hipoatividade, letargia, apneia, irritabilidade e hipertonia (18,6%); hipotensão e taquicardia (10,3%); *rash* cutâneo e conjuntivite (9,2%) foram descritos.[21]

Os exames complementares são inespecíficos, mostram alterações nos leucócitos (linfocitose ou linfopenia), além de elevação discreta de marcadores inflamatórios (velocidade de hemossedimentação, proteína C reativa, procalcitonina), enzimas hepáticas, CPK, DHL e D-dímero.[20,22] Na avaliação por imagens, o raio x de tórax também não é característico; a tomografia de tórax pode evidenciar infiltrado uni ou bilateral ou consolidações em vidro fosco;[22] a ultrassonografia de tórax apresenta achados semelhantes aos encontrados nos adultos: imagens de espessamento pleural e condensações subpleurais, especialmente nos campos pulmonares posteriores, ausência de linhas A e linhas B coalescentes. Essas características podem ser encontradas mesmo em pacientes assintomáticos do ponto de vista respiratório.[23]

Quanto à mortalidade relacionada à infecção perinatal por SARS-CoV-2, dados da Academia Americana de Pediatria, atualizados em novembro de 2020, não mostraram nenhum óbito diretamente relacionado à COVID-19 na internação inicial após o nascimento.[13]

Manejo do recém-nascido com RT-PCR positivo para SARS-CoV-2 ou fortemente suspeito

a) O tratamento é sintomático e de suporte, conforme as manifestações clínicas.[20] A indicação de oxigenioterapia e suporte ventilatório segue a rotina da unidade.

b) Exames laboratoriais para investigação de comprometimentos hematológico, renal e metabólico, hepático, cardíaco/hemodinâmico e para avaliação de componente inflamatório e infecções associadas: hemograma, coagulograma, D-dímero, DHL, ferritina, proteína C reativa, hemocultura, ureia, creatinina, eletrólitos, gasometria arterial, transaminases, albumina, CPK, troponina.

c) Exames de imagem: RX tórax, ultrassonografia de tórax. Considerar tomografia de tórax de acordo com evolução clínica; TC de tórax; ecocardiografia.

d) Se RN tiver sintomas respiratórios ou evolução atípica, e o RT-PCR for negativo, repetir a coleta de *swab* para SARS-CoV-2 48 horas após o primeiro exame.

e) Se RN evolução esperada e segue internado, repetir RT-PCR SARS-CoV-2 com 14 dias de internação (qualquer resultado do primeiro RT PCR).

f) Repetir exames conforme indicação clínica.

Atendimento do recém-nascido

- Sempre que possível, prestar os primeiros cuidados ao RN em sala separada da que está a mãe. Quando não for possível, manter distância mínima de 2 m entre a mãe e a mesa de reanimação neonatal.
- Uma vez que manipulação de vias aéreas pode gerar aerossóis com vírus viáveis com potencial de contaminação de profissionais de saúde, deve-se instalar filtro tipo HEPA (*High Efficiency Particular Air* – filtros de ar para partículas finas de alta eficácia) nos equipamentos para suporte respiratório.[15]
- Quando a mãe com suspeita ou infecção pelo SARS-CoV-2 e o RN estão em condições favoráveis, o contato pele a pele e a amamentação são possíveis, ressaltando os cuidados de higiene, troca de camisola e lençóis e o uso de máscara pela mãe.
- Não está contraindicado o alojamento conjunto.

Referências

1. Dong Y, Mo X, Hu Y, et al. Epidemiology of COVID-19 among children in China. Pediatrics. 2020;145(6):e20200702.
2. Coronavirus Disease 2019 in Children: United States, February 12-April 2, 2020. MMWR Morbidity and Mortality Weekly Report. 2020/69(14);422-6.
3. Giacomet V, Barcellini L, Stracuzzi M, et al. Gastrointestinal symptoms in severe COVID-19 children. The Pediatric Infectious Disease Journal. 2020;39(10):e317-e20.
4. Luglio M, Tannuri U, Carvalho WB, et al. COVID-19 and liver damage: narrative review and proposed clinical protocol for critically ill pediatric patients. Clinics. 2020;75:e2250.
5. Feldstein LR, Tenforde MW, Friedman KG, et al. Characteristics and outcomes of US children and adolescents with multisystem inflammatory syndrome in children (MIS-C) compared with severe acute COVID-19. JAMA. 2021;325(11):1074-87.
6. Panda PK, Sharawat IK, Panda P, et al. Neurological complications of SARS-CoV-2 infection in children: a systematic review and meta-analysis. J Trop Pediatr. 2020 Sep 10;fmaa070.
7. Stewart DJ, Hartley JC, Johnson M, et al. Renal dysfunction in hospitalised children with COVID-19. Lancet Child Adolesc Health. 2020;4(8):e28-e29.
8. Thomas ZRM, Leuppi-Taegtmeyer A, Jamiolkowskiet D al. Emerging treatments in COVID-19: adverse drug reactions including drug hypersensitivities. J Allergy Clin Immunol. 2020;146(4):786-9.
9. Mak PQ, Chung KS, Wong JSC, et al. Anosmia and ageusia: not an uncommon presentation of COVID-19 infection in children and adolescents. Pediatr Infect Dis J. 2020;39(8):e199-e200.
10. Carneiro JDA, Ramos GF, Carvalho WB, et al. Proposed recommendations for antithrombotic prophylaxis for children and adolescents with severe infection and/or multisystem inflammatory syndrome caused by SARS-CoV-2. Clinics (Sao Paulo). 2020;75:e2252.
11. Shen KL, Yang YH, Jiang RM, et al. Updated diagnosis, treatment and prevention of COVID-19 in children: experts' consensus statement (condensed version of the second edition). World J Pediatr. 2020;16(3):232-9.
12. Niehues T NJ. COVID Reference: the COVID textbook 2021 [cited 2021 Mar 27]. 6.ed. Disponível em: https://covidreference.com/ (acesso 27 mar 2021).
13. Management of infants born to mothers with suspected or confirmed COVID-19 2021. Disponível em: http://services.aap.org/en/pages/2019-novel-coronavirus-covid-19-infections/clinical-guidance/faqs-management-of-infants-born-to-covid-19-mothers/.
14. Rose DU, Piersigilli F, Ronchetti MP, et al. Novel coronavirus disease (COVID-19) in newborns and infants: what we know so far. Ital J Pediatr. 2020;46(1):56.
15. Shalish WM, Satyanarayana Lakshminrusimha S, Manzoni P, et al. COVID-19 and neonatal respiratory care: current evidence and practical approach. Am J Perinatol. 2020;37(8):780-91.

16. Muldoon KM, Fowler KB, Pesch MH. SARS-CoV-2: is it the newest spark in the TORCH? J Clinical Virol. 2020;127:104372.

17. Chambers C, Krogstad P, Bertrand K, et al. Evaluation for SARS-CoV-2 in breast milk from 18 infected women. JAMA. 2020;324(13):1347-8.

18. Kimberlin DW, Puopolo KM. Breast milk and COVID-19: what do we know? Clinical infectious diseases: an official publication of the Infectious Diseases Society of America. CID 2021;72:131-2.

19. McLaren SH, Dayan PS, Fenster DB, et al. Novel coronavirus infection in febrile infants aged 60 days and younger. Pediatrics. 2020;146(3):e20201550.

20. Lu Q, Shi Y. Coronavirus disease (COVID-19) and neonate: what neonatologist need to know. J Med Virol. 2020;92(6):564-7.

21. Raschetti R, Vivanti AJ, Vauloup-Fellous C, et al. Synthesis and systematic review of reported neonatal SARS-CoV-2 infections. Nature Communications. 2020;11:5164.

22. Beozzo GPNS, de Carvalho WB, Krebs VLJ, et al. Neonatal manifestations in COVID-19 patients at a Brazilian tertiary center. Clinics. 2020;75:e2407.

24. Matsuoka MW, Rocha SMS, Gibelli MABC, et al. Use of lung ultrasound in neonates during the COVID-19 pandemic. Radiol Bras. 2020;53(6):401-4.

25. Carvalho WB, Gibelli MABC, Krebs VLJ, et al. Expert recommendations for the care of newborns of mothers with COVID-19. Clinics. 2020;75:e1932.

5

MANEJO DIAGNÓSTICO DA COVID-19: EXAMES GERAIS E AVALIAÇÃO DA INFLAMAÇÃO E COAGULAÇÃO

Jorge David Aivazoglou Carneiro
Gabriel Frizzo Ramos

Introdução

No final de dezembro de 2019, houve o início do surto de uma nova doença causada por um novo coronavírus. Em função do quadro clínico respiratório grave, a doença recebeu a denominação de síndrome respiratória aguda grave – coronavírus (SARS-CoV-2) – e posteriormente doença coronavírus – 2019 (COVID-19).[1]

As crianças são menos suscetíveis à infecção pelo vírus SARS-CoV-2, possuem menor soroprevalência e curso de doença COVID-19 menos grave em relação aos adultos. Crianças e adolescentes apresentam em sua maioria formas clínicas leves ou assintomáticas.[2]

Com relação à epidemiologia da COVID-19 em crianças e adolescentes no Brasil em 2020, observou-se que essa população representou 2,46% do total de hospitalizações (14.638/594.587) e 0,62% de todas as mortes (1203/191.552).[3]

Imunidade inata e adaptativa mais eficiente (melhor função tímica), imunidade cruzada com outros coronavírus e diferenças na expressão do receptor da enzima conversora de angiotensina 2 (ACE 2) bem como o melhor estado geral de saúde, são os fatores que contribuem para o melhor desfecho da COVID-19 nas crianças.[4]

Apesar da menor incidência de quadros graves na população pediátrica, crianças e adolescentes podem desenvolver um processo inflamatório grave denominado síndrome inflamatória multissistêmica (MIS-C), com choque, disfunção miocárdica e alterações hematológicas.[5]

Desse modo, a COVID-19 é muito diferente de outras doenças respiratórias virais da infância, as quais podem ser fatais (p. ex.: vírus sincicial respiratório). A pandemia SARS-CoV-2 causa grande impacto secundário às crianças: **(a)** afastamento da vida social (p. ex.: escolas); **(b)** resistência dos pais em buscar cuidados médicos apesar da necessidade (p. ex.: buscar assistência hospitalar em emergências).

Fisiopatologia da coagulação e inflamação na COVID-19

A fisiopatologia da coagulopatia associada à COVID-19 é complexa e não totalmente entendida. A coagulopatia está relacionada com a resposta inflamatória intensa provocada pela infecção viral e não é consequência de propriedades virais intrínsecas ao SARS-CoV-2. A infecção grave pelo SARS-CoV-2 provoca estado inflamatório por intermédio de interações complexas com macrófagos/monócitos e de ativação endotelial.

O vírus SARS-CoV-2 ativa as células endoteliais via receptores ACE 2. O endotélio ativado libera substâncias quimiotáticas tais como o CCL2, o CCL7 e Interferon tipo I, causando o recrutamento de monócitos que se diferenciam em macrófagos pró-inflamatórios. Células *natural killer* (NK) ativadas e linfócitos T citotóxicos (CTLs) promovem o recrutamento e a ativação dos monócitos por intermédio da produção de fator estimulante de colônias de granulócitos e macrófagos (GM-CSF), do fator de necrose tumoral (TNF) e de gama interferon (INF-). Os linfócitos expressam receptores ACE 2, e o interferon tipo I pode induzir a expressão dos receptores do SARS-Cov-2 nos macrófagos.[6]

Esses macrófagos ativados produzem a tempestade de citocinas característica da COVID-19, liberando quantidades maciças de citocinas pró-inflamatórias, incluindo a interleucina 6 (IL-6), a TNF, interleucina 8 (IL-8), a interleucina 10 (IL-10) e a interleucina 1 (IL-1). Essa onda de citocinas inflamatórias ativa a coagulação e predispõe às tromboses frequentes nos adultos (venosas e arteriais).[7]

A explicação proposta para a hipercoagulação lembra a fisiopatologia da coagulopatia associada à sepse (CIS)/coagulação intravascular disseminada (CID). Após a adesão da proteína *spike* do SARS-Cov-2 aos receptores ACE 2 das células endoteliais e liberação das citocinas inflamatórias como descrito, as células endoteliais ativadas produzem moléculas de adesão como a P-selectina e expressam fator tecidual (FT). O aumento de expressão de fator tecidual ocorre também nos monócitos ativados, provocando a ativação da via do fator tecidual da coagulação (via extrínseca). As células endoteliais ativadas recrutam neutrófilos que aderem à P-selectina e liberam as armadilhas neutrofílicas extracelulares (NETs). Estas, parte de todo esse processo chamado imunotrombose, ativam a via intrínseca da coagulação.[8,9]

Adicionalmente, a ativação endotelial causa redução da produção de óxido nítrico (NO) e liberação de fator Von Willebrand dos corpúsculos de Weibel-Palade. Esses processos causam vasoconstrição, estase e agregação plaquetária, resultando na formação de trombos. As principais vias anticoagulantes endógenas, incluindo o inibidor da via do fator tecidual (TFPI), a antitrombina (AT) e a proteína C (PC), são inibidas em consequência à inflamação intensa. Existe, também, interação complexa entre o sistema de coagulação e o sistema complemento. Postula-se que a inflamação causada pelo SARS-CoV-2 estimula o sistema complemento, como visto com o MERS-CoV, resultando em formação de complexo de ataque à membrana (MAC), ativação plaquetária e trombose. As NETs também ativam o sistema complemento. Assim, como estudado nos adultos, a COVID-19 promove um estado pró-trombótico intenso em razão da interação inflamação – coagulação – sistema complemento (imunotrombose), e quadros hemorrágicos surgem apenas nas fases finais da doença grave como consequência do consumo das plaquetas e das proteínas pró-coagulantes.

Exames laboratoriais gerais e implicação prognóstica

Devido à menor incidência de casos graves com necessidade de internação na população pediátrica observada até o momento em comparação aos adultos, não são encontrados estudos específicos com relação à avaliação laboratorial de coagulação em crianças com COVID-19.

Achados típicos dos testes de coagulação na infecção COVID-19 em adultos incluem tempo de protrombina (TP) e tempo de tromboplastina parcial ativada (TTPA) normais ou levemente prolongados na doença leve até prolongamento acentuado na doença grave. A contagem plaquetária pode ser normal a levemente elevada na doença leve e muito reduzida na doença grave. Elevação leve a intensa no Dímero-D e no fibrinogênio correlacionam-se com a forma leve ou grave da doença. Embora os dados sejam limitados aos estudos retrospectivos de séries de casos em adultos e em análises de subgrupos, alguns achados de coagulação possuem significado prognóstico. De modo geral, valores muito elevados de Dímero-D estão associados à doença mais grave e à maior mortalidade; o mesmo é válido para plaquetopenia.[10]

A classificação de gravidade não apresenta grande diferença em comparação a outros quadros respiratórios virais, sendo considerada leve quando o paciente não apresenta sintomas ou manifesta apenas sintomas respiratórios altos ou pneumonia leve e grave quando evolui com desconforto respiratório ou disfunções de outros órgãos e sistemas, podendo até mesmo evoluir para choque e disfunção de múltiplos órgãos e sistemas (DMOS).[11,12]

Nos quadros leves deve-se considerar a coleta de hemograma completo, proteína C reativa (PCR), enzimas hepáticas, função renal e gasometria apenas nos pacientes com fatores de risco (menores de 5 anos, imunossupressão, obesidade, diabetes, pacientes com cardiopatias, hepatopatias, nefropatias e hemoglobinopatias).[12]

Nos casos graves, a avaliação laboratorial completa está indicada à admissão para todos os pacientes, com coleta de hemograma completo, proteína C reativa (PCR), enzimas hepáticas, função renal, eletrólitos, gasometria, tempos de coagulação (TP e TTPA), Dímero-D, fibrinogênio, CPK e DHL.[12]

Avaliação laboratorial da inflamação

De março a maio de 2020, durante a pandemia de COVID-19, foi notada a internação de crianças com quadro de inflamação sistêmica e febre, algumas apresentando espectro clínico semelhante ao da doença de Kawasaki e outras apresentando choque, disfunção de múltiplos órgãos e necessidade de internação em unidade de terapia intensiva.[13]

Após essas observações, foram sedimentadas as bases para os critérios diagnósticos da síndrome inflamatória multissistêmica pediátrica (MIS-C) associada à COVID-19. Os critérios pela Organização Mundial de Saúde (OMS) são os seguintes:[13]

- Criança e adolescente de 0 a 19 anos de idade com febre por mais de três dias e dois dos critérios abaixo:
    - Exantema OU conjuntivite não purulenta bilateral OU sinais de inflamação cutâneos e/ou mucosos.
    - Hipotensão ou choque.
    - Sinais de disfunção miocárdica, pericardite, valvulite ou anormalidades de coronárias (incluindo alterações ecocardiográficas ou elevação de troponina).
    - Evidências de coagulopatia (D-Dímero elevado, alterações de TTPA ou TP).
    - Sintomas gastrointestinais agudos (diarreia, vômitos ou dor abdominal).
- Marcadores inflamatórios elevados (procalcitonina, proteína C reativa ou velocidade de hemossedimentação).
- Ausência de outra causa infecciosa para a inflamação.
- Evidência de COVID-19 (PCR-RT, teste de antígeno ou exame sorológico) ou contato com caso confirmado.

Sendo assim, pacientes com quadro clínico compatível com inflamação sistêmica devem ter coletada à admissão uma triagem laboratorial completa, tanto para diagnóstico quanto para seguimento, incluindo marcadores inflamatórios (pró-calcitonina, PCR, VHS), enzimas cardíacas, tempos de coagulação (TTPA e TP), Dímero-D, fibrinogênio e ferritina.

Um estudo britânico incluiu 58 crianças que apresentavam critérios diagnósticos para síndrome inflamatória multissistêmica, e todas apresentavam evidências laboratoriais de inflamação. A mediana do PCR foi de 229 mg/L, dos neutrófilos foi $13x10^9$/L e da ferritina de 610 g/L.[13]

Avaliação laboratorial da coagulação

Os pacientes com COVID-19 grave apresentam resposta inflamatória não controlada. O processo inflamatório promove ativação da coagulação, conceito bem estabelecido como processo de imunotrombose ou tromboinflamação.[9]

Portanto, esses pacientes são propensos a desenvolver não apenas inflamação e hipóxia, mas também tromboses venosas (embolia pulmonar, trombose venosa profunda, trombose associada ao uso de cateter) e tromboses arteriais (acidente vascular cerebral isquêmico e isquemia coronária). Adicionalmente, trombose microvascular e extravasamento capilar, afetando diversos sistemas e agravando sua disfunção.[9]

O melhor teste laboratorial para avaliação das alterações hemostáticas associadas à COVID-19 segundo diversos estudos é o D-Dímero, associando concentrações elevadas com mau prognóstico. A contagem plaquetária usualmente é normal até os estágios avançados da doença, quando se observa plaquetopenia leve a moderada. O tempo de protrombina (TP) também é normal nos casos leves enquanto se observa prolongamento nos pacientes graves. O fibrinogênio é elevado, exceto nos pacientes terminais, em que se observa queda acentuada.[14]

Pontos-chave

1. Em comparação aos adultos, a incidência de casos graves na população pediátrica parece ser menor.
2. Nos quadros leves deve-se realizar a triagem laboratorial nos pacientes com fatores de risco, enquanto todas as crianças com quadros graves devem ser submetidas a avaliação completa.
3. Crianças e adolescentes podem desenvolver processo inflamatório grave, denominado síndrome inflamatória multissistêmica (MIS-C), com choque, disfunção miocárdica e alterações hematológicas.
4. Os pacientes com COVID-19 estão propensos a desenvolver não apenas inflamação e hipóxia, mas também tromboses.
5. Os testes laboratoriais para avaliação das alterações hemostáticas associadas à COVID-19 são: contagem plaquetária, TP, TTPA, fibrinogênio e o Dímero-D.

Referências

1. Zhou P, Yang XL, Wang XG, et al. A pneumonia outbreak associated with a new coronavirus of probable bat origin. Nature. 2020;579:270-3.
2. Zimmemann Pand Curtis N. Coronavirus infections in children including COVID-19: an overview of the epidemiology, clinical features, diagnosis, treatment and prevention options in children. Pediatr Infect Dis J. 2020; 39(5):355-68.
3. Safadi MA, Kfouri RA. Dados epidemiológicos da COVID-19 em pediatria – nota técnica – Sociedade Brasileira de Pediatria. Disponível em: sbp.com.br/fileadmin/user_upload/22972b-NT__Dados_Epidem_COVID-19_em_Pediatria.pdf.
4. Consiglio CR, Cotugno N, Sardt F, et al. The immunology of multisystem inflammatory syndrome in children with COVID-19. Cell 2020;183(4):968-81.e7.
5. Swann OV, Holden KA, Turtle L, et al. Clinical characteristics of children and young people admitted to hospital with COVID-19 in United Kingdom: prospective multicenter observational cohort study. BMJ. 2020;370, m3249.

6. Merad M, Martin JC. Pathological inflammation in patients with COVID-19: a key role for monocytes and macrophages. Nat Rev Immunol. 20(6):355-62.

7. Aryal MR, Gosain R, Donato A, et al. Venous thromboembolism in COVID-19: towards an ideal approach to thromboprophylaxis, screening and treatment. Curr Cardiol Rep. 22(7):52.

8. Iba T, Levy JH, Connors JM, Warkentin TE, Thachill J, Levi M. The unique characteristics of COVID-19 coagulopathy. Crit Care. 2020;24(1):360.

9. Carneiro JDA, Ramos GF, de Carvalho WB, Johnston C, Delgado AF. Proposed recommendations for antithrombotic prophylaxis for children and adolescents with severe infection and/or multisystem inflammatory syndrome caused by SARS-CoV-2. Clinics (Sao Paulo). 2020;75:e2252.

10. Aggarwal M, Dass J, MahapatraM. Hemostatic abnormalities in COVID-19: an update. Indian J Hematol Blood Transfus. 2020;36(4):1-11.

11. Chen ZM, Fu JF, Su Q, et al, Diagnosis and treatment recommendations for pediatric respiratory infection caused by the 2019 novel coronavirus. World J Pediatr. 2020.

12. Consenso institucional para o tratamento de infecção por COVID-19 em crianças e adolescentes. Instituto da Criança – ICr – HCFMUSP.

13. Whittaker E, Bamford A, Kenny J, et al. Clinical characteristics of 58 children with a pediatric inflammatory multisystem syndrome temporally associated with SARS-CoV-2. JAMA. 2020;324(3):259-69.

14. Tang N, Li D, Wang X, et al. Abnormal coagulation parameters are associated with poor prognosis in patients with novel coronavirus pneumonia. J Thromb Haemost. 2020;18(4):844-7.

6

DIAGNÓSTICO LABORATORIAL: TESTES DE COVID-19 EM PEDIATRIA E NEONATOLOGIA

Alfredo Elias Gilio

COVID-19

Introdução

Nas crianças com quadro clínico compatível com COVID-19 é necessária a confirmação diagnóstica, uma vez que não há sinal ou sintoma específico para o diagnóstico clínico da doença. Dependendo do momento epidemiológico, pode ser necessária também a pesquisa de outros vírus, que podem ser responsáveis por quadros clínicos muito semelhantes, especialmente os vírus *influenza* e o vírus sincicial respiratório.

Os testes para o diagnóstico etiológico da COVID-19 podem identificar o material genético do vírus SARS-CoV-2 ou determinar a resposta imune por meio do diagnóstico sorológico.[1]

Detecção do vírus SARS-CoV-2

Os testes considerados padrão ouro para a identificação do SARS-CoV-2 são os testes de amplificação do ácido nucleico viral, geralmente utilizando as reações em cadeia de polimerase com transcriptação reversa (RT-PCR).[2] Basicamente esses métodos envolvem a transcriptação do material genético do vírus (RNA) para o seu DNA complementar (cDNA) seguido da amplificação de algumas regiões desse cDNA e da identificação de regiões do genoma viral.[1] Existem vários tipos de RT-PCR que amplificam e detectam diferentes regiões do genoma do SARS-CoV-2.

A sensibilidade da RT-PCR para o diagnóstico de COVID-19 é de aproximadamente 70%, e a especificidade de 95%. A acurácia dos testes depende do local da coleta, da técnica da coleta, da manipulação do material, da duração dos sintomas e da gravidade da doença.[1]

Dentre as secreções do trato respiratório, a secreção de nasofaringe, a secreção nasal e a saliva têm sensibilidade semelhante, mas a secreção de orofaringe tem sensibilidade mais baixa. Nos casos graves, submetidos a intubação e ventilação mecânica, o lavado broncoalveolar apresenta alta taxa de positividade.[3]

Pacientes assintomáticos ou com quadros leves apresentam menor excreção viral e por essa razão podem apresentar resultados falso-negativos. O tempo de duração da doença é muito importante para determinar a acurácia dos exames de RT-PCR. Dessa forma, as taxas de RT-PCR são negativas em menos de 10% dos casos nos primeiros 3 dias de doença; sobem para aproximadamente 20% no sexto dia de doença e atingem mais de 50% após o 14º dia.[4]

Atualmente já existem circulando pelo menos 3 mutações do SARS-CoV-2 com importância epidemiológica. As mutações detectadas acontecem principalmente na proteína S. De maneira geral, os atuais testes de RT-PCR detectam essas variantes normalmente porque pesquisam outros determinantes antigênicos além dos genes da proteína S.[5]

Resultados falso-positivos mais frequentemente estão relacionados com erros na manipulação das amostras durante ou após a coleta, levando a contaminação inadvertida.[1]

Outros testes foram desenvolvidos para a identificação do vírus SARS-CoV-2 nas secreções respiratórias: são os testes rápidos. Esses testes detectam antígenos virais e podem ser úteis em locais onde não há disponibilidade do RT-PCR. Suas vantagens são a simplicidade, o custo menor e a possibilidade do resultado mais rápido. Entretanto, apresentam sensibilidade menor do que a RT-PCR, principalmente nas situações de baixa carga viral. A Organização Mundial da Saúde (OMS) recomenda que, nos locais onde a RT-PCR não esteja disponível ou o tempo para o resultado seja muito longo, esses testes podem ser utilizados para o diagnóstico de COVID-19, desde que apresentem pelo menos sensibilidade de 80% e especificidade de pelo menos 97%. Nesses casos necessariamente a coleta deverá ser feita nos primeiros 5 a 7 dias dos sintomas para aumentar a carga viral e melhorar a sensibilidade do teste.[6]

Nas crianças e adolescentes com a síndrome inflamatória multissistêmica geralmente a pesquisa do vírus nas secreções respiratórias é negativa, uma vez que se trata de uma manifestação tardia da doença. Nesses casos a sorologia é mais útil.

Importante salientar que a simples presença do material genético do vírus nas secreções respiratórias não tem relação direta com viabilidade viral ou infectividade, uma vez que os métodos de RT-PCR também identificam partículas virais inativas.[1]

Diagnóstico sorológico

Os principais antígenos do SARS-CoV-2 para os quais anticorpos são detectados são a proteína da espícula (S) e a proteína do nucleocapsídeo (N). A proteína N é mais conservada do que a proteína S[7] e induz anticorpos mais precocemente do que a proteína S.[8] Por outro lado, os anticorpos neutralizantes são predominantemente dirigidos para a proteína S.[8]

Os exames para avaliar a resposta imune podem ser divididos em dois grupos: anticorpos de ligação ou anticorpos neutralizantes.

Para a detecção dos anticorpos de ligação são utilizadas proteínas purificadas do SARS-CoV-2 submetidas a reagentes específicos para anticorpos do tipo IgA, IgM ou IgG. Esses testes podem ser de dois tipos: testes rápidos ou testes laboratoriais. Os testes rápidos detectam IgM, IgG ou anticorpos totais e podem utilizar plasma, sangue total ou saliva. Os testes laboratoriais utilizam técnica de enzima-imunoensaio ou quimiluminescência. Podem ser feitos para IgM, IgG ou IgA de forma isolada, combinada ou total. Os testes laboratoriais exigem pessoal e equipamentos especializados.[7]

Para a detecção de anticorpos neutralizantes é necessário utilizar vírus vivo, e por essa razão somente podem ser realizados em laboratórios com nível elevado de biossegurança. Dessa forma não são utilizados de rotina.[7]

No momento praticamente todos os estudos sobre a detecção de anticorpos foram realizados em adultos. Dessa forma, é necessário cautela na extrapolação desses resultados para as crianças e adolescentes.

A maioria dos pacientes apresenta soroconversão após duas semanas do início dos sintomas, e quase todos os pacientes apresentam anticorpos detectáveis após 28 dias.[8] O pico de IgA e IgM ocorre de 7 a 14 dias após o início dos sintomas. O pico de IgG ocorre simultaneamente em alguns casos ou um pouco mais tardiamente em outros e atinge o platô entre 15 e 21 dias.[4] Uma revisão sistemática encontrou os seguintes resultados: IgM surge em 23% dos casos após uma semana; em 58% dos casos após 2 semanas e em 75% dos casos após 3 semanas. IgG surge em 30% dos casos após uma semana; em 66% dos casos após 2 semanas e em 88% dos casos após 3 semanas.[9]

Pouco se sabe sobre a resposta de IgA sérica. Detecção de IgM sem a detecção de IgG é incomum.[7] IgM apresenta também mais frequentemente resultados falso-positivos.[10] Alguns pacientes apresentam soroconversão mais fraca. A gravidade da doença provavelmente afeta a resposta de anticorpos. Os pacientes críticos geralmente apresentam resposta mais tardia, embora mais robusta.[9] A duração dos anticorpos detectáveis também é incerta.[7]

Os testes sorológicos podem ser úteis para identificar pacientes que tenham tido COVID-19 ou pacientes com infecção aguda na fase tardia da doença (entre 9 e 14 dias após o início dos sintomas). Podem ser negativos na fase inicial da doença e por essa razão têm utilidade limitada para o diagnóstico da fase aguda.[4] Por outro lado, para as crianças e adolescentes que apresentam a síndrome inflamatória multissistêmica podem ser úteis. Também podem ser úteis para inquéritos epidemiológicos porque podem ajudar a determinar se o indivíduo foi previamente infectado, independentemente da história prévia de sintomas compatíveis com COVID-19.[7]

A utilidade dos testes sorológicos depende da sensibilidade, especificidade e prevalência da doença na população. O valor preditivo positivo, que é a probabilidade de que indivíduos com teste positivo sejam verdadeiros positivos, varia de acordo com a prevalência da doença na população (probabilidade pré-teste). Dessa forma, mesmo testes com alta especificidade, quando utilizados em locais com prevalência baixa da doença (5% a 25%), apresentam alta probabilidade de falso positivo. Por todas essas razões os testes sorológicos não devem ser utilizados como único teste para diagnosticar ou excluir infecção ativa por SARS-CoV-2.[7]

Muitos testes disponíveis atualmente obtiveram autorização emergencial para uso, sem validação externa. Geralmente são testes qualitativos ou semiquantitativos. Praticamente todos sofreram apenas validação do próprio fabricante, frequentemente com número pequeno de amostras.[4] No Brasil a Agência Nacional de Vigilância Sanitária aprovou até o momento 11 testes sorológicos que identificam anticorpos para a proteína N do SARS-CoV-2. Dos 11 testes, 9 são testes rápidos. Dos testes que pesquisam IgM a sensibilidade varia de 76% a 87% e a especificidade de 96% a 98%. Dos testes que pesquisam IgG a sensibilidade varia de 90% a 99% e a especificidade de 97% a 99%.[11]

No momento, a interpretação dos testes sorológicos deve ser feita com muita cautela porque existem muitas lacunas no conhecimento. Ainda não se sabe exatamente qual a correlação entre os resultados da sorologia e a proteção para a doença e também qual o grau que esses testes podem apresentar de reação cruzada com anticorpos para os outros coronavírus, especialmente para os testes que utilizam a proteína N.[4]

Avaliação do recém-nascido

Os recém-nascidos de mãe com suspeita ou confirmação de COVID-19 devem ser investigados. O que se recomenda é a realização de um teste de RT-PCR com 24 horas de vida e a repetição desse teste com 48 horas de vida.[12] A repetição deve ser realizada porque, nos casos em que o primeiro teste é negativo, pode ainda não ter havido tempo para a positividade do exame no recém-nascido que esteja de fato infectado. Por outro lado, o primeiro teste pode ser positivo apenas representando fragmentos virais adquiridos durante a passagem pelo canal de parto e, nesse caso, é falso-positivo. Um estudo pesquisando recém-nascidos nas primeiras 24 horas por RT-PCR encontrou 9 casos em 418 pesquisados. Desses 9 casos, apenas 7 se confirmaram na pesquisa realizada com 48 horas.[12]

A sorologia tem utilidade muito reduzida na avaliação do recém-nascido porque pode ocorrer tanto resultado falso-positivo quanto falso-negativo. De maneira geral, considera-se que IgM presente nos primeiros 7dias de vida represente apenas passagem transplacentária. Entretanto, um resultado negativo de IgM nos primeiros 7 dias seguido de um resultado positivo após 7 dias pode ser indicativo de uma infecção pós-natal ou no intraparto.[12]

Resumo do diagnóstico laboratorial da COVID-19

A Tabela 6.1 é um resumo dos testes para diagnóstico laboratorial da COVID-19 em pediatria e neonatologia, com ênfase na indicação, no material a ser coletado e nas suas principais características.

Deve-se lembrar que ainda há muitas lacunas nesse conhecimento, especialmente na interpretação dos resultados em crianças e recém-nascidos.

TABELA 6.1. Diagnóstico laboratorial da COVID-19.

TESTE	INDICAÇÃO	MATERIAL	CARACTERÍSTICAS	OBSERVAÇÕES
RT-PCR	Diagnóstico da fase aguda	Secreção respiratória: nasofaringe, nasal, saliva ou combinado nasal/orofaríngea	Apresenta especificidade muito alta, mas sensibilidade mais baixa	Os resultados dependem da técnica da coleta e da fase da doença
Testes rápidos	Diagnóstico da fase aguda	Secreção de nasofaringe ou *swab* nasal	Sensibilidade menor do que RT-PCR	Deve ser realizado entre o 5º e o 7º dia de doença
Sorologia	Detecção de infecção passada ou fase tardia da doença aguda	Plasma ou sangue total	Sensibilidade e especificidade muito variáveis dependendo do teste. Muitos testes rápidos ainda não adequadamente validados	Pode ser útil para o auxílio no diagnóstico da síndrome inflamatória multissistêmica Pode ser útil para inquéritos epidemiológicos

Fonte: Adaptado de Cheng MP, et. al. Serodianostics for severe acute respiratory syndrome-related coronavirus-2: a narrative review. Ann Intern Med. 2020.[8]

Referências

1. Goudouris ES. Laboratory diagnosis of COVID-19. Review article. J Pediatr. 2021;97:7-12.
2. Fang FC, Naccache SN, Greninger AL. The laboratory diagnosis of coronavírus disease 2019: frequent asked questions. Clin Infect Dis. 2020;71;2996.
3. Infectious Diseases Society of America. Guidelines on the diagnosis of COVID-19, update December 23 2020. Disponível em: https://www.idsociety.org/practice-guideline/covid-19-guideline-diagnostics/ (acesso fev 2021).
4. Guo L, Ren L, Yang S et al. Profiling early humoral response to diagnose novel coronavírus disease (COVID-19). Clin Infect Dis. 2020;71:778.
5. Disponível em: https://www.fda.gov/medical-devices/letters-health-care-providers/genetic-variants-scars-cov-2-may-lead-false-negative-results-tests-detection-sars-cov-2 (acesso fev 2021).
6. World Health Organization. Antigen-detection in the diagnosis os SARS-CoV-2 infection using rapid immunoassays. Interim guidance. Disponível em: https://www.who.int/publications/i/item/antigen-detection-in-the-diagnosis-of-sars-cov-2infection-using-rapid-immunoassays (acesso fev 2021).
7. Disponível em: https://www.cdc.gov/coronavirus/2019-ncov/lab/resources/antibody-tests-guidelines.html?deliveryNames+USDC2067-DM29085 (acesso jul 2020).
8. Cheng MP; Yansouni CP; Basta NE et al. Serodianostics for severe acute respiratory syndrome-related coronavirus-2: a narrative review. Ann Intern Med. 2020. doi:10.7326/M20-2854.

9. Deeks JJ, Dinnes J, Takwoingi Y, et al. Antibody tests for identification of current and past infection with SARS-CoV-2. Cochrane Database Syst ver. 2020 Jun 25;6(6):CD013652.

10. Zhao J, Yan Q, Wang H, et al. Antibody responses to SARS-CoV-2 in patients of novel coronavirus disease (COVID-19). Clin Infect Dis 2020. [PMID: 32221519] doi:10.1093/cid/ciaa344.

11. Castro R, Luz PM; Wakimmoto MD, et al. COVID-19: a meta-analysis of diagnostic test accuracy of commercial assays registered in Brazil. Braz J Infect Dis.. 2020;24(2).

12. WHO scientific brief. Definition and categorization of the timing of mother-to-child transmission of SARS-CoV-2. February 8, 2021 Disponível em: https://www.who.int/publications/i/item/WHO-2019-nCov-mother-to-child-transmission-2021 (acesso fev 2021).

13. McDevitt KEM, Ganjoo N, Miangeni D, Pathak S. Outcome of universal screening of neonates for COVID19 from asymptomatic mothers. J Infect. 2020;81:452.

7

DIAGNÓSTICO POR IMAGEM NA COVID-19 EM PEDIATRIA/ NEONATOLOGIA

Lisa Suzuki
Marcia Wang Matsuoka
Luiz Antonio Nunes de Oliveira

Resumo

As alterações pulmonares detectáveis aos métodos de imagem são menos frequentes e mais tênues em crianças, sendo sua indicação restrita aos casos selecionados.

O ultrassom é um excelente método na avaliação das crianças com COVID-19, quando houver indicação de estudo por imagem, sendo mais sensível do que a radiografia simples de tórax.

Introdução

Desde o início da pandemia da COVID-19, causada pelo vírus SARS-CoV-2, inúmeros trabalhos sobre achados de imagem na COVID-19 e suas complicações têm sido publicados. O impacto da COVID-19 em crianças é menos severo quando comparado aos adultos, e a indicação de algum estudo por imagem é menos frequente, sendo restrita aos casos de maior gravidade. A grande maioria das crianças é assintomática ou apresenta acometimento leve, porém algumas apresentam acometimento severo, muitas vezes resultando em síndrome do desconforto respiratório agudo ou síndrome inflamatória multissistêmica em criança (MIS-C). A ultrassonografia pulmonar, a radiografia do tórax e a tomografia computadorizada de baixa dose são os exames mais utilizados no diagnóstico e na evolução de casos moderados e severos, sendo esta última com menor frequência na faixa pediátrica devido ao uso da radiação ionizante.[1]

Ultrassonografia

A ultrassonografia (US) é um método de imagem consagrado no diagnóstico das afecções pulmonares, incluindo a pneumonia e suas complicações, tendo um papel relevante, principalmente na faixa pediátrica, devido à ausência de radiação e à facilidade de realização, além de não necessitar de qualquer tipo de sedação em nenhuma faixa etária.[2] Sua importância se tornou mais evidente na pandemia da COVID-19, principalmente pela possibilidade de realização à beira-leito, sem a necessidade de transportar o paciente, por vezes em estado grave, com limitação de mobilização, entre os setores, além de reduzir a exposição desnecessária dentro do hospital pelo risco de contágio.

As características do acometimento pulmonar do vírus, que predomina na periferia, tornaram-se vantajosas ao método, cujo acesso se dá pela parede torácica e tem se mostrado mais sensível do que a radiografia de tórax.[3,4] A US pulmonar deve ser realizada por um profissional treinado, seja radiologista ou de outra especialidade, por meio do *point-of-care*, e parâmetros técnicos e protocolos de estudo devem ser seguidos a fim de garantir a acurácia do método. Em crianças a realização da US é particularmente mais fácil, pela espessura reduzida da parede associada à extensão torácica com dimensões menores, quando comparada à dos adultos.

Na US normal, observa-se a presença de linhas A, raras linhas B, linha pleural fina e regular (Figura 7.1).

Para a avaliação do paciente com COVID, o exame idealmente deve incluir seis regiões pulmonares de cada lado, através da parede torácica anterior, lateral e posterior, sendo nos quadrantes superior e inferior em cada região, totalizando 12 regiões em um exame completo. Os padrões mais comumente vistos são: múltiplas linhas B, linhas B confluentes, irregularidade pleural, consolidação subpleural, consolidação e "pulmão branco" (Figuras 7.2 e 7.6).

No período neonatal, as alterações ultrassonográficas presentes na COVID são semelhantes às encontradas nos adultos, porém a correlação com o contexto clínico torna-se primordial. As alterações de imagem pulmonares podem estar presentes em recém-nascidos assintomáticos e sintomas clínicos respiratórios podem estar relacionados, como a taquipneia transitória do recém-nascido (Figura 7.5) e a síndrome do desconforto respiratório (Figura 7.6), e não relacionados à COVID-19 propriamente ditos.

Sinal ultrassonográfico de derrame pleural não é habitualmente observado na COVID-19.[5]

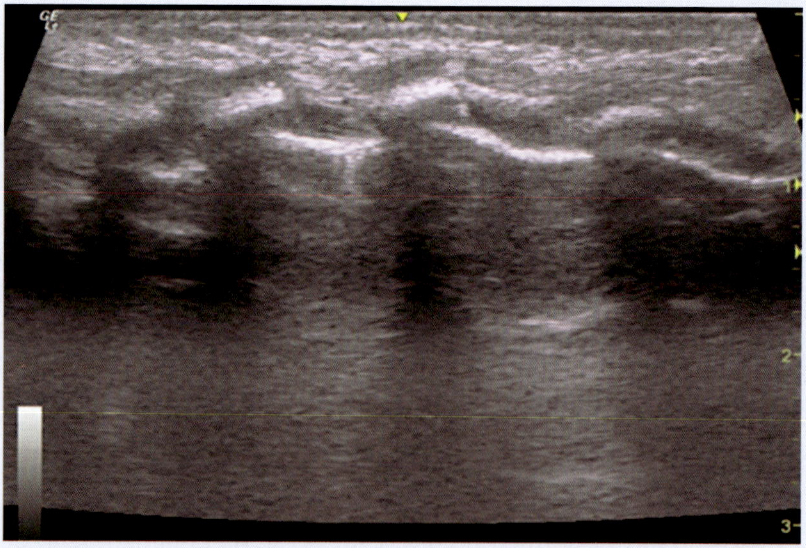

FIGURA 7.1. Exame normal: linhas A (setas grossas), linha B (seta fina), linha pleural fina e regular (seta curva).
Fonte: Acervo do autor.

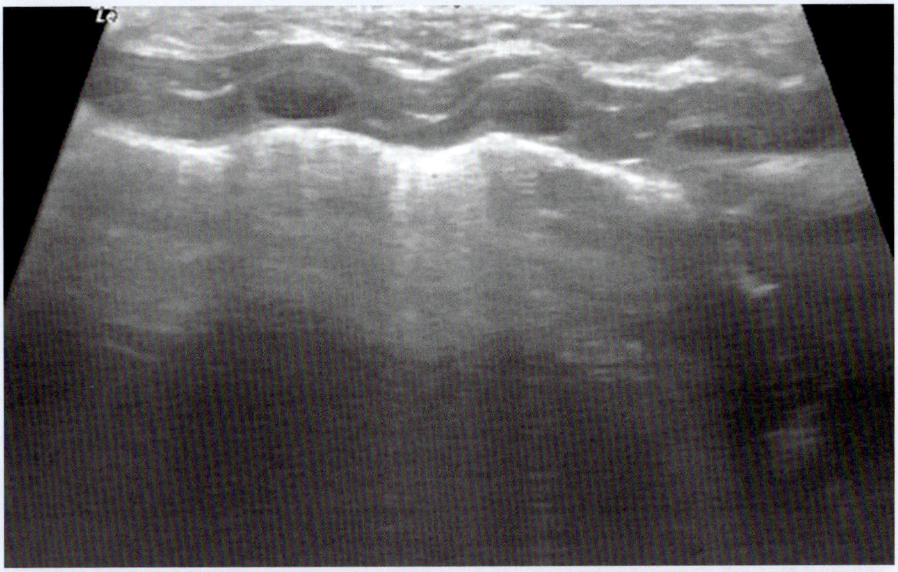

FIGURA 7.2. RN com COVID-19 positivo, assintomático. Presença de múltiplas linhas B (setas finas); espessamento e irregularidade pleural (setas grossas).

Fonte: Acervo do autor.

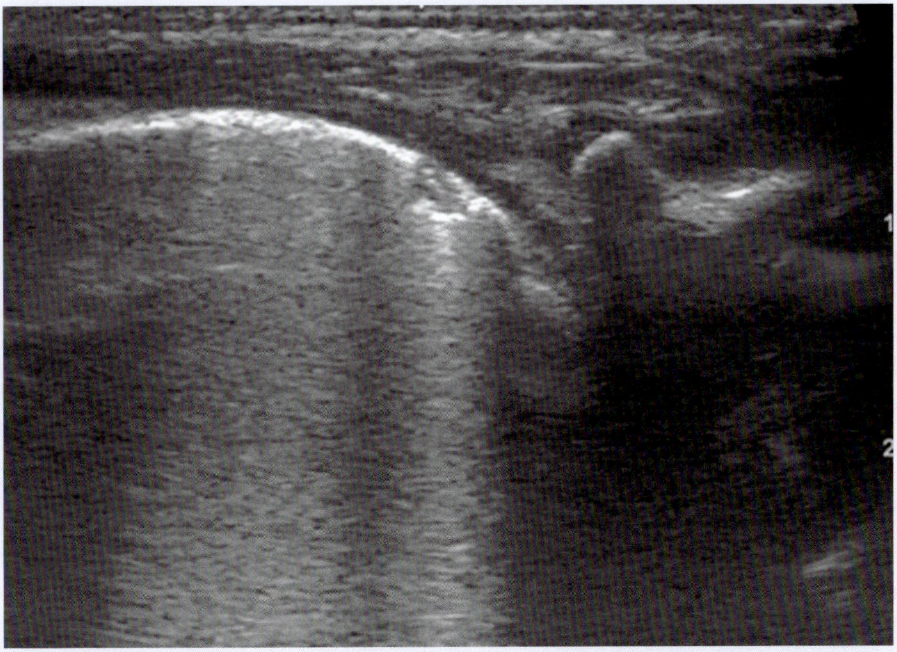

FIGURA 7.3. RN com COVID-19 positivo, assintomático. Presença de linhas B confluentes (setas finas) e pequena consolidação pulmonar (seta grossa), assintomático.

Fonte: Acervo do autor.

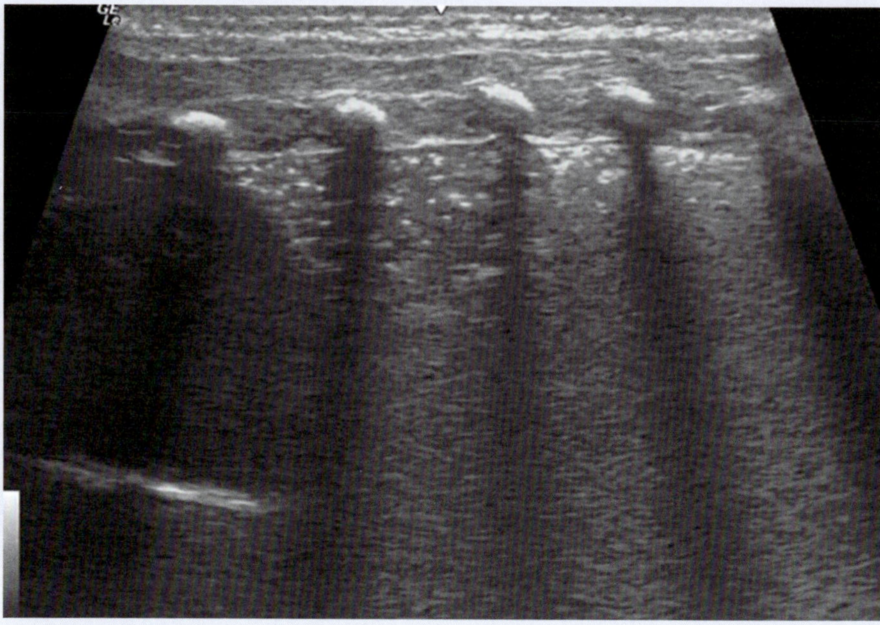

FIGURA 7.4. Consolidação pulmonar extensa (setas) observada em recém-nascido com COVID-19 positivo, assintomático.
Fonte: Acervo do autor.

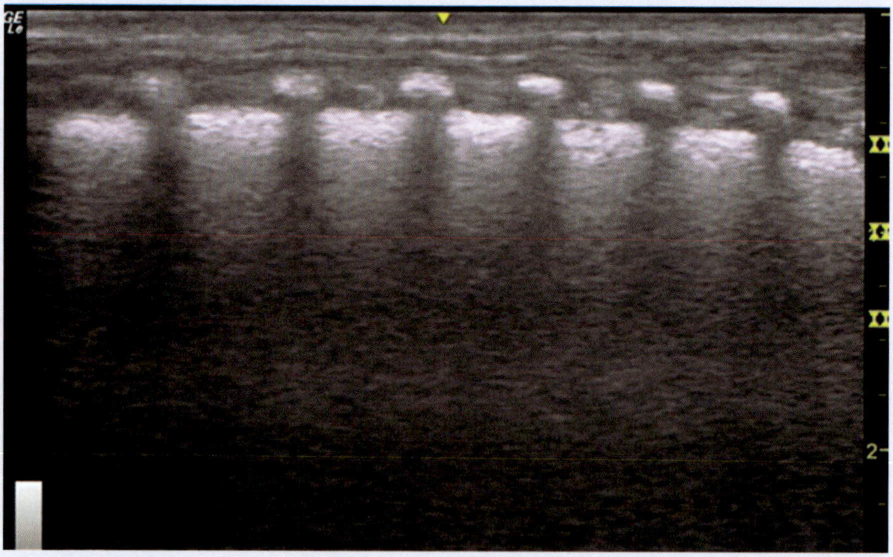

FIGURA 7.5. Imão difusamente ecogênico (setas), sem linhas A, observado na taquipneia transitória do recém-nascido com COVID-19 positivo e sintomático.

Fonte: Acervo do autor.

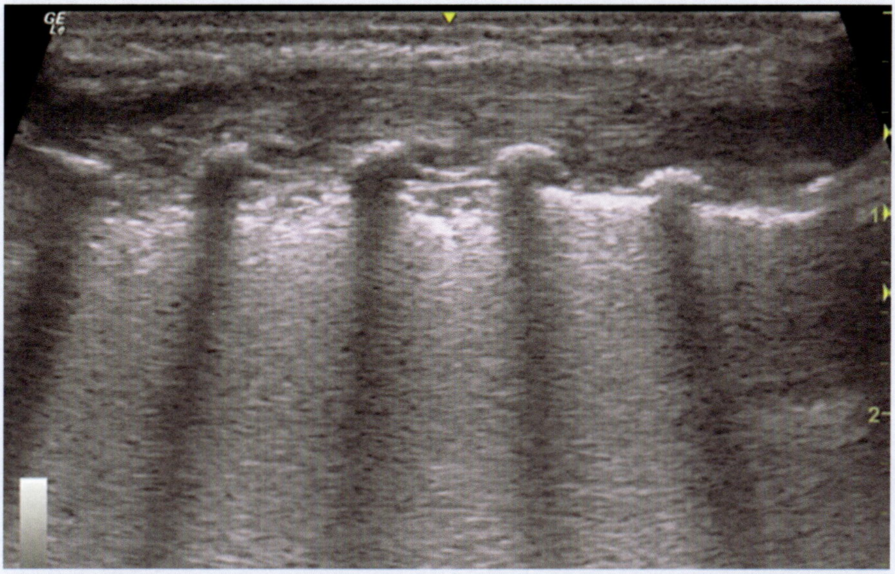

FIGURA 7.6. Espessamento pleural associado à presença de condensação discreta superficial com broncogramas aéreos (setas), observado na síndrome do desconforto respiratório do recém-nascido, sintomático.

Fonte: Acervo do autor.

Radiografia do tórax

A radiografia (Rx) de tórax não é indicada em crianças imunocompetentes com quadro leve, porém em um quadro moderado ou grave ou na presença de comorbidade ou imunodeficiência, o Rx está indicado, bem como no controle evolutivo desses pacientes. Vários estudos de series têm demostrado que a radiografia de tórax pode ser normal, principalmente nas fases iniciais ou leves. Os achados mais comuns descritos são: espessamento peribrônquico, opacidade em vidro fosco, ingurgitamento vascular e consolidação, geralmente bilateral, periférico e em lobos inferiores, exceto consolidação, que pode ser frequentemente unilateral.[5] O espessamento peribrônquico, apesar de ser o achado mais comum, também é o mais inespecífico, não sendo útil para diferenciá-la de outras infecções pulmonares. Outros achados menos frequentes incluem derrame pleural e opacidades lineares. Em caso de piora ou resposta não satisfatória ao tratamento clinico, a tomografia computadorizada poderá ser indicada.

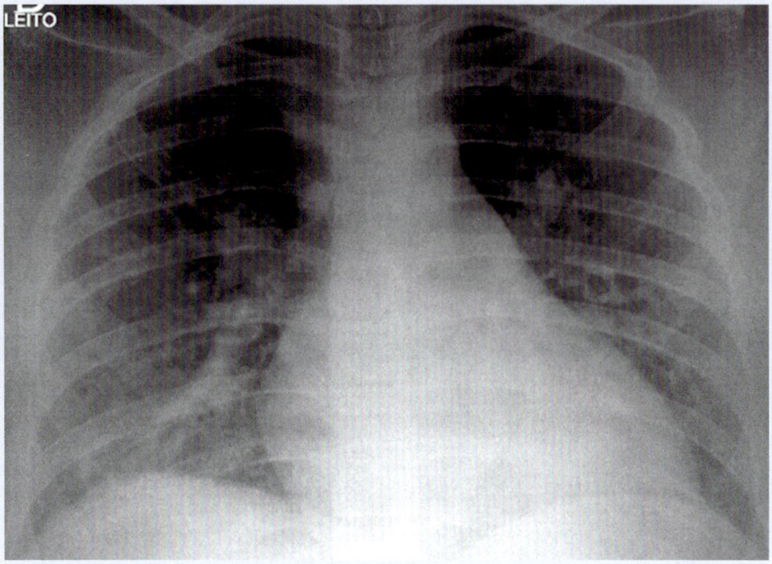

FIGURA 7.7. Paciente de 15 anos de idade com anemia falciforme e COVID-19 positivo. Radiografia de tórax no segundo dia de internação apresenta espessamento peribrônquico e opacidade em vidro fosco no lobo inferior direito, consolidação no lobo inferior esquerdo e discreto aumento da área cardíaca.

Fonte: Acervo do autor.

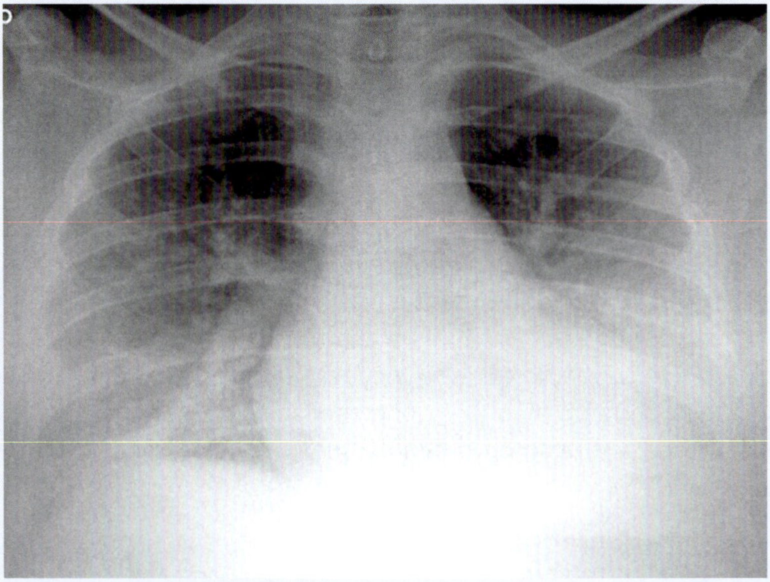

FIGURA 7.8. Paciente de 15 anos de idade com anemia falciforme e COVID-19 positivo. Rx de tórax no terceiro dia de internação evidencia piora do padrão radiológico, com opacidades em vidro fosco e consolidação bilateral, acometendo predominantemente os lobos inferiores.

Fonte: Acervo do autor.

Tomografia computadorizada

Devido ao acometimento pulmonar menos severo na faixa pediátrica e pela radiação ionizante, as descrições de alterações na tomografia computadorizada (TC) de tórax em crianças se limitam a séries com poucos casos. Em uma revisão sistemática de 850 pacientes com COVID-19, a TC apresentou alterações em 73,5%, sendo a opacidade em vidro fosco (32%), consolidação (25%) ou a combinação das duas (3,7%) os achados mais comuns.[7] Em um estudo com 140 crianças latino-americanas, os achados pulmonares baseados na nomenclatura Internacional da Sociedade Fleischner de Imagens Torácicas, já incluindo o termo "espessamento peribrônquico", adicionado em versão recente, os achados mais comuns foram espessamento brônquico/peribrônquico (72%), opacidade em vidro fosco (91%) e ingurgitamento vascular (84%). A consolidação foi mais frequente em casos graves.[6] Sinal do halo, halo reverso/invertido, espessamento intersticial, árvore em brotamento, nódulo pulmonar e padrão de pavimentação em mosaico (*crazy paving*) também foram descritos[6,7] (Figuras 7.9 e 7.11). As alterações dependem da fase da evolução da doença em uma COVID-19 típica, e o sinal do halo geralmente é observado na fase inicial e representa a opacidade em vidro fosco ao redor de um nódulo ou uma pequena consolidação. Com a evolução, há aumento das áreas de opacidade em vidro fosco, que finalmente se confluem resultando em uma consolidação maior. Derrame pleural e linfonodomegalia mediastinal são raros, sendo considerados achados atípicos na COVID-19. A TC é mais sensível do que a radiografia para detecção do acometimento pulmonar, porém não necessariamente fornece informações adicionais que alterem a conduta clínica, principalmente em casos leves ou moderados,[8] e sua indicação deve ser bastante criteriosa.

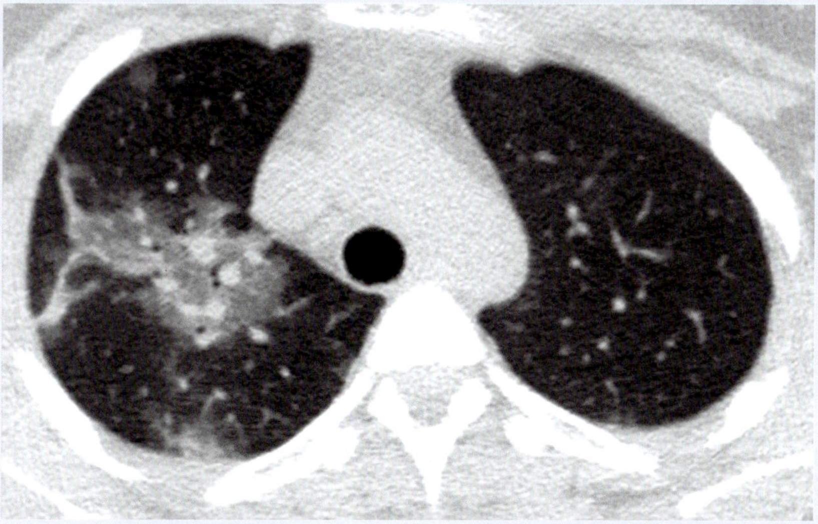

FIGURA 7.9. Paciente de 15 anos de idade com odinofagia, coriza e picos febris. TC tórax evidencia opacidades em vidro fosco multifocal (setas azui s) associado ao ingurgitamento vascular (cabeça de seta).

Fonte: Acervo do autor.

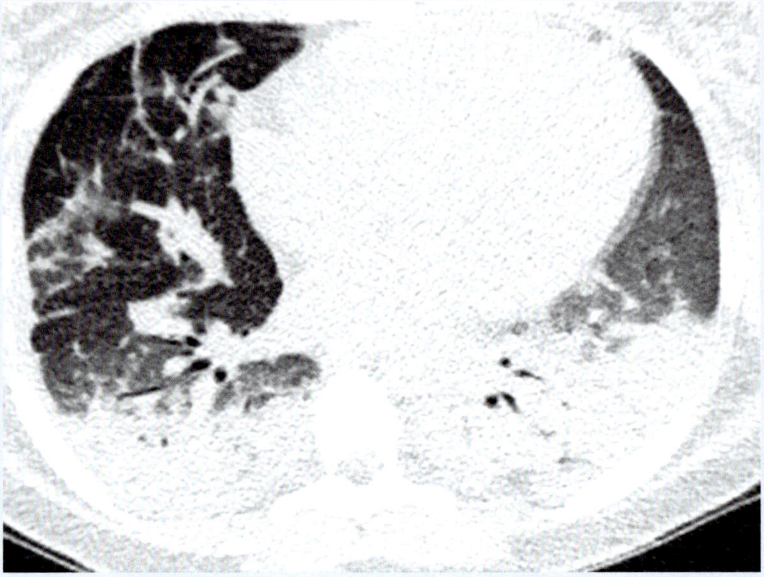

FIGURA 7.10. Paciente de 15 anos de idade com anemia falciforme e COVID-19 positivo. Opacidades em vidro fosco (setas finas) e consolidação bilateral, além do ingurgitamento vascular (setas grossas), com acometimento predominante na região posterior dos lobos inferiores. Notam-se também opacidades lineares à direita (pontas de seta).

Fonte: Acervo do autor.

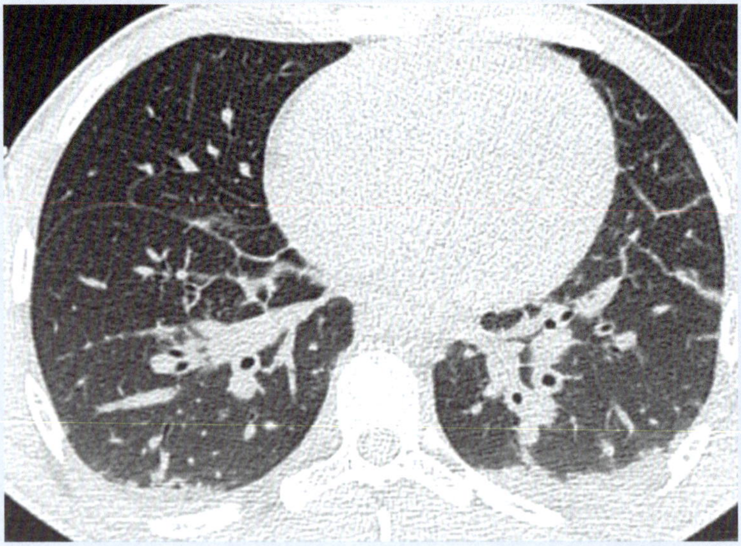

FIGURA 7.11. Paciente de 17 anos sem comorbidades, com COVID-19 positivo. Espessamento peribrônquico (setas finas), ingurgitamento vascular (setas grossas amarelas) e espessamento dos septos interlobulares (pontas de seta azul). Nota-se ainda consolidação posterior nos lobos inferiores.

Fonte: Acervo do autor.

Síndrome inflamatória multissistêmica em criança relacionada à COVID-19

A síndrome inflamatória multissistêmica pediátrica associada à COVID-19 (MIS-C) foi descrita após o primeiro pico da pandemia em diversos países, sendo frequentemente um quadro grave, que requer hospitalização. Além da febre persistente, aumento dos níveis sérico de marcadores inflamatórios, infecção ou exposição recente à COVID-19, há o acometimento de múltiplos órgãos (pelo menos dois, geralmente torácico e abdominal), e pode ocorrer durante a fase aguda da infecção ou tardiamente. As principais manifestações torácicas podem ser divididas em cardiovasculares e pulmonares, sendo as principais: cardiomegalia, padrão de insuficiência cardíaca congestiva ou edema pulmonar cardiogênico, padrão de síndrome do desconforto respiratório agudo, espessamento brônquico/peribrônquico, derrame pleural e tromboembolismo pulmonar (Figura 7.12). As manifestações cardíacas estão descritas mais detalhadamente no capítulo específico. As alterações abdominais que podem ser caracterizadas por imagem são inespecíficas, sendo: adenite mesentérica com predominância na fossa ilíaca direita, hepatomegalia, espessamento parietal da vesícula biliar, rins hiperecogênicos a US, espessamento parietal do íleo terminal e do retossigmoide, distensão de alças intestinais, ascite, espessamento da parede vesical e esplenomegalia.

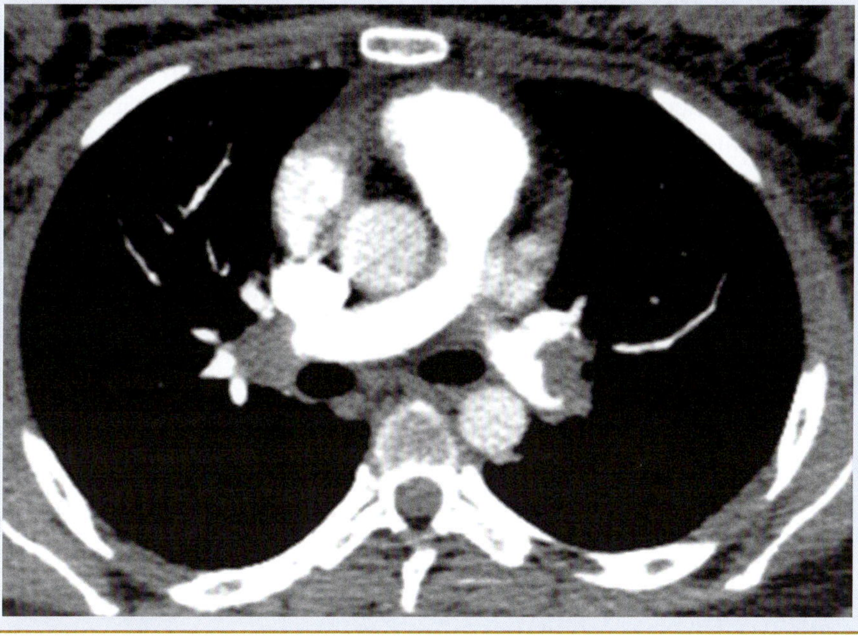

FIGURA 7.12. Paciente com 15 anos de idade com diagnóstico de COVID-19 apresentou dispneia súbita, dessaturação e ausculta assimétrica durante a internação. A angiotomografia computadorizada evidencia trombo nos ramos das artérias pulmonares distais (setas).

Fonte: Acervo do autor.

Outras manifestações raras, como linfonodomegalia cervical, edema de glote, sinovite e acometimento do sistema nervoso central, também foram descritas.[9,10] Algumas alterações pulmonares e abdominais descritas em pacientes com MIS-C são decorrente de certo grau de espessamento do espaço intersticial dos órgãos (terceiro espaço), como espessamento peribrônquico, derrame pleural, ascite, espessamento da parede da vesícula biliar e alças intestinais, relacionado ao processo inflamatório sistêmico. Outras manifestações, como o padrão do desconforto respiratório agudo, podem ser multifatoriais, incluindo o agravamento da própria infecção pulmonar por COVID-19, sobreposição por outras infecções, sobrecarga hídrica, ventilação mecânica prolongada ou a combinação delas, ente outros, não existindo, portanto, um padrão típico para MIS-C.

Conclusão

Os achados de imagem associados à COVID-19 podem ser múltiplos e variáveis, frequentemente inespecíficos, indistinguíveis de outras infecções de vias aéreas. As alterações pulmonares consideradas típicas da COVID-19 são: múltiplas opacidades periféricas e subpleurais em vidro fosco, bilaterais, associados ou não à consolidação, devendo ser valorizadas no contexto clínico adequado. A ultrassonografia tem se mostrado um método bastante eficaz no diagnóstico das afecções pulmonares em pediatria, sendo mais sensível do que o Rx, e deve ser considerada como alternativa sempre que houver possibilidade. A TC é mais sensível do que o Rx de tórax para detecção de acometimento pulmonar, e as alterações dependem da fase da evolução da doença, porém não necessariamente fornecem informações adicionais que alterem a conduta clínica, principalmente em casos leves ou moderados. Sua indicação deve ser bastante criteriosa, principalmente devido à radiação ionizante. Com base nas publicações existentes, o papel dos métodos de imagem frequentemente é mais útil para excluir outras doenças ou complicações, auxiliando mais na conduta clínica do que no diagnóstico propriamente dito da COVID-19 ou MIS-C.

Referências

1. Islam N, Ebrahimzadeh S, Salameh JP, et al. Thoracic imaging tests for the diagnosis of COVID-19. Cochrane Database Syst Rev. 2021;3:CD013639.

2. Rea G, Sperandeo M, Di Serafino M, et al. Neonatal and pediatric thoracic ultrasonography. J Ultrasound. 2019;22(2):121-30.

3. Hizal M, Aykac K, Yayla BCC, et al. Diagnostic value of lung ultrasonography in children with COVID-19. Pediatr Pulmonol. 2021;56(5):1018-25.

4. Musolino AM, Supino MC, Buonsenso D, et al. Lung ultrasound in the diagnosis and monitoring of 30 children with coronavirus disease 2019. Pediatr Pulmonol. 2021;56(5):1045-52.

5. Matsuoka MW, da Rocha SMS, Gibelli MABC, Net al. Use of lung ultrasound in neonates during the COVID-19 pandemic. Radiol Bras. 2020;53(6):401-4.

6. Ugas-Charcape CF, Ucar ME, Almanza-Aranda J, et al. Pulmonary imaging in coronavirus disease 2019 (COVID-19): a series of 140 Latin American Children. Pediatr Radiol. 2021;1-11.

7. Katal S, Johnston SK, Johnston JH, et al. Imaging findings of SARS-CoV-2 infection in pediatrics: a systematic review of coronavirus disease 2019 (COVID-19) in 850 patients. Acad Radiol. 2020;27(11):1608-21.

8. Das KM, Alkoteesh JA, Al Kaabi J, et al. Comparison of chest radiography and chest CT for evaluation of pediatric COVID-19 pneumonia: does CT add diagnostic value? Pediatr Pulmonol . 2021 Feb 25;10.1002/ppul.25313.

9. Winant AJ, Blumfield E, Liszewski MC, et al. Thoracic imaging findings of multisystem inflammatory syndrome in children associated with COVID-19: what radiologists need to know now. Radiol Cardiothorac Imaging. 2020;2(4):e200346.

10. Fenlon Iii EP, Chen S, Ruzal-Shapiro CB, et al. Extracardiac imaging findings in COVID-19-associated multisystem inflammatory syndrome in children. Pediatr Radiol. 2021;51(5):831-9.

8

MANEJO DAS CRIANÇAS COM COVID-19 GRAVE NA UNIDADE DE TERAPIA INTENSIVA

Werther Brunow de Carvalho
Juliana Ferreira Ferranti
Isadora Souza Rodriguez

COVID-19

Introdução

Apesar de inicialmente acreditar-se que o SARS-CoV-2 não causava quadros graves na pediatria, com o decorrer do tempo alguns casos graves passaram a ser relatados. Muitos relacionavam-se à síndrome do desconforto respiratório agudo pediátrica (PARDS) e a quadros de síndrome inflamatória multissistêmica pediátrica (SIM-P), que têm se mostrado os quadros de maior gravidade e relacionados à COVID-19.

Por isso, é necessário preparar-se para aspectos específicos dessas condições e reforçar o manejo habitual do paciente pediátrico gravemente enfermo.

Critérios de admissão em unidade de terapia intensiva (UTI) pediátrica

Deve ser admitido em UTI pediátrica todo paciente que apresentar:

- Hipoxemia ($SatO_2$ < 94%) a despeito do uso de oxigênio em cateter nasal simples até 3 L/min.
- Desconforto respiratório moderado/grave ou em piora.
- Sinais de colapso circulatório (choque): alteração de perfusão, alteração de pulsos, hipotensão, rebaixamento de nível de consciência.
- Necessidade de uso de drogas vasoativas.
- Necessidade de ventilação mecânica invasiva ou não invasiva.
- Sinais de disfunções orgânicas graves, por exemplo, insuficiência cardíaca com necessidade de drogas vasoativas (DVA) ou lesão renal aguda com necessidade de hemodiafiltração contínua (CRRT).
- Necessidade de anticoagulação com bomba de infusão contínua de heparina.

Manejo hemodinâmico da criança com COVID-19 grave na UTI

Devido à menor incidência de casos graves com necessidade de internação na população pediátrica em comparação aos adultos, é clara a falta de estudos com relação à avaliação e ao manejo hemodinâmico desses pacientes. Com isso, muitas das condutas adotadas nas UTIs pediátricas são extrapoladas dos estudos em adultos.[1,2]

O paciente pediátrico com COVID-19 pode ter uma constelação de sintomas inespecíficos que podem variar de um quadro assintomático até sintomas gripais leves, pneumonia grave, disfunção cardíaca, choque e morte. Entretanto, até o momento, as evidências sugerem quadros mais leves em crianças, mesmo que possa haver alterações radiológicas do pulmão.[3,4] Além do diagnóstico da própria infecção aguda pelo SARS-CoV-2, com predominância do comprometimento pulmonar, o paciente com COVID-19 pode, na vigência do quadro agudo, apresentar comprometimento cardíaco.[5,6] As crianças com COVID-19 também evoluir para uma apresentação chamada síndrome inflamatória multissistêmica pediátrica, ou MIS-C, discutida mais a fundo em outro capítulo deste livro e que também pode cursar com disfunção cardíaca.[5,7]

Sabe-se também que pacientes com COVID-19 podem se apresentar com hipovolemia ao buscar o serviço de saúde devido a anorexia, vômitos e diarreia, visto que a apresentação gastrointestinal é comum em crianças. Apesar disso, a administração de fluidos deve ser feita de maneira cautelosa, e com avaliações frequentes visando à pré-carga, dado que há grande incidência de disfunção miocárdica nesses pacientes.[2,8]

Dadas as possíveis apresentações com comprometimento do sistema cardiovascular já expostas, o manejo hemodinâmico desses pacientes pode ser feito de acordo com essas apresentações.

Manejo hemodinâmico do paciente com COVID-19 com disfunção orgânica e choque

Para esse grupo de pacientes, as orientações do último *Guideline* da *Surviving Sepsis Campaign* (SSC) publicado em 2020 podem ser seguidas para guiar seu manejo.[2,9,10] Lembrando que o *Guideline* da SSC sugere que a ressuscitação deva ser realizada considerando-se 3 cenários:

I Quando houver cuidado intensivo disponível: podem ser realizadas infusões sequenciais de 20 mL/kg de solução cristaloide, chegando a 40-60 mL/kg na primeira hora. As próximas infusões devem acontecer de acordo com a situação clínica, após reavaliação.

II Quando não houver cuidado intensivo, mas o paciente apresentar hipotensão, sugere-se limitar a ressuscitação inicial em 40 mL/kg na primeira hora seguindo marcadores clínicos de sobrecarga hídrica.

III Quando não há a possibilidade de cuidado intensivo e o paciente não apresenta hipotensão, o sugerido é iniciar apenas fluidos de manutenção, evitando fluidos em alíquotas maiores.

Essa abordagem deve ser feita almejando pressão arterial média (MAP) adequada para a idade. Se isso não for possível, pode-se tolerar o uso da pressão sistólica adequada para a idade.[2] Durante a ressuscitação, variáveis clínicas como frequência cardíaca (FC), pressão arterial (PA), tempo de enchimento capilar, nível de consciência e débito urinário devem ser avaliados. Se for possível o uso de monitorização hemodinâmica multimodal, como medida do índice cardíaca e da saturação venosa central ($SvcO_2$), ele pode ser associado às variáveis clínicas para ajudar na ressuscitação desses pacientes.[2] Deve-se priorizar o uso de soluções cristaloides em vez de albumina, para a ressuscitação inicial.[10,11] Visto que o paciente com COVID-19 também pode ter acometimento cardíaco na apresentação inicial, a realização de um ecocardiograma funcional à beira-leito para avaliar a função cardíaca e direcionar a abordagem de ressuscitação fluídica é útil. Além do ecocardiograma, deve-se solicitar eletrocardiograma e biomarcadores cardíacos como troponina, creatinofosfoquinase (CK) e CKMB.[2,5] No paciente com disfunção cardíaca a abordagem mais conservadora ao invés da agressiva, com menor volume ofertado, pode impor menos riscos de sobrecarga volêmica.[1,11,12]

Se houver necessidade do uso de medicações vasoativas para o manejo do paciente pediátrico com COVID-19 e choque, deve-se dar preferência para o uso de adrenalina e noradrenalina, em vez de dopamina (Figura 8.1). Ambas podem ser iniciadas em acesso venoso periférico, desde que diluídas, até a obtenção de acesso venoso central.[2,10] Se altas doses forem necessárias, pode-se considerar a introdução de vasopressina.[2,10] Apesar de pouca evidência, se o paciente com altas doses de catecolaminas apresentar sinais de hipoperfusão tecidual e disfunção cardíaca, pode-se considerar o uso de milrinone, dobutamina ou levosimendan como inotrópicos.[2]

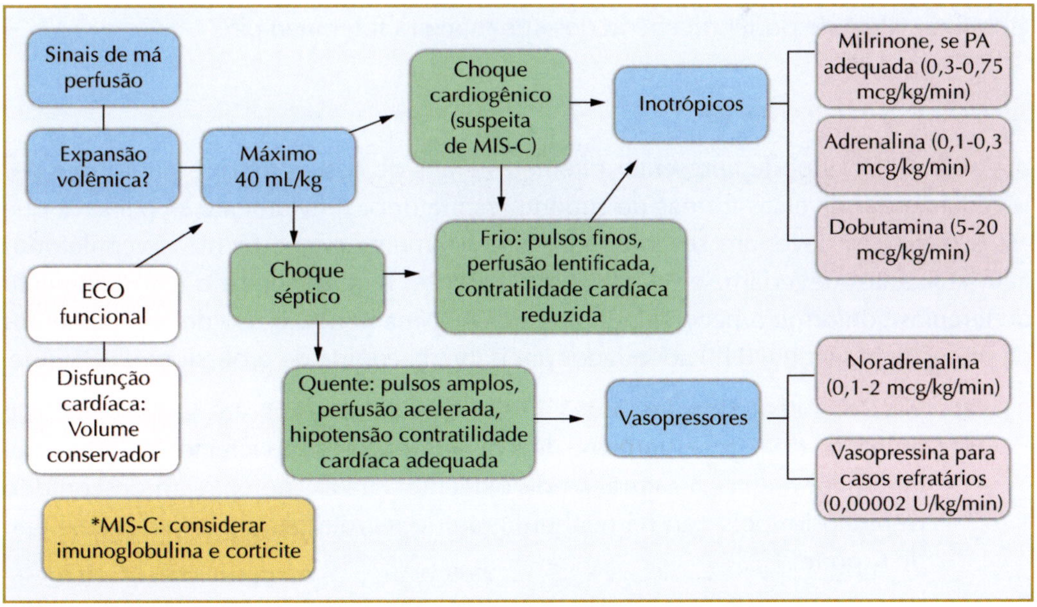

FIGURA 8.1. Fluxograma para o manejo hemodinâmico dos pacientes com COVID-19.

Fonte: Elaborado pelo autor.

Manejo hemodinâmico do paciente com MIS-C

Já no outro polo encontra-se a outra apresentação clínica do paciente pediátrico pós infecção pelo SARS-CoV-2, a MIS-C. Na presença de MIS-C, um subgrupo de pacientes se apresenta com hipotensão e choque, devido a envolvimento miocárdico ou hiperinflamação sistêmica com vasodilatação. Eles geralmente requerem admissão em UTI para melhor manejo hemodinâmico.[5,13] A disfunção sistólica ventricular esquerda foi observada em um grande número desses pacientes, além da presença de aneurismas e dilatação de artérias coronárias e alterações de condução elétrica.[5,7,14] Nesses pacientes também é mandatória a realização de eletrocardiograma (ECG), ecocardiograma e biomarcadores cardíacos. Os trabalhos mostram grande variação de necessidade de internação em UTI do paciente com MIS-C, mas se houver choque ele deve ser admitido para melhor manejo, visto que provavelmente será necessário suporte inotrópico, até suporte de circulação por membrana extracorpórea (OMEC). Quanto à ressuscitação fluídica, dado o que já foi discutido sobre possível comprometimento cardíaco, menores alíquotas, de até 10 mL/kg, podem ser utilizadas, associadas a reavaliações clínicas frequentes.[5,13,14]

Para pacientes com o diagnóstico de MIS-C associado a choque e/ou disfunção de órgãos, o Colégio Americano de Reumatologia também sugere o uso de corticoide e imunoglobulina, segundo disponibilidade do serviço. Essas terapias adjuvantes serão melhor discutidas em capítulo próprio sobre MIS-C.[5,14] Segundo orientações do Colégio Americano de Reumatologia, pacientes com disfunção cardíaca podem necessitar de monitorização contínua e diuréticos durante a administração de imunoglobulina, além de poder receber a dose de maneira fracionada.[14]

Suporte respiratório

A COVID-19 pode apresentar diferentes graus de desconforto respiratório e por isso demandar diversas formas de suporte respiratório. Previamente se pensava que esses pacientes deveriam ser intubados precocemente e que técnicas ventilatórias aerossolizantes deveriam ser evitadas. Atualmente, recomenda-se o escalonamento de terapias conforme a necessidade do paciente, mantendo o uso de equipamentos de proteção individual (EPI) adequados por parte da equipe de profissionais de saúde.

a) **Cateter nasal simples até 3 L/min, máscaras de Venturi (até 50%) e máscara com reservatório:** devem ser usados em pacientes com hipoxemia (para manter a saturação de oxigênio 94%), porém sem desconforto respiratório, pois não há nenhum grau de recrutamento alveolar nesse tipo de suporte.[15,16]

b) **Cateter nasal de alto fluxo:** pode ser utilizado em pacientes com desconforto respiratório leve/moderado e sem hipoxemia grave.[17] A resposta a essa terapêutica deve ocorrer em até 30 a 60 minutos do seu início, e caso haja falha (SpO_2/FiO_2 < 220 ou FiO_2 > 0,4 para SpO2 > 92%) recomenda-se considerar outro tipo de suporte respiratório.[15,16]

c) **CPAP/BIPAP:** podem ser usados em casos com desconforto respiratório moderado e se SpO_2/FiO_2 está entre 221 e 264. A resposta a essa modalidade é esperada de 60 a 90 minutos do seu início, e pode-se usar sedação intermitente ou contínua para otimizar os resultados do paciente. Em crianças a máscara nasal costuma ser a mais tolerada, porém, em sua ausência, pode-se usar outro tipo que esteja disponível. Além disso, sugere-se que o circuito esteja conectado a um filtro HEPA ou HMF para diminuição da produção de aerossóis.[15,16]

d) **Ventilação mecânica invasiva:**

- Indicações de intubação
  - Falha com suporte respiratório não invasivo (desconforto respiratório importante, $SatO_2$ < 92% com FiO_2 otimizada)
  - Rebaixamento de nível de consciência
  - Choque com incapacidade de oxigenação adequada

* Recomenda-se usar sequência rápida de intubação para todos os pacientes e videolaringoscópio, se disponível (e equipe com experiência para tanto).

Admite-se atualmente que há dois fenótipos de pacientes com lesão pulmonar aguda secundária à COVID-19. O primeiro, chamado tipo L, apresenta complacência adequada e elastância reduzida, com relação ventilação/perfusão (V/Q) próxima do normal. Esse padrão pode se apresentar no início da doença e se deteriorar ou se manter durante todo o curso clínico do paciente e habitualmente tem pouca resposta a manobras de recrutamento. Já o segundo fenótipo, tipo H, refere-se a pacientes com complacência reduzida e elastância aumentada, comportando-se de forma semelhante aos pacientes com PARDS. Nesses casos há diminuição da relação V/Q com edema intersticial importante e possibilidade de resposta a recrutamento pulmonar.[18] A Figura 8.2 demonstra as recomendações do manejo da ventilação mecânica dos pacientes com COVID-19 conforme seus fenótipos e manejo da PARDS.

É importante ressaltar o uso de exames auxiliares para o manejo desses pacientes, por exemplo, o ecocardiograma, que fornece informações sobre a contratilidade cardíaca, mas também pode avaliar indiretamente sinais de hipertensão pulmonar. Além disso, o ultrassom de pulmão pode auxiliar a identificar precocemente sinais de congestão pulmonar e consolidações.

De acordo com as recomendações atuais, nesses pacientes deve-se aplicar os princípios da hipoxemia permissiva (Sat 88-92% para tentar reduzir FiO_2) e da hipercapnia permissiva (tolerar elevação de pCO_2 desde que pH > 7,2).[19]

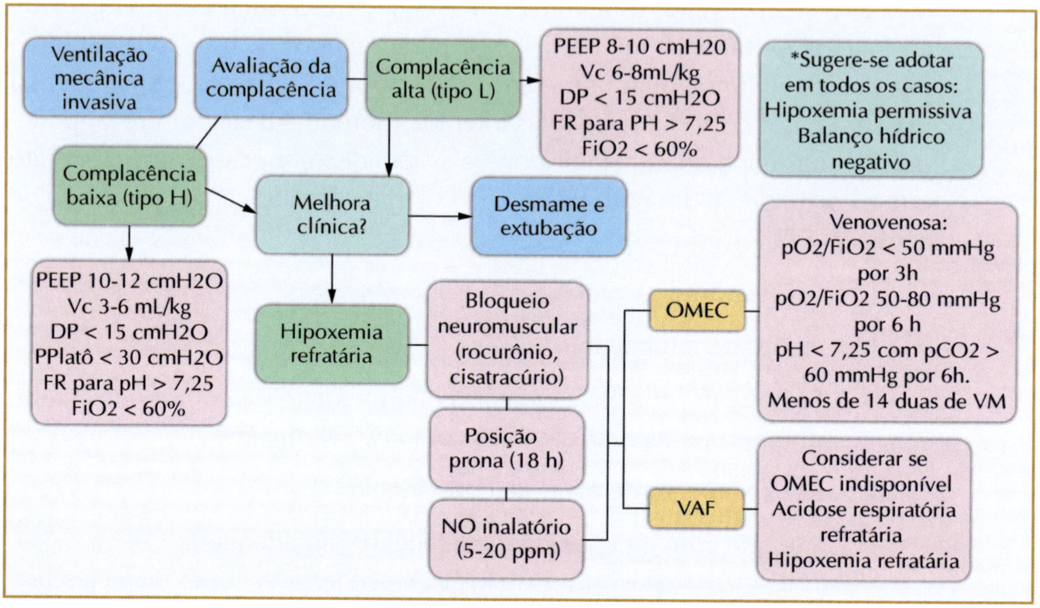

FIGURA 8.2. Fluxograma com as recomendações iniciais de manejo da ventilação mecânica.

OMEC: oxigenação de membrana extracorpórea; VAF: ventilação de alta frequência; DP: drive pressure (pressão de condução).

Fonte: Elaborado pelo autor.

Terapêuticas de resgate na ventilação mecânica

I – **Posição prona:** a posição prona tem sido usada por muitos anos e agora é recomendada para pacientes com síndrome do desconforto respiratório agudo (SDRA) grave ou moderada. Estudos têm demonstrado que a utilização da posição prona nesses pacientes promove redução da hiperdistensão alveolar, melhora o recrutamento pulmonar e a relação ventilação e a perfusão, prevenindo a lesão pulmonar causada pela ventilação.[20] Nos casos de SDRA pela COVID-19, a posição prona tem sido amplamente adotada e é usada mesmo antes da intubação em pacientes adultos com respiração espontânea.[21]

A aplicação da posição prona é recomendada para pacientes pediátricos com SDRA moderada a grave pela COVID-19, mas requer *expertise* para ser executada com segurança. Os pacientes devem ser submetidos a um teste com a posição prona e, se obtiverem boa resposta (aumento da PaO2 em 20%, melhora na saturação de oxigênio e na ventilação), devem ser mantidos por períodos de 16 a 18 horas por dia.[15,19]

II – **Titulação de pressão expiratória final positiva (PEEP):** uso de PEEP elevado pode se mostrar benéfico em pacientes com SDRA, pois previne colapso alveolar, melhora a oxigenação, diminuindo atelectrauma, uma fonte de lesão pulmonar induzida pela ventilação. Embora não seja consenso o que constitui altos níveis de PEEP, o limiar para PEEP elevado pode ser considerado acima de 10 cmH_2O.[19] Artigos recentes têm sugerido que, em contraste com pacientes SDRA de outras causas não COVID-19, alguns pacientes com SDRA moderada e grave devido à COVID-19 apresentam complacência estática normal, e nesses pacientes o PEEP alto pode causar prejuízo por comprometer a hemodinâmica e a *performance* cardiovascular. Outros pacientes apresentam perfil diferente, com baixa complacência pulmonar vista em pacientes com SDRA convencional.[5] Essas observações sugerem que pacientes com COVID-19 e SDRA constituem uma população heterogênea, e a avaliação da responsividade para PEEP mais altos deve ser individualizada e baseada na oxigenação e na complacência pulmonar estática aferida pela mecânica ventilatória. Deve ser realizada monitoração de possíveis efeitos colaterais conhecidos para PEEP elevado como barotrauma e comprometimento hemodinâmico.[21]

III – **Manobra de recrutamento pulmonar:** a manobra de recrutamento pulmonar não deve ser recomendada rotineiramente e pode ser considerada em pacientes com SDRA grave pela COVID-19 que apresentem perfil de baixa complacência pulmonar estática. Uma vez que a manobra de recrutamento pulmonar pode causar barotrauma ou hipotensão, os pacientes devem ser monitorizados durante o procedimento e este ser imediatamente interrompido em caso de descompensação.[15] Recomendam-se incremento e diminuição lentos do PEEP sem sustentada hiperinsuflação.[15,19]

IV – **Óxido nítrico inalatório (NOi):** o uso do NOi, um potente vasodilatador pulmonar, tem sido utilizado como terapia de resgate em pacientes com SDRA grave, porém estudos anteriores não encontraram benefícios na mortalidade. Como alguns dados mostram aumento transitório na oxigenação, o NOi pode ser utilizado em pacientes com SDRA grave pela COVID-19 como terapêutica de resgate para hipoxemia refratária e casos de hipertensão pulmonar e disfunção ou falência ventricular direita documentadas. Quando usado, deve ser utilizada dose de 5 a 20 ppm, e seus benefícios de melhora da oxigenação devem ser avaliados continuadamente para evitar toxicidade e ser descontinuado o uso caso não apresente resposta favorável.[17,19]

V – **Ventilação de alta frequência (VAF):** a VAF fornece uma pressão média de via aérea sustentada, com alta frequência sobreposta, que pode melhorar a oxigenação em crianças com SDRA grave, diminuindo barotrauma, volutrauma e atelectrauma. No entanto, o momento mais eficaz de aplicação, configurações ideais e população ideal de pacientes que provavelmente podem se beneficiar com essa estratégia respiratória ainda não está bem estabelecido.[19] Ainda não existem dados do seu uso em pacientes portadores de SDRA pela COVID-19.[2] Apesar dessas limitações, diretrizes internacionais endossam o uso da VAF como um tipo alternativo de terapia em pacientes com SDRA grave com hipoxemia refratária.[17,19]

VI – **OMEC:** tem sido usada como terapia de resgate em pacientes com SDRA pela COVID-19 com hipoxemia refratária e/ou falência cardíaca 8.[22] As recomendações quanto à seleção de pacientes e sua iniciação continuam as mesmas de diretrizes anteriores para pacientes não COVID-19.[23] OMEC deve ser considerado em pacientes com patologia reversível e em quem sua utilização representa menos riscos do que não fornecer suporte extracorpóreo. As decisões devem ser feitas individualmente, em centros com experiência técnica e de pessoal já existentes e bem estabelecidos. O suporte de OMEC deve ser oferecido para pacientes com insuficiência respiratória aguda que demonstrem persistência progressiva apesar das terapias e manobras convencionais otimizadas. OMEC deve ser considerado quando o risco de mortalidade chega a 50% e é fortemente indicado quando o risco de mortalidade aproxima-se de 80% com a terapêutica convencional. Algumas indicações e contraindicações específicas para pacientes com COVID-19 são listadas na Tabela 8.1.[22]

TABELA 8.1. Indicações e contraindicações de OMEC.

INDICAÇÕES DE OMEC
Hipoxemia refratária ou hipercapnia refratária a terapêuticas de resgate
PARDS com necessidade de drogas vasoativas secundárias à COVID
Uma disfunção orgânica com pequenas ou ausência de comorbidades (sem considerar lesão renal aguda)

CONTRAINDICAÇÕES DE OMEC
Comorbidades graves ou múltiplas
Imunossupressão
Doença pulmonar crônica
Cardiopatia congênita grave
Atraso global do desenvolvimento neuropsicomotor
Lesão neurológica irreversível
Hemorragia incontrolável
Contraindicações a anticoagulação
Disfunções orgânicas graves
Ventilação mecânica por mais de 14 dias antes do início da OMEC
Cromossomopatias letais

Fonte: Elaborado pelo autor do capítulo.

Após serem avaliadas indicações e contraindicações, OMEC deve ser iniciado nos pacientes com SDRA grave, refratários às medidas de resgate listadas anteriormente, se $PaO_2/FIO_2 < 60$ mmHg por mais de 6 horas, $PaO_2/FIO_2 < 50$ mmHg por mais de 3 horas, pH< 7,2 + $PaCO_2 > 80$ por mais de 6 horas.[22]

Analgesia e sedação

Assim como pacientes com SDRA por outras causas, pacientes pediátricos com SDRA pela COVID-19 devem receber analgesia e sedação leves, porém eficazes e direcionadas, para promover a diminuição da dor e desconforto causados pelo procedimento, facilitar a tolerância à ventilação mecânica, com diminuição do esforço respiratório. O manejo, entretanto, da intensidade da analgesia e sedação continua sendo um desafio em terapia intensiva. O uso excessivo de drogas analgésicas e sedativas tem sido relacionado a desfechos desfavoráveis como maior tempo de ventilação mecânica, aumento do tempo de internação hospitalar, fraqueza muscular, declínio cognitivo como abstinência e delírio, além de aumento na mortalidade. Seu uso em quantidade insuficiente, por sua vez, está associado a assincronia e risco de lesão pulmonar associado a ventilação.[16,24]

No manejo inicial, a analgesia deve ser priorizada para alcançar o controle da dor e nível de sedação adequados. Estudos recentes sugerem que a dor é sub-reconhecida e tratada inadequadamente em parte por excesso de sedação, levando a seu controle subótimo. Opioides fortes têm sido usados como escolha inicial, podendo ser utilizado fentanil ou morfina de acordo com o protocolo institucional. Essas drogas podem ser iniciadas de forma intermitente ou em infusão contínua e titulada para controle adequado da analgesia. Muitos estudos têm sugerido uma abordagem multimodal com uso de outras drogas em associação ou em separado aos opioides , como anti-inflamatórios não hormonais e medicações para dor neuropática, além de outras medicações como a cetamina.[25]

No passado, a estratégia primária de sedação, principalmente em adultos com SDRA, era a sedação profunda. Essa abordagem hipnótico-sedativa se mostrou inferior à abordagem anteriormente descrita de priorizar a analgesia. As diretrizes para adultos sugerem que a sedação leve pode estar associada à melhoria nos resultados sem aumentar as sequelas negativas de aumento do estresse fisiológico.[25] Para crianças com SDRA, a recomendação é semelhante, sendo orientada uma sedação mínima, dirigida e eficaz, com monitoramento contínuo, titulação e desmame.[19] No passado, os benzodiazepínicos eram a classe de sedativos mais comumente usados em crianças sob ventilação mecânica. Contudo, apesar de seu amplo uso em adultos e crianças, os benzodiazepínicos têm sido associados a uma série de efeitos negativos, como desenvolvimento de delírio, risco de sedação profunda e seus desfechos negativos já descritos.[24] A literatura pediátrica atual sugere os benefícios do uso de 2-agonista, com dexmedetomidina em substituição ao uso de benzodiazepínicos.[26]

Para monitorização e titulação das drogas analgésicas e sedativas é recomendada a utilização de escalas validadas e confiáveis de dor e sedação. O uso dessas escalas facilita o alcance dos objetivos terapêuticos, acessando o efeito de intervenções farmacológicas e não farmacológicas, possibilitando melhor avaliação dos níveis de dor e risco de sedação profunda, além de uniformizar avaliação e conduta da equipe multidisciplinar.[24] São recomendadas as escalas de Comfort B[27] e FLACC,[28] já validadas.

Quando os pacientes se encontrarem fisiologicamente estáveis e com controle da doença, devem iniciar processo de desmame da ventilação, sincronizados com a titulação da sedação. Esse plano de desmame da sedação deve ser individualizado e guiado por escalas de sedação, possibilitando a retirada da ventilação de maneira segura para o paciente. Deve ser avaliado risco de síndrome de abstinência em função de doses e tempo de sedativos e analgésicos utilizados com base em protocolos institucionais para prevenção de síndrome de abstinência.[26]

Bloqueador neuromuscular: pode ser um complemento útil no tratamento de pacientes com SDRA grave. Dados mostram que seu uso diminui lesão pulmonar induzida por ventilação, com diminuição de barotrauma, diminuição do consumo de oxigênio, diminuição da assincronia ventilatória e até diminuição da disfunção de múltiplos órgãos e sistemas.[16]

No entanto, o bloqueador neuromuscular deve ser usado com moderação e cautela.

Estudos anteriores em adultos com SDRA grave sugeriam que o uso de bloqueador neuromuscular melhora a sobrevida e diminui a duração da ventilação mecânica sem piora na fraqueza muscular quando introduzidos precocemente por até 48 horas. Contudo, o mais recente estudo ROSE não comprovou esses dados quando comparou cisatracúrio e sedação profunda com sedação leve guiada por escalas.[29]

Vários aspectos do manejo da SDRA grave por outras causas e pela COVID-19 com hipoxemia refratária, entretanto, incluindo ventilação com baixo volume corrente, limite de pressão de platô, PEEP alta e posição prona, podem tornar as estratégias de sedação leve desafiadoras, com risco de dissincronia e lesão pulmonar induzida pela ventilação. Nessas situações pode ser considerada a associação de bloqueador neuromuscular, inicialmente de forma intermitente, seguindo para infusão contínua se necessário, para facilitar a ventilação protetora do pulmão.[21]

Estudo envolvendo pacientes adultos com SDRA pela COVID-19 mostrou uso elevado e prolongado de bloqueador neuromuscular. O *drive* respiratório (condução respiratória) apresenta-se elevado nesses pacientes, com risco de lesão pulmonar induzida pelo próprio paciente, podendo explicar o uso elevado pelos investigadores.

Após ajustes, o uso prolongado não foi associado com menor taxa de extubação traqueal em 28 dias.[30]

Em pediatria não há dados prospectivos em relação ao uso de bloqueador neuromuscular em SDRA grave, contudo diretrizes internacionais recomendam que, se a sedação por si só for inadequada para obter ventilação mecânica eficaz e segura, o bloqueio neuromuscular deve ser considerado.[19]

Suporte nutricional

A avaliação nutricional e o manejo nutricional precoce de pacientes com COVID-19 devem ser integrados ao plano geral da estratégia terapêutica. Os pilares das recomendações nutricionais para crianças em estado crítico permanecem, com algumas questões específicas para pacientes pediátricos com quadro de COVID-19 grave:[31]

I Alimentação enteral precoce deve ser iniciada dentro de 24 horas da admissão, a menos que contraindicada por sinais de hipoperfusão.

II Os requisitos de energia durante a fase aguda não devem exceder o gasto de energia em repouso, calculado preferencialmente com base em fórmulas seguindo protocolos da instituição. Sugerido cálculo pela equação de Schofield à calorimetria indireta pelo risco de desconexão do circuito do aparelho de ventilação mecânica.

III É desconhecido se a perda de massa muscular pode ser mais pronunciada em crianças com COVID grave, devendo ser evitado o balanço proteico negativo. Deve ser garantida oferta de proteína na fase aguda de 1,5 g/kg/dia, 2-3 g/kg/dia na fase de estabilização e até 3-4 g/kg/dia na fase de recuperação.

IV O tubo nasoentérico é considerado produtor de aerossol, e, como tal, equipamentos de proteção individual apropriados devem ser usados. Em crianças despertas, a inserção do tubo nasojejunal pode requerer mais tempo e aumentar a exposição a aerossóis.

V Não é recomendada a medida rotineira de resíduo gástrico, uma vez que existe descrição da presença do vírus SARS-CoV-2 em epitélio gástrico e intestinal. Caso seja necessária a medida do resíduo, deve-se evitar o contato com o aspirado para prevenir contaminação.

VI Crianças em posição prona, crianças com vômitos e risco de aspiração e aquelas com elevado resíduo gástrico podem tolerar melhor a dieta pós-pilórica. Crianças com alto nível de sedação, incluindo opioides e relaxantes neuromusculares, podem apresentar esvaziamento gástrico lento, também se beneficiando de dieta pós-pilórica.

VII Pacientes com síndrome inflamatória multissistêmica temporariamente associada a COVID-19 podem apresentar sintomas gastrointestinais graves, o que pode impedir a nutrição enteral precoce ou impactar em sua tolerância. Nos casos em que a alimentação enteral é possível, a dieta enteral à base de peptídeos pode ser mais bem tolerada.

VIII Não há evidências para apoiar doses suprafisiológicas de micronutrientes, incluindo zinco, durante a fase aguda.

IX Crianças submetidas a tempo prolongado de permanência na UTI podem necessitar de suporte nutricional no período de recuperação para adequada recuperação nutricional.

Balanço hídrico e diálise

Sobrecarga hídrica tem mostrado causar aumento de morbimortalidade em pacientes adultos e pediátricos criticamente doentes.[32]

A terapêutica de substituição renal (TSR) está cada vez mais sendo usada em UTI pediátrica para tratamento de sobrecarga de fluido após a ressuscitação inicial, remoção de citocinas, reversão da coagulopatia, na abordagem de insuficiência renal ou para uma combinação desses fatores.[10] Embora a epidemiologia e a etiologia da lesão renal aguda (LRA) pela COVID-19 possam diferir ligeiramente de outros tipos de doenças críticas, seu manejo é essencialmente o mesmo.[17]

O uso da TSR no tratamento da sobrecarga hídrica tem sido ferramenta importante no arsenal de equipamentos de terapia intensiva quando outras abordagens utilizadas no tratamento da sobrecarga de fluido se mostram inefetivas, permitindo administração de volume para nutrição, antimicrobianos e outros medicamentos, e transfusões de hemoderivados. No entanto, os estudos são conflitantes em relação a seu início e quais modalidades devem ser empregadas e quanto a desfechos de mortalidade, tempo de permanência em UTI e permanência hospitalar.[33]

Dada a tempestade de citocinas que ocorre em pacientes com COVID-19, outras terapias extracorpóreas (p. ex., hemoperfusão e citoabsorção) foram propostas para pacientes com LRA e COVID-19, visando à remoção de citoquinas pró-inflamatórias e à redução da disfunção de múltiplos órgãos e sistemas. Como os estudos ainda são poucos nessa área, com risco de remoção de medicações terapêuticas, bem como a baixa disponibilidade desses recursos, essas outras técnicas de TSR ainda não são recomendadas atualmente em pediatria.[17]

A escolha do método de TSR renal deve ser baseada no protocolo da instituição. A TSR contínua é o método de escolha em pacientes com instabilidade hemodinâmica que necessitam de manejo de fluidos e regularização de excretas nitrogenadas.

Na impossibilidade de utilização desse recurso, pode ser realizada a hemodiálise convencional por tempo mais prolongado e até mesmo a diálise peritoneal.[17]

O estado de hipercoagulabilidade dos pacientes com COVID-19 pode acarretar risco da coagulação do filtro durante a TSR e trombose vascular, devendo ser adotadas medidas baseadas em protocolos da instituição para redução desse risco de coagulação, como uso de heparina pré-filtro, cuidados com tamanho do cateter e sua localização, dentre outros.[17]

Os possíveis efeitos benéficos da TSR devem ser pesados contra os potenciais riscos do procedimento, incluindo a necessidade da inserção de cateteres, custos, limitação dos centros e conhecimento necessário para sua realização.[10]

Futuro do cuidado intensivo do paciente pediátrico com COVID-19 grave

A pandemia da COVID-19 impôs uma sobrecarga importante ao sistema de saúde, criando desafios e gerando mudanças para gestores e equipes de saúde. O ambiente de terapia intensiva foi amplamente acometido, já que foi sobrecarregado com os casos mais graves, grande número de óbitos nos adultos e estafa emocional de todos os envolvidos no cuidado. Médicos intensivistas pediátricos foram desafiados a treinar uma nova habilidade: o cuidado do adulto com COVID-19, visto que o fardo da doença foi maior em adultos, quando comparados com crianças, e os esforços foram direcionados a fim de minimizar a falta de profissionais na linha de frente de combate à COVID-19.[34,36,37]

A remodelação do cuidado intensivo após a pandemia da COVID-19 proporciona uma oportunidade de melhoria e possível melhor atendimento em uma próxima situação de crise. Essa oportunidade pode incluir desde otimização da capacidade de leitos, métodos mais efetivos de triagem, gestão flexível de equipes, cadeia de fornecimento de equipamento de proteção individual otimizada, além de equipamentos de UTI e medicamentos. Novas formas de comunicação com as famílias também foram implementadas nesse período, como comunicação via telefone, chamadas de vídeo com pacientes conscientes, e podem ser melhoradas para estabelecimento de melhor vínculo entre cuidadores e famílias.[37] A falta de leitos pode ser mais bem gerenciada com modelos que permitam a diminuição de sobrecarga em outros setores, como os de cirurgias eletivas, além de mudanças nos critérios de admissão e alta das UTIs, proporcionando altas mais precoces e critérios mais rígidos de admissão.[37]

Além do já exposto, a pandemia favoreceu o esforço colaborativo a fim de desenvolver novas terapias, como pesquisas com antivirais e vacinas, e a necessidade de reconhecer a importância de terapêuticas já estabelecidas com benefício reconhecido como a ventilação protetora. Um apelo deve ser feito para que essa motivação de colaboração, investimento e pesquisa no campo do cuidado intensivo não seja abandonada após o fim da pandemia.[34]

Com a sobrecarga dos sistemas de saúde, destacou-se um ponto fundamental no cuidado dos pacientes: a necessidade de cuidados humanizados de qualidade. Mudanças como visitação familiar restrita e realocação da força de trabalho das UTIP para ambiente de cuidado de adultos transformaram a configuração e a prestação de serviços, que podem afetar a experiência do cuidado, a qualidade do atendimento e o desfecho das crianças admitidas na UTIP.[35] Um conjunto de alterações físicas, cognitivas e de saúde mental, que aparece como consequência direta da admissão na UTI, foi denominado síndrome do cuidado pós-intensivo (PICS).[35] No ambiente pediátrico, essa síndrome ainda inclui a estrutura familiar e a trajetória de desenvolvimento da criança, uma interação complexa que pode influenciar o caminho para a recuperação e que deverá ser abordada a partir daqui.[35] As sequelas emocionais e físicas dos pacientes pediátricos que têm alta da UTI podem estar exacerbadas durante a pandemia da COVID-19. Ao nos recuperarmos da crise pandêmica, um novo desafio estará à nossa frente: o cuidado e a reabilitação desses pacientes e suas famílias através de suporte multidisciplinar. Medidas preventivas multidisciplinares durante a internação como reabilitação precoce, sedação efetiva não excessiva, avaliação e prevenção de *delirium*, ambiente adequado para sono e cuidado centrado na família estão entre as medidas que já mostraram desfechos favoráveis nas UTIP e em adultos.

Todo o esforço direcionado ao cuidado intensivo nesse período deve ser utilizado para um futuro de cuidados de maior qualidade, centrado nos pacientes e nas famílias, com maior suporte e colaboração multidisciplinar.

Referências

1. Alhazzani W, Møller MH, Arabi YM, et al. Surviving sepsis campaign: guidelines on the management of critically ill adults with coronavirus disease 2019 (COVID-19). Crit Care Med. 2020;48(6):e440-e69.

2. Kache S, Chisti, MJ, Gumbo F, et al. COVID-19 PICU guidelines: for high- and limited-resource settings. Pediatr Res. 2020;88:705-16.

3. Mehta NS, Mytton OT, Mullins EWS, et al. SARS-CoV-2 (COVID-19): what do we know about children? A systematic review. Clin Infect Dis. 2020;71(9):2469-79.

4. Yasuhara J, Kuno T, Takagi H, Sumitomo N. Clinical characteristics of COVID-19 in children: a systematic review. Pediatr Pulmonol. 2020;55(10):2565-75.

5. Sperotto F, Friedman KG, Son MBF, et al. Cardiac manifestations in SARS-CoV-2-associated multisystem inflammatory syndrome in children: a comprehensive review and proposed clinical approach. Eur J Pediatr. 2021;180(2):307-22.

6. Dolhnikoff M, Ferreira Ferranti J, de Almeida Monteiro RA, et al. SARS-CoV-2 in cardiac tissue of a child with COVID-19-related multisystem inflammatory syndrome [published correction

9

SÍNDROME INFLAMATÓRIA MULTISSISTÊMICA PEDIÁTRICA (SIM-P) ASSOCIADA À COVID-19

Artur Figueiredo Delgado
Maria Fernanda Badue Pereira
Marisa Dolhnikoff
Amaro Nunes Duarte Neto

appears in Lancet Child Adolesc Health. 2020 Oct;4(10):e39]. Lancet Child Adolesc Health. 2020;4(10):790-4.

7. Belhadjer Z, Méot M, Bajolle F, et al. Acute heart failure in multisystem inflammatory syndrome in children in the context of global SARS-CoV-2 pandemic. Circulation. 2020;142(5):429-36.

8. Phua J, Weng L, Ling L, et al. Intensive care management of coronavirus disease 2019 (COVID-19): challenges and recommendations [published correction appears in Lancet Respir Med. 2020;8(5):e42]. Lancet Respir Med. 2020;8(5):506-17.

9. Weiss SL, Peters MJ, Alhazzani W, et al. Surviving sepsis campaign international guidelines for the management of septic shock and sepsis-associated organ dysfunction in children. Intensive Care Med. 2020;46:10-67.

10. Ferranti JF, Rodriguez IS, Motta E, et al. Beyond ventilatory support: challenges in general practice and in the treatment of critically Ill children and adolescents with SARS-CoV-2 infection. Rev Assoc Med Bras. 1992. 2020;66(4):521-7.

11. Madjid M, Safavi-Naeini P, Solomon SD, et al. Potential effects of the coronaviruses on the cardiovascular system. A review. JAMA Cardiol. 2020;5(7):831-40.

12. Radia T, Williams N, Agrawal P, et al. Multi-system inflammatory syndrome in children & adolescents (MIS-C): a systematic review of clinical features and presentation [published online ahead of print, 2020 Aug 11]. Paediatr Respir Rev. 2020;S1526-0542(20)30117-2. doi:10.1016/j.prrv.2020.08.001.

13. Henderson LA, Canna SW, Friedman KG, et al. American College of Rheumatology clinical guidance for multisystem inflammatory syndrome in children associated with SARS-CoV-2 and hyperinflammation in pediatric COVID-19: version 2. Arthritis Rheumatol. 2021;73(4):e13-e29.

14. Carlotti A, Carvalho W, Johnston C, et al. Update on the diagnosis and management of COVID-19 in pediatric patients. Clinics. 2020;75:e2353.

15. Carvalho WB, Rodriguez I, Motta E, et al. Ventilatory support recommendations in children with SARS-CoV-2. Rev Assoc Med Bras. 2020;66:528-33.

16. European Society of Pediatric and Neonatal Intensive Care (ESPNIC) Scientific Sections' Collaborative Group Caring for Critically Ill Children With Suspected or Proven Coronavirus Disease 2019 Infection: recommendations by the Scientific Sections' Collaborative of the European Society of Pediatric and Neonatal Intensive Care. Pediatr Crit Care Med. 2020.

17. Gattinoni L, Chiumello D, Caironi P, et al. COVID-19 pneumonia: different respiratory treatments for different phenotypes? Intensive Care Med. 2020;46:1099-102.

18. Pediatric Acute Lung Injury Consensus Conference Group. Pediatric acute respiratory distress syndrome: consensus recommendations from the Pediatric Acute Lung Injury Consensus Conference. Pediatr Crit Care Med. 2015;16(5):428-39.

19. Guérin C, Reignier J, Richard J-C, et al. Prone positioning in severe acute respiratory distress syndrome. N Engl J Med. 2013;368:2159-68.

20. COVID-19 Treatment Guidelines Panel. Coronavirus disease 2019 (COVID-19) treatment guidelines. National Institutes of Health. Disponível em: https://www.covid19treatmentguidelines.nih.gov/ (acesso maio 2021).

21. Shekar K, Badulak J, Peek G, et al. Extracorporeal Life Support Organization Coronavirus Disease 2019 Interim guidelines: a consensus document from an international group of interdisciplinary extracorporeal membrane oxygenation providers. ASAIO J. 2020;66(7):707-21.

22. Maratta C, Potera R, Leeuwen G, et al. Extracorporeal Life Support Organization (ELSO): 2020 pediatric respiratory ELSO Guideline. ASAIO Journal. 2020;66(9):975-9.

23. Harris J, Ramelet AS, van Dijk M, et al. Clinical recommendations of pain, sedation, withdrawal and delirium assessment in critically ill infants and children: an ESPNIC position statement for healthcare professionals. Intensive Care Med. 2016;42:972-86.

24. Rosemberg L, Traube C. Sedation strategies in children with pediatric acute respiratory distress syndrome (PARDS). Ann Transl Med. 2019;7(19):509.

25. Whalen LD, Di Gennaro JL, Irby GA, et al. Long term dexmedetomidine use and safety profile among critically ill children and neonates. Pediatr Crit Care Med. 2014;15:706-14.

26. Amoretti C, Rodrigues G, Carvalho P, Trotta E. Validation of sedation scores in mechanically ventilated children admitted to a tertiary pediatric intensive care unit. Rev Bras Ter Intensiva. 2008;20(4):325-30.

27. Bussotti E, Guinsburg R, Pedreira M. Cultural adaptation to Brazilian Portuguese of the face, legs, activity, cry, consolability revised (FLACCr) scale of pain assessment. Rev Latino-Am Enfermagem. 2015;23(4):651-9.

28. National Heart, Ling, and Blood Institute PETAL Clinical Trials Network. Early neuromuscular blockade in the acute respiratory distress syndrome. N Engl J Med. 2019;28;380:1997-2008.

29. Courcelle R, Gaudry S, Serck N, et al. Neuromuscular blocking agents (NMBA) for COVID-19 acute respiratory distress syndrome: a multicenter observational study. Critical Care. 202;24(1):446.

30. Marino I, Valla F, Tume L, et al. Considerations for nutrition support in critically ill children with COVID-19 and paediatric inflammatory multisystem syndrome temporally associated with COVID-19. Clin Nutr. 2021;40(3):895-900.

31. Seitz K, Caldwell E, Hough C. Fluid management in ARDS: an evaluation of current practice and the association between early diuretic use and hospital mortality. J Intensive Care. 2020;8:78.

32. Sandersona K, Harshmanb L. Renal replacement therapies for infants and children in the ICU. Curr Opin Pediatr. 2020,32:360-6.

33. The Lancet Respiratory Medicine. The future of critical care: lessons from the COVID-19 crisis. Lancet Respir Med. 2020;8(6):527.

34. Rodriguez-Rubio M, Pinto NP, Manning JC, et al. Post-intensive care syndrome in paediatrics: setting our sights on survivorship. Lancet Child Adolesc Health. 2020;4(7):486-8.

35. Kochanek PM, Kudchadkar SR, Kissoon N. Pediatric critical care medicine in the COVID-19 pandemic. Pediatr Crit Care Med. 2020;21(8):707.

36. Arabi YM, Azoulay E, Al-Dorzi HM, et al. How the COVID-19 pandemic will change the future of critical care. Intensive Care Med. 2021;47(3):282-91.

Introdução

Em meados de abril de 2020 pediatras europeus alertaram sobre casos com processos inflamatórios graves em crianças e adolescentes relacionados ao SARS-CoV-2.[1,2] Na maioria desses casos, o vírus SARS-CoV-2 não era encontrado, mas anticorpos contra ele eram identificados. Em alguns pacientes havia vínculo epidemiológico bem definido e recente com pessoas com COVID-19 (*coronavirus disease*).

Esse quadro clínico foi chamado de "MIS-C", "*multisystem inflammatory syndrome in children associated with* SARS-CoV-2 *infection* (MIS-C)", em português síndrome inflamatória multissistêmica pediátrica associada à COVID-19.

Definição

A SIM-P é definida como uma síndrome inflamatória sistêmica. Febre é um sintoma obrigatório, pode estar ausente em raros casos, como em pacientes imunodeprimidos ou em uso de medicação imunossupressora. A apresentação clínica pode ocorrer em formas variadas, incluindo febre e envolvimento de mais de um órgão e/ou sistema, ou doença de Kawasaki, ou quadro semelhante a síndrome do choque tóxico, ou síndrome de ativação macrofágica.[3-6]

A doença pode ocorrer dias ou até semanas após a infecção pelo SARS-CoV-2. Muitas vezes a infecção inicial pelo SARS-CoV-2 é assintomática, não percebida pelo paciente.[3]

Diagnóstico

A partir dos primeiros casos, diferentes órgãos de saúde elaboraram critérios definidores para a SIM-P. Esses critérios são baseados em manifestações clínicas características, como febre e comprometimento de no mínimo dois órgãos ou sistemas, provas inflamatórias elevadas, vínculo epidemiológico ou detecção de anticorpos contra o SARS-CoV-2 e exclusão de outras causas.[4-6]

Os principais critérios diagnósticos definidores de SIM-P utilizados são propostos pelos seguintes órgãos de saúde: *Centers for Disease Control and Prevention* (CDC) – Estados Unidos da América (EUA) –, *European Centre for Disease Prevention and Control* e Organização Mundial de Saúde (OMS).[4-6]

O critério adotado pelo Ministério da Saúde no Brasil é o da OMS, descrito a seguir: crianças e adolescentes de 0 a 19 anos com as **manifestações clínicas** – febre por mais de 3 dias **E** dois dos seguintes: **(a)** erupção cutânea ou conjuntivite não purulenta bilateral ou sinais de inflamação mucocutânea (oral, mãos ou pés); **(b)** hipotensão ou choque; **(c)** características de disfunção miocárdica, pericardite, valvulite ou anormalidades coronárias (incluindo achados de ecocardiografia ou troponina/

NT-proBNP elevada); **(d)** evidência de coagulopatia (por PT, PTT, dímeros D elevados); **(e)** manifestações gastrointestinais agudas (diarreia, vômito ou dor abdominal). **E marcadores elevados de inflamação**, como VHS, proteína C-reativa ou procalcitonina. **OU** crianças e adolescentes com critérios para doença de Kawasaki ou síndrome do choque tóxico. **Exclusão de outras causas infecciosas**, como sepse bacteriana, síndromes de choque estafilocócica ou estreptocócica que devem ser comprovadas. As crianças e adolescentes com SIM-P devem ter **evidência de infecção pelo SARS-CoV-2** (RT-PCR, teste de antígeno ou sorologia positiva) ou contato provável com pacientes com COVID-19.[6]

Deve-se manter alto grau de suspeita em pacientes gravemente enfermos que não estejam respondendo a tratamento convencional.

A SIM-P é doença de notificação compulsória no Brasil desde 24 de julho de 2020. O médico assistente deve preencher ficha on-line em sistema REDCap (link hps://is.gd/simpcovid) e enviar para o serviço de vigilância epidemiológica de referência.[7]

Epidemiologia

Até 1º de março de 2021, 2617 casos de SIM-P foram notificados no CDC, EUA, com 33 óbitos. A maioria desses casos ocorreu em crianças e adolescentes entre 1 e 14 anos, com mediana de 9 anos. Cerca de 66% desses casos ocorreram em crianças hispânicas ou latinas (842 casos) ou negras, não hispânicas (746 casos). Mais da metade (59%) dos casos notificados eram do sexo masculino. Um total de 99% dos casos tinha confirmação laboratorial de infecção pelo SARS-CoV-2.[8]

Publicação recente de casos notificados na França, entre outubro de 2020 e janeiro de 2021, mostrou 111 casos de SIM-P e nenhum óbito. A média de idade foi 8,6 anos (intervalo interquartil: 4,7 a 12,1). Em relação ao gênero, 52% eram femininos e 90% dos casos tinham confirmação laboratorial de infecção pelo SARS-CoV-2.[9]

No Brasil, até 13 de fevereiro de 2021, foram notificados 736 casos da SIM-P em pacientes de 0 a 19 anos, e 46 evoluíram para óbito (letalidade de 6,3%). Do total de casos, 56,3% eram do gênero masculino, 41,4% dos casos estavam na faixa etária de 0 a 4 anos e 34,1% na faixa etária de 5 a 9 anos. Um total de 77% dos casos tinha evidência laboratorial de infecção recente pelo SARS-CoV-2. Cerca de 30% apresentavam algum tipo de doença preexistente e mais de 61% dos pacientes necessitaram de internação em unidade de terapia intensiva.[10]

Fisiopatologia e anatomia patológica

A fisiopatologia da SIM-P não está definida e se encontra em intensa investigação. Dois mecanismos principais parecem estar envolvidos no desenvolvimento da doença: **(a)** a SIM-P é considerada um fenômeno pós-infeccioso, com resposta imunológica tardia e inadequada, levando a um estado hiper-inflamatório; **(b)** a SIM-P pode também resultar da infecção viral aguda com lesão direta de órgãos e tecidos, associada a uma resposta inflamatória sistêmica. Os estudos sugerem que provavelmente ambos os fatores – resposta inflamatória sistêmica inadequada e exacerbada, e lesão tecidual por ação direta da infecção viral – estejam envolvidos na fisiopatologia da doença.

Inicialmente, a associação entre a SIM-P e a COVID-19 foi evidenciada pela relação temporal entre a infecção pelo SARS-CoV-2 (confirmada por RT-PCR, sorologia ou história de exposição ao vírus) e o desenvolvimento do quadro de SIM-P, em geral em torno de 3 a 4 semanas após a infecção viral. Tal relação temporal sugere que um dos principais mecanismos envolvidos seja uma resposta imune inadequada, levando a um estado hiperinflamatório, presente em uma pequena porcentagem de crianças e adolescentes infectados pelo SARS-CoV-2. Entre os mecanismos propostos para explicar essa resposta inflamatória estão incluídos: resposta imune inata inicial alterada; resposta autoimune resultante de reação cruzada entre antígenos virais e antígenos do hospedeiro; resposta imune exacerbada diante da replicação viral em diferentes locais do organismo; resposta a superantígenos; ou ainda a suscetibilidade individual determinada por fatores genéticos e epigenéticos.[11]

Quase um ano após a descrição dos primeiros casos, já está bem estabelecido que a SIM-P é uma condição clínica distinta da COVID-19 clássica e da doença de Kawasaki.[12] Comparado com a COVID-19 leve em crianças e com a doença de Kawasaki, crianças com SIM-P apresentam linfopenia mais acentuada, maiores níveis de proteína C-reativa e de ferritina e menor contagem de plaquetas. O status hiperinflamatório da SIM-P também difere daquele observado em pacientes com infecção aguda grave pelo SARS-CoV-2 e da inflamação em crianças com doença de Kawasaki.[13] Altos níveis de IL-6 estão presentes em todas essas condições clínicas, mas pacientes com SIM-P apresentam maiores níveis combinados de IL-10 e TNF- comparado à COVID-19 grave, e baixos níveis de IL-17A quando comparado à doença de Kawasaki.[12,13] A presença de autoanticorpos direcionados a proteínas estruturais de órgãos alvo, como coração e vasos, tem sido também considerada um fator importante na fisiopatologia da doença; a eficácia do tratamento com imunoglobulina endovenosa favorece a hipótese de doença mediada por autoanticorpos.

Os poucos estudos em patologia de pacientes com SIM-P corroboram a hipótese de que uma lesão direta dos tecidos pelo SARS-CoV-2 tenha um papel importante na fisiopatogênese da doença.[14-16] Em estudo de autópsia que analisou três crianças brasileiras com SIM-P, com idades entre 8 e 11 anos, observamos apresentações clínicas distintas, com predomínio de manifestações extrapulmonares, incluindo miocardite, colite e acometimento de SNC com encefalite aguda. No paciente com importante disfunção cardíaca, a miocardite era caracterizada por infiltrado inflamatório intersticial misto, contendo linfócitos, macrófagos e eosinófilos, envolvendo o interstício do miocárdio e epicárdio, e associada a focos de necrose de fibras miocárdicas (Figura 9.1).[14,16]

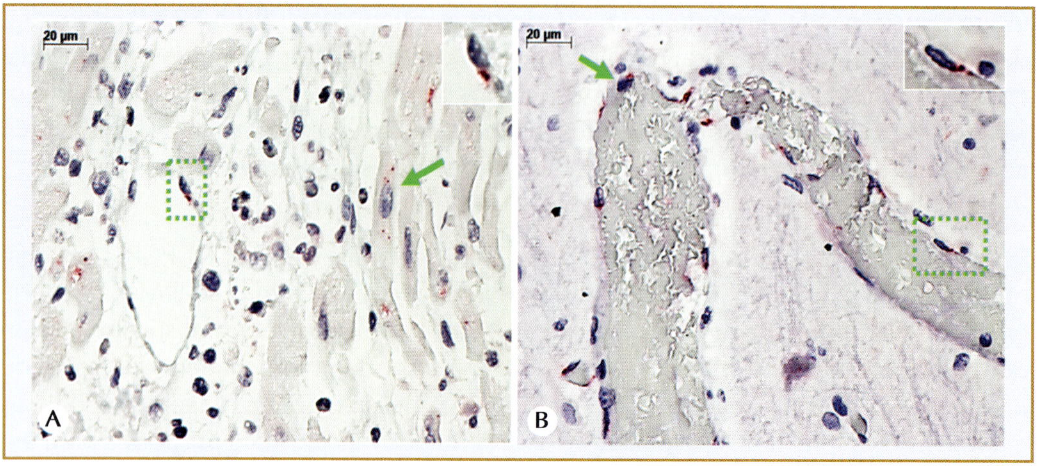

FIGURA 9.1. Expressão da proteína do nucleocapsídeo do SARS-CoV-2 em casos fatais de SIM-P. **(A)** Imunomarcação detectável no citoplasma de cardiomiócitos (seta) e em células endoteliais (*inset*), em paciente com miocardite. Nota-se infiltrado inflamatório misto, no interstício cardíaco, perivascular, mas sem agredir a parede do vaso (ao centro). **(B)** Imunomarcação detectável no citoplasma de células endoteliais cerebrais (seta e *inset*) em paciente com meningoencefalite e *status epilepticus*.

Fonte: Acervo do autor do capítulo.

No paciente com quadro de abdômen agudo, observou-se colite extensa, com presença de partículas virais na mucosa intestinal.[16] A pneumonia pelo SARS-CoV-2 era leve nos três casos, e todos os pacientes apresentaram microtromboses pulmonares. Microtrombos são encontrados principalmente em arteríolas e capilares septais pulmonares (Figura 9.2), mas podem também ser encontrados em graus variáveis em capilares glomerulares, nos sinusoides do fígado, na polpa vermelha do baço e em capilares cerebrais e da pele.

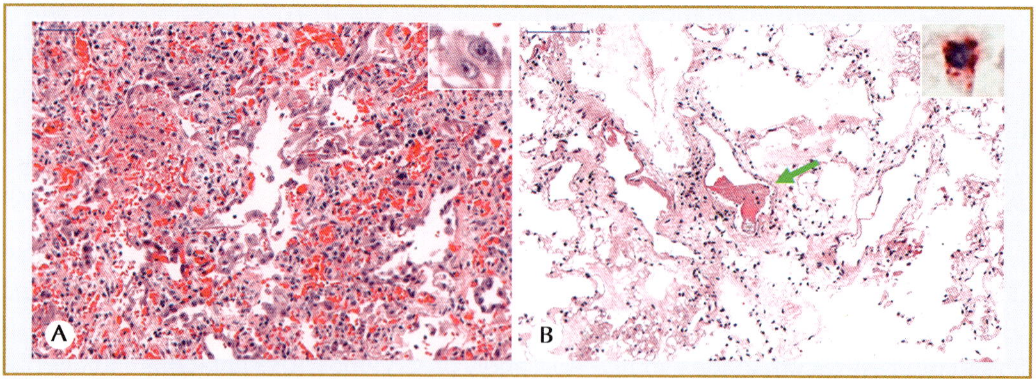

FIGURA 9.2. Alterações histológicas pulmonares em casos fatais de SIM-P. **(A)** Lesão pulmonar aguda típica da COVID-19, com edema alveolar, membranas hialinas, efeito citopático viral em pneumócitos (*inset*) e discreto infiltrado linfomononuclear intersticial septal. **(B)** Tecido pulmonar com trombos na microvasculatura (seta), com dilatação de capilares septais, e pouca exsudação de fibrina intra-alveolar. Células epiteliais isoladas expressam antígeno N do SARS-CoV-2 no citoplasma, marcado por imuno-histoquímica (*inset*).

Fonte: Acervo do autor do capítulo.

Outros achados importantes demonstram disfunção imune (hemofagocitose no baço, medula óssea e em linfonodos, e emperipolese por megacariócitos) (Figura 9.3); ou estão relacionados ao choque como a necrose tubular aguda e a congestão intensa com necrose hepatocelular na região centrolobular do fígado.

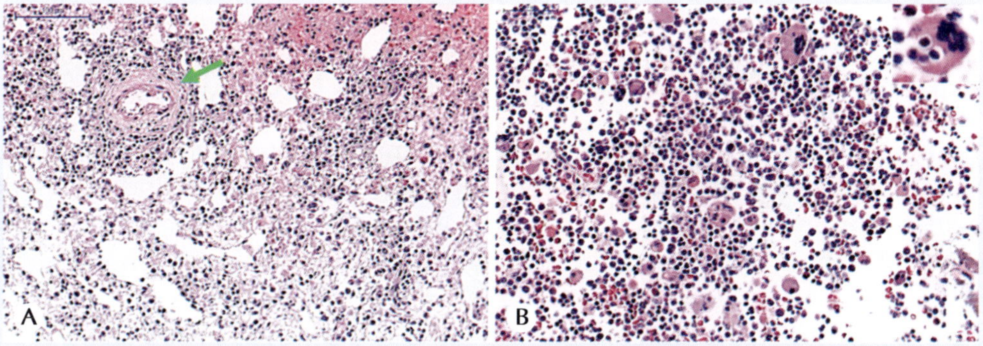

FIGURA 9.3. Evidências de disfunção imune em casos fatais de SIM-P. **(A)** Intensa hipoplasia linfoide em torno da artéria centrofolicular do baço (seta). **(B)** Medula óssea exibindo hipercelularidade, às custas de aumento de histiócitos exercendo hemofagocitose. Emperipolese por megacariócitos é um achado comum em casos graves de COVID-19 (*inset*).

Fonte: Acervo do autor do capítulo.

Com o uso de imuno-histoquímica e microscopia eletrônica, antígenos e partículas virais foram detectados em células endoteliais (especialmente o endotélio cardíaco e cerebral Figura 9.1) e em células parenquimatosas de vários órgãos (epitélio alveolar e ciliar no pulmão, epitélio tubular renal, cardiomiócitos, hepatócitos e epitélio biliar, adipócitos).[16] Esses achados sugerem que o vírus infecta o trato respiratório com posterior disseminação sistêmica, determinando possibilidades distintas de manifestações extrapulmonares. Entre elas, as mais frequentes são manifestações gastrointestinais, cardiovasculares, hematológicas e mucocutâneas.[3,16-18]

A lesão de trato gastrointestinal parece ser decorrente de ação direta do vírus, que determina um quadro de colite, o qual pode se manifestar na forma de dor abdominal, vômitos e diarreia.[16,17] Quadros de abdômen agudo simulando apendicite foram também descritos.[16,19] Estudos histológicos de peças cirúrgicas de pacientes com SIM-P mostram colite extensa, e, no caso estudado por autópsia, houve localização do vírus na mucosa intestinal.[16] Como o epitélio intestinal possui receptores ECA-2, esse achado sugere a existência de um trajeto de infecção intraluminal, por meio de deglutição de secreções respiratórias contaminadas, e possibilidade de excreção viral pelas fezes.

A disfunção cardíaca está associada a altos níveis de marcadores de lesão miocárdica e alterações no ecocardiograma (particularmente a diminuição da fração de ejeção ventricular), presente em cerca de 50% dos casos internados.[18] Acredita-se que a disfunção cardíaca possa ser decorrente tanto de miocardite viral como de necrose miocárdica secundária ao processo inflamatório sistêmico e choque.[14,15,20]

As manifestações neurológicas da SIM-P são menos frequentes, ocorrem em cerca de 20% dos pacientes e incluem cefaleia, tontura, sonolência e alteração do estado mental. A ocorrência de convulsões é rara. Entretanto, a presença de SARS-CoV-2 no tecido cerebral foi descrita em autópsia de criança com SIM-P que teve como principal manifestação clínica quadro neurológico de encefalite aguda e estado de mal epiléptico.[16] Esse achado favorece a hipótese de que o SARS-CoV-2 pode atravessar a barreira hematoencefálica, possibilitando uma agressão imune ao SNC.

Em resumo, os raros estudos morfológicos de pacientes com SIM-P mostram que o SARS-CoV-2 tem grande potencial invasivo e pode infectar vários tipos de células e tecidos. Apesar de os pacientes com SIM-P apresentarem muitas características em comum, podem ter várias formas de apresentação clínico-patológica, possivelmente representativas de diferentes fenótipos da doença. Apesar do espectro clínico-patológico, achados de ultraestrutura mostram que danos ao revestimento epitelial pulmonar, danos ao miocárdio com ruptura do sarcômero e lesão endotelial associada a pequenos trombos de fibrina são características comuns nesses pacientes.[16] Os mecanismos envolvidos no dano tecidual podem incluir efeito viral direto e/ou resposta imune sistêmica do hospedeiro. A presença de antígenos e vírus do SARS-CoV-2 em células tróficas e endoteliais de diferentes órgãos, associada a alterações ultraestruturais nessas células, reforça a hipótese de que um efeito direto do SARS-CoV-2 nos tecidos esteja envolvido na patogênese da SIM-P.

Monitorização clínica e hemodinâmica dos pacientes gravemente doentes com SIM-P

Coronavírus humanos circulantes podem ser detectados e isolados de 4 a 8% de todas as crianças com infecções respiratórias agudas e, frequentemente, são quadros brandos, exceto em crianças imunocomprometidas.[21] A presença de doenças preexistentes, principalmente com condições que levem a algum grau de imunodepressão, pode predispor ao aparecimento da doença e agravar sua evolução. Em muitas crianças há coinfecções com outros vírus como: Adenovírus, Bocavírus, *Rhinovirus, Influenza* ou *Parainfluenza.* Em estudo realizado na Itália com 100 crianças com SARS-CoV-2, 21% foram assintomáticas, 58% tiveram doença leve, 19% doença moderada, 1% doença grave e 1% um quadro muito grave.[22] As manifestações gastrointestinais e a hipoxemia foram associadas a fatores de risco para situações de maior intensidade e gravidade na resposta inflamatória. Pacientes com acometimento respiratório tem maior possibilidade de detecção do vírus de amostras do trato respiratório inferior (incluindo aquelas obtidas de lavado broncoalveolar), embora haja grande dificuldade de coleta em pacientes gravemente doentes.[23]

Uma característica importante nos casos de SIM-P é a alteração dos indicadores laboratoriais relacionados à inflamação (proteína C-reativa, D-dímero e ferritina) e potenciais alterações cardíacas (troponina, BNP etc.).[21-23] A presença de linfopenia, significativa neutrofilia e trombocitopenia pode ser comum nos pacientes gravemente doentes. Pacientes que apresentem fenótipo que inclua taquicardia, má perfusão, hipotensão e choque apresentam evolução mais grave com grande acometimento hemodinâmico, principalmente com alterações cardiovasculares. Quando comparados pacientes com SIM-P com aqueles com COVID-19 e sem SIM-P há maior necessidade de ventilação mecânica, maior tempo de internação (pincipalmente em terapia intensiva) e maior necessidade de métodos de substituição renal.[3,24,26,27] A refratariedade à infusão de fluidoterapia é frequente nos pacientes com quadro grave (com componentes de choque na apresentação).[26,27]

O acometimento de coronárias é variável nas diferentes casuísticas, mas pode ocorrer nas diferentes apresentações fenotípicas. Embora a faixa etária predominante seja entre 5 e 10 anos, maior mortalidade ocorre nas crianças menores de 5 anos.[24,26,27]

Tratamento

A identificação precoce do quadro é muito importante. Há necessidade de internação hospitalar, e a maioria desses pacientes necessitou de internação em unidade de terapia intensiva na maioria das casuísticas mundiais.[22,27]

Quanto ao tratamento, em geral, esses pacientes apresentam maior necessidade de uso de: oxigenioterapia, medicações vasoativas (agentes inotrópicos, principalmente, como dobutamina ou milrinona), antibioticoterapia de largo espectro, imunoglobulina intravenosa, glicocorticoides e anticoagulantes.[22,27]

Crianças com acometimento respiratório devem receber oxigenioterapia e podem ficar mais confortadas em posição semissentada, se estiverem com quadro hemodinâmico controlado. A diferenciação de pneumonia causada pelo SARS-CoV-2 ou aquelas causadas por superinfecção bacteriana pode ser muito difícil. A introdução adequada de antibioticoterapia de amplo espectro não pode ser postergada.[26,27]

- Para crianças com menor gravidade: gamaglobulina intravenosa (2 g/kg/dia), podendo ser realizada uma segunda dose de 1 a 2 g/kg/dia. Se não for possível utilizar gamaglobulina, utilizar ácido acetilsalicílico na dose de 50 a 80 mg/kg/dia dividido em 3 doses por 2 dias. Se afebril, reduzir para dose de 3 a 5 mg/kg/dia por 6 a 8 semanas. A utilização de Omeprazol (1 mg/kg/dia) é recomendável.[27]
- Para casos moderados, a orientação é: gamaglobulina intravenosa (2 g/kg/dia), podendo ser realizada uma segunda dose de 1 a 2 g/kg/dia; metilprednisolona (2 mg/kg/dia) ou prednisolona/prednisona (2 mg/kg/dia, com máximo de 60 mg/dia, dividida em 2 doses por 5 dias e então diminuir a dose ao longo de 2-3 semanas).[27]

- Para os casos graves, a orientação é: gamaglobulina intravenosa (2 g/kg/dia), podendo ser realizada uma segunda dose de 1 a 2 g/kg/dia; metilprednisolona (pulsoterapia 30 mg/kg/dia por 3 dias, com máximo de 1 g/dia seguida de 2 mg/kg/dia, com máximo de 60 mg/dia, dividida em 2 doses por 5 dias e então diminuindo a dose ao longo de 2-3 semanas).[24,26,27]

Nos casos de SIM-P moderados e graves a utilização de heparina de baixo peso molecular é adequada (se D-dímero > duas vezes o valor normal) em < 2 meses com dose de 0,75 mg/kg/dose de 12/12 horas, e se > 2 meses utilizar 0,5 mg/kg/dose de 12/12 horas. A utilização de Omeprazol (1 mg/kg/dia, máximo de 20 mg/dia) é recomendável. Casos com má evolução (grande processo inflamatório generalizado persistente ou sintomatologia persistente, como nos fenótipos com componentes de Kawasaki) podem utilizar: Tocilizumab (novo anticorpo monoclonal que competitivamente inibe a ligação da interleucina-6 ao seu receptor) na dose para os < 30 kg de 12 mg/kg (máximo de 800 mg) e nos > 30 kg utilizar 8 mg/kg/dia (máximo de 800 mg) ou anakinra (se liga competitivamente com o receptor de interleucina-1 tipo I) na dose de 2-4 mg/kg/dose (máximo de 100 mg/dose).[24,26,27]

Estudos recentes enfatizam o melhor resultado da associação de gamaglobulina e corticosteroides, principalmente nos casos mais graves.[9,27]

A antibioticoterapia de amplo espectro é muito importante na mínima suspeita de infecção bacteriana associada (ceftriaxona e vancomicina, piperacilina e tazobactam, clindamicina).[25,27]

O agente antiviral mais estudado e com alguns resultados positivos na infecção pelo SARS-CoV-2 é o remdesivir, mas com papel não definido na SIM-P.[27]

Importante lembrar as diferenças entre SIM-P e doença de Kawasaki em sua apresentação completa ou incompleta. Os pacientes com SIM-P mais frequentemente apresentam: maior idade, neutrofilia, aumento significativo de PCR, maiores concentrações de ferritina, maiores concentrações de BNP/Troponina, linfopenia, hipoalbuminemia, anemia e plaquetopenia.[25]

O diagnóstico diferencial de SIM-P, inclui: sepse bacteriana ou de outra origem, doença de Kawasaki, síndrome do choque tóxico, apendicite, outras infeções virais, linfo-histiocitose hematofagocítica/síndrome de ativação macrofágica, lúpus eritematoso sistêmico e outras vasculites.[25]

Para os pacientes graves, que necessitem de internação em terapia intensiva, os critérios mais práticos e objetivos para alta hospitalar seriam: **(a)** estar afebril por tempo > 48 horas; **(b)** saturação de oxigênio > 95% em ar ambiente; **(c)** hemodinamicamente estável (com função cardíaca adequada); **(d)** preferencialmente já se alimentando por via oral; **(e)** marcadores de resposta inflamatória com nítida tendência de queda.[27]

O seguimento dos pacientes, principalmente aqueles com acometimento cardíaco mais proeminente, é muito importante e pode ocorrer por tempo prolongado nas crianças com alterações coronarianas (mínimo de 6 meses).[26,27]

Referências

1. Verdoni L, Mazza A, Gervasoni A, et al. An outbreak of severe Kawasaki-like disease at the Italian epicentre of the SARS-CoV-2 epidemic: an observational cohort study. Lancet. 2020;395(10239):1771-8.

2. Riphagen S, Gomez X, Gonzalez-Martinez C, et al. Hyperinflammatory shock in children during COVID-19 pandemic. Lancet. 2020;395(10237):1607-18.

3. Feldstein LR, Rose EB, Horwitz SM, et al. Multisystem inflammatory syndrome in U.S. children and adolescents. N Engl J Med. 2020;383:334-46.

4. Center for disease and control and prevention (CDC). Information for healthcare providers about multisystem inflammatory syndrome in children (MIS-C) Disponível em: https://www.cdc.gov/mis-c/hcp/index.html (acesso mar 2021).

5. European Centre for Disease Prevention and Control. Paediatric inflammatory multisystem syndrome and SARS-CoV-2 infection in children – 15 May 2020. ECDC: Stockholm; 2020. Disponível em: http://www.ecdc.europa.eu/en/publications-data/paediatric-inflammatory-multisystem-syndrome-and-sars-cov-2-rapid-risk-assessment (acesso mar 2021).

6. WHO-2019-nCoV-Sci_Brief-Multisystem_Syndrome_Children-2020.1-eng.pdf. Disponível em: https://apps.who.int/iris/handle/10665/332095 (acesso em: mar. 2021).

7. Nota%20Técnica%2016_2020-CGPNI_DEIDT_SVS_MS%20(1).pdf Disponível em: https://portaldeboaspraticas.iff.fiocruz.br/wp-content/uploads/2020/07/Nota-T%C3%A9cnica-16_2020-CGPNI_DEIDT_SVS_MS.pdf (acesso mar 2021).

8. Health Department-Reported Cases of Multisystem Inflammatory Syndrome in Children (MIS-C) in the United States [homepage on the Internet]. [cited 2021 Mar 14]. Disponível em: https://www.cdc.gov/mis-c/cases/index.html (acesso mar 2021).

9. Ouldali N, Toubiana J, Antona D, et al; French Covid-19 Paediatric Inflammation Consortium. Association of intravenous immunoglobulins plus methylprednisolone vs immunoglobulins alone with course of fever in multisystem inflammatory syndrome in children. JAMA. 2021;325(9):855-64.

10. Síndrome inflamatória multissistêmica pediátrica (SIM-P), temporalmente associada à COVID-19. Boletim Epidemiológico. Secretaria de Vigilância em Saúde. Ministério da Saúde. 2021;2(52):6 Disponível em: https://www.gov.br/saude/ptbr/media/pdf/2021/marco/3/boletim_epidemiologico_svs_6_anomalias.pdf (acesso mar 2021).

11. Martinez OM, Bridges ND, Goldmuntz E, et al. The immune roadmap for understanding multi-system inflammatory syndrome in children: opportunities and challenges. Nat Med. 2020;26(12):1819-24.

12. Diorio C, Henrickson SE, Vella LA, et al. Multisystem inflammatory syndrome in children and COVID-19 are distinct presentations of SARS-CoV-2. J Clin Invest. 2020;130(11):5967-75.

13. Consiglio CR, Cotugno N, Sardh F, et al; CACTUS Study Team. The immunology of multisystem inflammatory syndrome in children with COVID-19. Cell. 2020;183(4):968-81.e7.

14. Dolhnikoff M, Ferreira Ferranti J, de Almeida Monteiro RA, et al. SARS-CoV-2 in cardiac tissue of a child with COVID-19-related multisystem inflammatory syndrome. Lancet Child Adolesc Health. 2020;4(10):790-4.

15. Craver R, Huber S, Sandomirsky M, et al. Fatal eosinophilic myocarditis in a healthy 17-year--old male with severe acute respiratory syndrome coronavirus 2 (SARS-CoV-2c). Fetal Pediatr Pathol. 2020;39(3):263-8.

16. Duarte-Neto 2021 in press. An autopsy study of the spectrum of severe COVID-19 in children: from SARS to different phenotypes of MIS-C. Clinical Medicine. 2021;35:100850.

17. Sahn B, Eze OP, Edelman MC, et al. Features of intestinal disease associated with COVID-related multisystem inflammatory syndrome in children. J Pediatr Gastroenterol Nutr. 2021;72(3):384-7.

18. Ahmed M, Advani S, Moreira A, et al. Multisystem inflammatory syndrome in children: a systematic review. EClinicalMedicine. 2020;(9)26:100527.

19. Gerall CD, Duron VP, Griggs CL, et al. multisystem inflammatory syndrome in children mimicking surgical pathologies: what surgeons need to know about MIS-C. Ann Surg. 2021;273(4):e146-e8.

20. Gnecchi M, Moretti F, Bassi EM, et al. Myocarditis in a 16-year-old boy positive for SARS--CoV-2. Lancet. 2020;395(10242):e116.

21. Ogimi C, Englund JA, Bradford MC, et al. Characteristics and outcomes of coronavirus infection in children: the role of viral factors and an immunocompromised state. J Pediatric Infect Dis Soc. 2019;8(1):21-8.

22. Parri N, Lenge M, Buonsenso D. Coronavirus infection in pediatric emergency departments (CONFIDENCE) research group. Children with COVID-19 in Pediatric Emergency Departments in Italy. N Engl J Med. 2020;383(2):187-90.

23. Han H, Luo Q, Mo F, et al. SARS-CoV-2 RNA more readily detected in induced sputum than in throat swabs of convalescent COVID-19 patients. Lancet Infect Dis. 2020;20(6):655-6.

24. Pereira MFB, Litvinov N, Farhat SCL, et al. Severe clinical spectrum with high mortality in pediatric patients with COVID-19 and multisystem inflammatory syndrome. Clinics (Sao Paulo). 2020;75:e2209.

25. Whittaker E, Bamford A, Kenny J, et. al. Clinical characteristics of 58 children with a pediatric inflammatory multisystem syndrome temporally associated with SARS-CoV-2. JAMA 2020;324(3):259-69.

26. Godfred-Cato S, Bryant B, Leung J, et al. COVID-19-associated multisystem inflammatory syndrome in children– United States, March-July 2020. MMWR Morb Mortal Wkly Rep. 2020;69(32):1074-80.

27. Mahmoud S, Fouda EM, Kotby A, et al. The "Golden Hours" algorithm for the management of the multisystem inflammatory syndrome in children (MIS-C). Glob Pediatr Health. 2021;8:2333794X21990339.

10

MANIFESTAÇÕES PULMONARES E CARDIOVASCULARES NA COVID-19 PEDIÁTRICA

Silvia Onoda Tomikawa Tanaka
Fabio Pereira Muchão
Joaquim Carlos Rodrigues
Gabriela Nunes Leal

Introdução

As crianças são responsáveis por cerca de 1% a 2% dos casos notificados de infecção por SARS-CoV-2 em todo o mundo,[1,2] sendo que a incidência detectada através da de polimerase de transcriptase reversa (RT-PCR) é menor em crianças menores de 10 anos.[1] A maioria dos dados sobre infecção aguda pelo SARS-CoV-2 em crianças é baseada nos casos hospitalizados, e a proporção de crianças assintomáticas varia de 14,6% a 42%.[2] Dentre os sintomas respiratórios, febre e tosse parecem ser os mais comumente descritos; uma variedade de outros sintomas semelhantes à gripe aparecem em até 20% dos casos, incluindo: rinorreia, dor de garganta, dor de cabeça, fadiga/mialgia e sintomas gastrointestinais.[1]

As crianças frequentemente têm achados de tomografia computadorizada de tórax normal ou com alterações leves. As alterações mais comuns são opacidades em vidro fosco irregulares e, menos frequentemente, sombras irregulares não específicas, áreas de consolidação e um sinal de halo. As anormalidades são mais comuns nos lobos inferiores e são predominantemente unilaterais.[2] Podem ocorrer sinais de pneumonia, apesar de apresentarem ou não sintomas, porém derrames pleurais são muito raros.[1,2]

As crianças infrequentemente requerem hospitalização, mas, se necessário, geralmente necessitam apenas sintomáticos e cuidados de suporte. Os fatores de risco para admissão em terapia intensiva incluem: idade < 1 mês,[3] gêneros masculino, doença preexistente, presença de sinais ou sintomas de infecção do trato respiratório inferior.[3] A maioria das crianças que requerem ventilação tem comorbidades e doença cardíaca de base.[3]

Doença grave em crianças é definida como tendo sinais de pneumonia e pelo menos um dos seguintes sintomas:[4]

- cianose central ou SpO2 < 90%;
- insuficiência respiratória grave;
- sinais gerais de perigo: inabilidade de sugar ou beber; letargia ou perda de consciência ou convulsões;
- aumento da frequência respiratória (crianças < 2 meses ≥ 60 bpm; 2-11 meses ≥ 50 bpm;1-5 anos ≥ 40 bpm).

Quadro clínico

Em contraste com outros vírus respiratórios, as crianças parecem ter um risco menor de infecção do que os adultos, e a grande maioria das infecções relatadas em crianças é leve ou assintomática, com poucas mortes na infância registradas atribuídas à COVID-19.[1]

Diversos estudos[1-6] em vários países relataram os sinais e sintomas clínicos em crianças com infecção aguda pela SARS-CoV-2, resumidas na Tabela 10.1.

TABELA 10.1. Comparação entre estudos.

	REINO UNIDO (1)	ITÁLIA (2)	CHINA (3)	CHINA (4)	INGLATERRA (5)	EUA (6)
N	651	170	728 confirmados	171	1.408	2.572
Porcentagem crianças do total	0,9%	1,9%			1,1%	1,7%
Idade	< 19 anos	< 18 anos	< 16 anos	< 16 anos	< 15 anos	< 18 anos
Idade média	4,6 anos	45 meses	10 anos	6,7 anos	5,9 anos	11 anos
Idade < 1 ano	225 (34,5%)	61 (36%)	85 (11,7%)	31 (18,1%)	400 (28,4%)	398 (15%)
Período	Jan./jul. 2020	Mar./maio 2020	Dez. 2019 a fev. 2020	Jan./fev. 2020	Jan./maio 2020	Fev./abr. 2020
Febre	70%	48%		41,5%		56%
Tosse	39%	43-73%		48,5%		54%
02 supl	172 (26,4%)	13 (7,6%)				
UTI	116 (17,8%)	4 + 1 semi		3		15
Gravidade		Assintomático 17% Leve 63% Moderado 19% Grave 1 Crítico 1	Assintomático 12,9% Leve 43,1% Moderado 40,9% Grave 2,5% Crítico 0,4%	Assintomáticos 15,8% 21 internados (12,2%)		Não foi possível afirmar o número de assintomáticos por falta de dados 147 internados (19,7% dos 743 informados)
Comorbidades	276 (42,4%)	6 (incluindo grave/crítico)		3 (todos internados UTI)		80 (23% dos 345 informados)
Óbito	6 (0,9%) todos com comorbidade	0		1 (0,5%) com comorbidade	8 (0,5%) - 3 comorbidades, 4 não foi a causa direta	3 óbitos (0,1%)

Fonte: Elaborado pelo autor do capítulo.

Os primeiros relatórios da China e da Itália já observaram um baixo número de casos entre crianças e alta porcentagem de quadros leves ou mesmo assintomáticos.

Os principais sintomas descritos foram: febre e tosse. Essas tendências permaneceram as mesmas nos demais estudos realizados posteriormente em outros países.

Anatomia patológica

O Departamento de Patologia da FMUSP[7] documentou três padrões histológicos distintos em pulmões afetados por COVID-19 grave: **(A)** Lesão pulmonar aguda: definida como alterações inflamatórias exsudativas que incluem dano alveolar difuso (DAD) exsudativo, edema alveolar, pneumonia neutrofílica e hemorragia; **(B)** alterações fibroproliferativas precoces, definidas como um padrão misto de alterações agudas e fibroproliferativas, com organização do processo exsudativo e deposição de matriz extracelular solta; **(C)** padrão predominante de fibroproliferação (DAD fibroproliferativo).

Fatores de proteção

O pulmão é o principal alvo do SARS-CoV-2. Os mecanismos fisiopatológicos que levam à diminuição da lesão pulmonar em crianças podem envolver a diminuição da expressão dos mediadores necessários para a entrada do vírus no epitélio respiratório e diferenças nas respostas do sistema imunológico em crianças.[8]

Fisiopatologia

A diminuição da expressão de proteínas no epitélio das vias aéreas em crianças, incluindo a enzima conversora de angiotensina 2 (ACE2) e a serina protease transmembrana 2 (TMPRSS2), pode prevenir a entrada viral.[8]

O SARS-CoV-2 entra nas células epiteliais respiratórias humanas após a ligação da proteína *spike* viral (S) à enzima conversora de angiotensina-2 (ACE2) e a iniciação da proteína S por proteases do hospedeiro, como TMPRSS2.[8] A ACE2 também converte angiotensina-2 em angiotensina. A ligação do SARS-CoV-2 à ACE2 pode resultar na inibição da enzima e até mesmo em sua internalização, modificando o equilíbrio da geração de angiotensina, que protege o pulmão de lesões, para a angiotensina-2, que é conhecida por ter efeitos prejudiciais.[8]

A expressão pulmonar de ACE2 está concentrada principalmente em células alveolares do tipo II, que expressam muitos outros genes que poderiam favorecer a replicação viral, oferecendo uma explicação para o grave dano alveolar associado à infecção por SARS-CoV-2.[9] A superexpressão de ACE2 humana aumentou a gravidade das lesões pulmonares em um modelo de camundongo com infecção por SARS-CoV, demonstrando que a entrada do vírus nas células é uma etapa crítica no desenvolvimento da doença.[10]

Uma hipótese para explicar a doença menos grave em crianças em comparação com adultos é que as crianças expressam menos receptores da enzima conversora de angiotensina-2 (ACE2) da superfície celular em seus epitélios nasais, provocando redução da entrada viral e, portanto, uma infecção mais branda.[11]

O número de receptores ACE2 é significativamente menor em crianças do que em adultos e mais nos pulmões do que em outros órgãos, o que pode ser a principal razão pela qual as crianças têm menos sintomas clínicos e lesões pulmonares do que os adultos.[13] Assim, as crianças podem ser protegidas de graves consequências pulmonares, em parte pela diminuição da expressão de receptores e outras proteínas essenciais para a entrada do vírus no epitélio respiratório.

Diferenças no sistema imune

As diferenças do sistema imunológico podem incluir preponderância relativa de células T CD4, diminuição da infiltração de neutrófilos, diminuição da produção de citocinas pró-inflamatórias e aumento da produção de citocinas imunomoduladoras em crianças em comparação com adultos. Notavelmente, o pulmão em desenvolvimento em crianças pode ter maior capacidade de recuperação e reparo após a infecção viral.[8]

Uma análise recente revelou que a alta expressão de ACE2 também estava relacionada à ativação de neutrófilos, células NK, células Th17, células Th2, células Th1, células dendríticas e células secretoras de TNF, levando a um quadro inflamatório grave.[13]

Fatores de risco

Asma

Os vírus respiratórios são os principais agentes causadores de exacerbações em pacientes com asma e são associados a elevada morbidade em lactentes e pré-escolares como desencadeantes de sibilância aguda ou recorrente.[14] Já era conhecido que outros coronavírus humanos, como HCoV-229E e HCoV-OC43, são associados com crises de asma, e, com o agravamento da pandemia e a profusão de casos graves em diferentes populações, surgiu a preocupação que a asma, mesmo na infância, pudesse ser um fator de rico para complicações decorrentes da COVID-19, resultando em maior morbidade e mortalidade.[15]

Diversos aspectos fisiopatológicos poderiam embasar essa preocupação. É de conhecimento geral que as vias aéreas de pacientes asmáticos apresentam hipersecreção de muco e dano epitelial, o que contribui para a obstrução do fluxo aéreo.[16,17] Pacientes asmáticos também apresentam produção deficiente de citocinas como interferon α, β e λ, o que pode resultar em déficit na resposta imunológica à agressão viral.[17] Além disso, as infecções virais também podem induzir a produção de citocinas como a linfopoeitina tímica estromal, que promovem a diferenciação das células linfoides inatas em padrão Th2, favorecendo esse padrão de resposta inflamatória, que é frequentemente associada à asma na infância.[16,18-21] Havia também a preocupação relativa ao uso de corticoides inalatórios (base do tratamento da asma), que pode estar associado ao aumento da replicação viral, menor depuração dos vírus e imunossupressão local.[17]

Conforme a pandemia evoluiu e foram sendo descritas as séries de casos, constatou-se que, na comparação com o período pré-pandemia, houve uma queda importante de internações de crianças em todo o mundo e também não se observou associação da asma com maior gravidade da COVID-19 na infância.[15,22-24]

Um estudo realizado em um hospital pediátrico de Massachusetts, baseado na revisão de registros eletrônicos, comparou as internações desde o início da pandemia de COVID-19 com os 4 anos anteriores (2016 a 2019). Foram selecionados três diagnósticos relacionados à ocorrência de infecções virais e associados ao distanciamento social (asma, bronquiolite e pneumonia) e três diagnósticos não influenciados por essas variáveis (refluxo gastresofágico, celulite e infecção do trato urinário). Além de menos internações no período da pandemia (339 em 2020 vs. 823 hospitalizações por ano de 2016 a 2019), houve queda na mediana semanal de hospitalizações por asma (3 vs. 8,5; $p = 0{,}014$), bronquiolite (1 vs. 7; $p = 0{,}008$) e pneumonia (2 vs. 6,5; $p = 0{,}064$). Para os outros 3 diagnósticos estudados, essa diferença não foi observada.[22]

Também em um cenário de avaliação de visitas a serviços de emergência pediátrica por asma aguda e bronquiolite, um estudo retrospectivo espanhol comparou o período de 14 de março a 15 de abril de 2020 (período COVID-19) com o mês correspondente em 2019 (período pré-COVID-19). Nesse hospital terciário onde o estudo foi conduzido, o número de visitas ao PS foi quase cinco vezes menor no período COVID-19, com uma redução de 75% nas taxas de internação. Particularmente por bronquiolite, houve uma redução de 88% no número de atendimentos. No período COVID-19 também houve menor utilização de recursos, com queda no tempo de permanência dos pacientes no serviço de emergência (queda de mediana de 180 para 85 minutos, $p < 0{,}001$) e significativa redução na administração de salbutamol e ipratrópio por nebulização. Dos pacientes internados por sibilância no período COVID-19, nenhum apresentou PCR positivo para SARS-CoV-2.[23]

Dados de um hospital terciário de Leicester (Reino Unido) mostraram a comparação do número de visitas e internações pediátricas por asma ou sibilância induzida por vírus nas 4 primeiras semanas do período escolar de 2017 a 2020. A Tabela 10.2 mostra os resultados obtidos:

TABELA 10.2. Número de visitas e internações.

PERÍODO	VISITAS	INTERNAÇÕES (%)	ADMISSÕES EM UTI
2017 (23/8-20/9)	187	123 (65,7)	1
2018 (30/8-27/9)	290	187 (64,5)	3
2019 (29/8-26/9)	229	139 (60,7)	2
2020 (24/8-21/9)	237	133 (56,1)	1

Fonte: Extraído de: Roland et al. Arch Dis Child. 2021;106(4):e22.[24]

Embora o número de visitas e internações tenha sido semelhante nos 4 anos, o que se destaca é o fato de que não houve detecção do SARS-CoV-2 entre as crianças hospitalizadas. Esses dados indicam que a COVID-19 não resultou em acréscimo significativo de morbidade nessa população de crianças com asma ou sibilância induzida por vírus.[24]

Um estudo nacional realizado em um hospital privado pediátrico envolvendo 115 crianças mostrou que a maioria dos pacientes infectados pelo SARS-CoV-2 apresentou quadros leves e que pacientes asmáticos e atópicos não foram acometidos com maior gravidade quando comparados aos que não apresentavam essas condições.[25] Dados publicados de outro hospital privado brasileiro indicam uma redução nas taxas de internações hospitalares por doenças respiratórias na infância no período de isolamento social (abril a junho de 2020), na comparação ao período de janeiro de 2015 a março de 2020. No período de isolamento social, apenas duas internações por asma e nenhuma por bronquiolite foram computadas.[26]

Corroborando a ideia de que os dados não confirmaram a hipótese de impacto significativo da COVID-19 sobre pacientes pediátricos com asma, Castro-Rodriguez et al. realizaram uma revisão sistemática que encontrou apenas dois relatos indicando associação da COVID-19 como fator de risco para sibilância recorrente ou asma, concluindo que há dados escassos na literatura para afirmar que a asma ou outras doenças respiratórias podem ser um fator de risco para COVID-19 na infância.[27] Deve-se ter atenção, entretanto, a pacientes com asma grave não controlada ou com exacerbações graves recentes, visto que há evidências, principalmente de estudos em adultos, de que esse grupo em particular apresente risco maior de desfechos desfavoráveis associados à COVID-19.[28]

Fibrose cística

Houve grande preocupação na comunidade científica com o impacto da pandemia de COVID-19 sobre os pacientes com fibrose cística. Habitualmente, as infecções virais do trato respiratório são mais graves nesse grupo de pacientes, acarretando impactos de morbidade e perda de função pulmonar. Esse efeito foi observado durante a pandemia de *influenza* H1N1 em 2009, quando esse grupo de pacientes foi significativamente afetado.[29]

Entretanto, um estudo observacional internacional envolvendo 13 países na Europa, África e Américas do Sul e do Norte com informações de 105 pacientes portadores de fibrose cístiica infectados pelo SARS-CoV-2 no período entre 1º de fevereiro e 7 de agosto de 2020 mostrou que a maioria (71%) não necessitou de internação hospitalar. Dos 24 que necessitaram de admissão hospitalar, 6 necessitaram de oxigênio suplementar e 2 de ventilação não invasiva. Houve apenas um óbito de uma criança um mês e meio após a detecção do SARS-CoV-2, mas sem relação com a COVID-19.[30]

Um centro de referência em fibrose cística norte-americano detectou uma diminuição significativa no número de exacerbações pulmonares em crianças fibrocísticas de 2 a 11 anos de janeiro a março e de março a maio de 2020 na comparação com os mesmos dois períodos em 2019.[31]

Moeller et al. publicaram estudo no qual pesquisas referentes a infecções por SARS-CoV-2 em crianças com doenças pulmonares crônicas foram enviados a diversos centros de atendimento dentro e fora da Europa. No total, 174 centros responderam a pelo menos uma pesquisa e foram detectados apenas 14 casos de COVID-19 em crianças fibrocísticas, das quais 10 não necessitaram de tratamento e 4 apresentaram apenas sintomas leves.[32]

Displasia broncopulmonar

Para outra doença pulmonar crônica da infância, a displasia broncopulmonar (DBP), o impacto foi maior. De nove crianças com DBP e COVID-19, duas não necessitaram de tratamento, cinco necessitaram de internação para oxigenoterapia e duas necessitaram de ventilação mecânica invasiva.[32]

Conclusões

Certamente, o isolamento social promovido durante a pandemia de COVID-19, com o fechamento de escolas em diversos países, contribuiu para uma diminuição importante da circulação de diversos vírus respiratórios, favorecendo a ocorrência de desfechos mais favoráveis em crianças com doenças respiratórias crônicas como asma, sibilância recorrente induzida por infecções virais ou fibrose cística. Também a melhora na qualidade do ar em centros urbanos durante períodos de isolamento e um incremento na adesão dos pacientes aos tratamentos por temor, não só da infecção pelo SARS-CoV-2, mas também pelo receio da necessidade de procura de um centro médico por eventual exacerbação (com consequente risco de exposição), são fatores que merecem ser destacados.[29,33]

É possível que, no caso da asma, outros fatores, como menor liberação de citocinas na presença de corticoides inalatórios (conforme sugerido por evidências experimentais), além da menor expressão de ECA 2 nas vias aéreas de asmáticos, também tenham um papel relevante nesses desfechos.[27] Ressalte-se que alguns fatores de confusão podem eventualmente ter levado a uma subnotificação de casos de COVID-19 em crianças com doenças respiratórias crônicas. Casos leves dessa doença podem ter sido confundidos com sintomas da doença de base, e pacientes temerosos da exposição em ambiente hospitalar podem não ter procurado ajuda médica, contribuindo para subnotificação.[29]

Existe o risco de que longos períodos sem consultas presenciais em consequência de momentos mais rígidos de isolamento social em diversos países acarretem desfechos futuros desfavoráveis em crianças com doenças respiratórias crônicas. A equipes responsáveis pelo manejo desses pacientes deverão procurar estratégias que minimizem esse risco.[29,33]

Por fim, a pandemia ainda é recente e mais estudos devem surgir, permitindo melhor compreensão do quanto a COVID-19 impactou e ainda impactará a qualidade de vida de crianças com doenças respiratórias crônicas.

Pontos-chave

1. A pandemia de COVID 19 tem afetado milhões de pessoas no mundo, sendo que as crianças contam com menor contingente (1% a 5%) dos casos diagnosticados
2. As crianças que sofrem de outras patologias, tais como doenças cardíacas congênitas e doenças respiratórias crônicas, podem ser mais vulneráveis à COVID-19, porém não há evidências sólidas epidemiológicas de que tenham maior risco de complicações.
3. Diante da infecção pela COVID-19, muitas crianças são assintomáticas ou oligossintomáticas do ponto de vista respiratório, com sintomas de menor intensidade, semelhantes aos de outras infecções respiratórias agudas virais.
4. As alterações tomográficas de tórax, quando existentes, são de grau discreto quando comparadas às dos adultos.
5. As crianças também têm nos pulmões menor expressão dos receptores da enzima conversora da angiotensina 2, o que pode explicar o porquê de a infecção respiratória ser mais leve.
6. Os estudos até então realizados não evidenciaram associação entre a presença de asma em crianças e maior gravidade da COVID-19 ou risco de internações ou de maior morbimortalidade.

7. As doenças pulmonares crônicas comuns na infância, como fibrose cística e displasia broncopulmonar, também não parecem constituir fator de risco para maior gravidade da infecção pulmonar pela COVID-19.

Manifestações cardiovasculares

Introdução

Em sua apresentação mais grave, a COVID-19 é uma doença sistêmica caracterizada por hiperinflamação, tempestade de citocinas e elevação dos marcadores de injúria miocárdica. O acometimento cardíaco é frequente em adultos, contribuindo para 40% dos óbitos pela doença. As crianças têm sido relativamente poupadas quando comparadas aos adultos ao longo da pandemia. Não obstante, um número crescente de casos de síndrome inflamatória multissistêmica (MIS-c) vem sendo registrado mundialmente, com importante comprometimento cardiovascular. Disfunção ventricular, pericardite, valvulite, coronarite, arritmia e choque são achados frequentes, ocorrendo algumas semanas após a infecção aguda pelo coronavírus-2, causador da síndrome respiratória aguda grave (SARS-CoV-2) (Figura 10.1). A presença de alterações cardiovasculares constitui um dos critérios clínicos utilizados para a definição de MIS-c, segundo a Organização Mundial de Saúde (OMS).

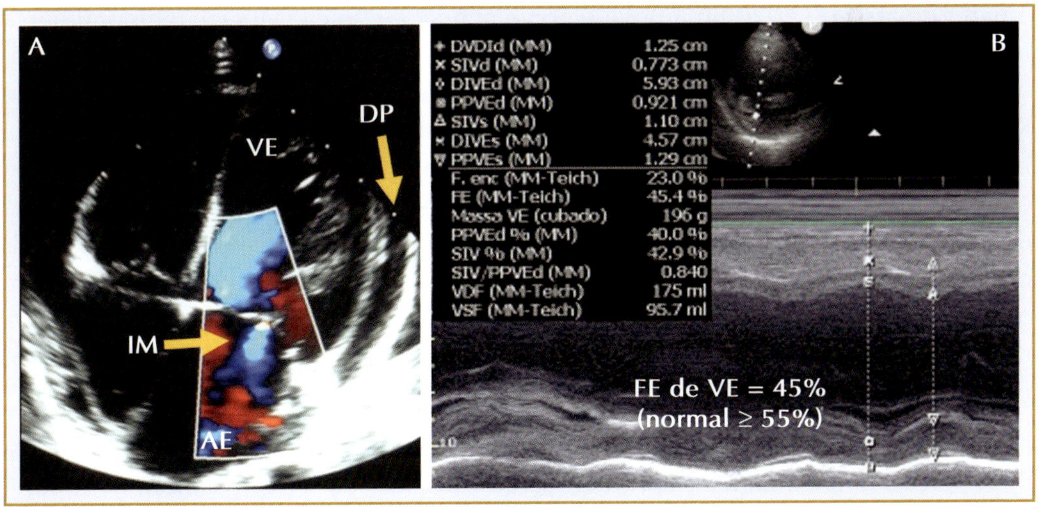

FIGURA 10.1. Alterações cardíacas na COVID-19 pediátrica. **(A)** valvulite e pericardite. **(B)** disfunção ventricular. **(C)** dilatação coronariana. **(D)** taquicardia supraventricular. *(continua)*

IM: insuficiência mitral; DP: derrame pericárdico; FE: fração de ejeção; AE: átrio esquerdo; VE: ventrículo esquerdo; AO: coronária esquerda.
Fonte: Elaborado pelo autor.

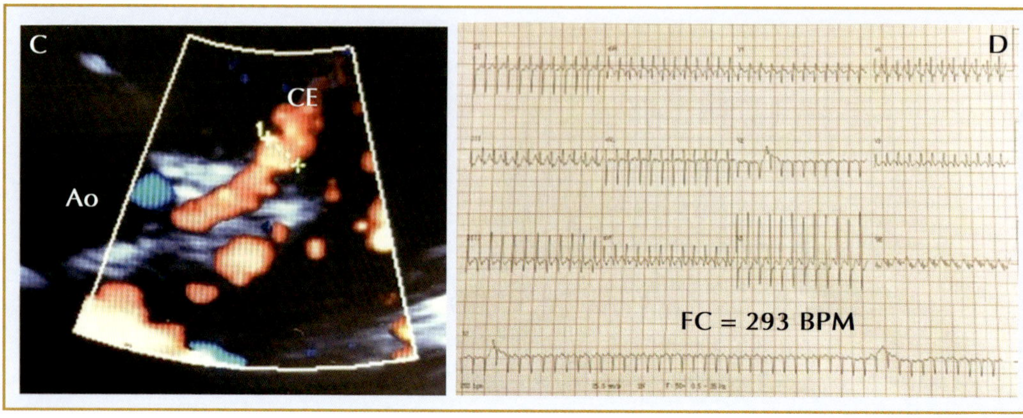

FIGURA 10.1. Alterações cardíacas na COVID-19 pediátrica. **(A)** valvulite e pericardite. **(B)** disfunção ventricular. **(C)** dilatação coronariana. **(D)** taquicardia supraventricular. *(continuação)*

IM: insuficiência mitral; DP: derrame pericárdico; FE: fração de ejeção; AE: átrio esquerdo; VE: ventrículo esquerdo; AO: coronária esquerda.
Fonte: Elaborado pelo autor.

Epidemiologia

Já se sabe que apenas 40% dos indivíduos < 18 anos são infectados após exposição ao SARS-CoV-2, contra 80% dos 18 anos. Além disso, apenas 20-30% dos casos pediátricos mostram-se sintomáticos, contra 60% dos indivíduos 60 anos. Ainda que o número de casos críticos de COVID-19 seja menor em crianças do que em adultos, a partir de abril de 2020 uma nova e grave entidade clínica (MIS-C), temporalmente relacionada à infecção pelo SARS-CoV-2, passou a ser descrita em pacientes pediátricos no Reino Unido, Itália e Estados Unidos. Fenótipos semelhantes à doença de Kawasaki, síndrome do choque tóxico, síndrome de ativação macrofágica ou à sepse bacteriana foram identificados em pacientes com MIS-c, comprovadamente entidades distintas com sobreposição de manifestações clínicas. Em comparação com a doença de Kawasaki, os níveis de plaquetas e linfócitos são mais baixos e os níveis de troponina e peptídeo natriurético atrial (BNP) são mais elevados na MIS-c. Além disso, a chance de evolução para choque é consideravelmente mais alta na MIS-C do que na doença de Kawasaki (> 50% vs. 5% a 10%). Por fim, a faixa etária dos pacientes com MIS-c é mais alta, com mediana de 8 anos.

Em revisão recente de todos os casos de MIS-C registrados nos Estados Unidos, 80% apresentaram algum comprometimento cardíaco, 48% necessitaram de suporte inotrópico/vasopressor, 50% tiveram elevação de troponina, 73% elevação de peptídeo natriurético atrial (BNP), 26% pericardite, 38% disfunção sistólica de ventrículo esquerdo, 8% dilatação de coronárias, 12% arritmias e 4% necessitaram de oxigenação extracorpórea por membrana (ECMO). As taxas de mortalidade por MIS-C têm variado bastante entre os estudos (2% a 14%), sofrendo influência da prevalência de comorbidades entre os pacientes avaliados.

Fisiopatologia das manifestações cardiovasculares

A MIS-c geralmente é diagnosticada cerca de 4 a 6 semanas após a infecção pelo SARS-CoV-2, o que favorece um mecanismo hiperimune subjacente. De fato, em muitos pacientes com MIS-C o RT-PCR já se mostra negativo (53% a 80%). Nessa condição, a sorologia costuma ser positiva (75% a 90%).

Um dos mecanismos envolvidos na disfunção ventricular é a agressão direta do virus ao miócito (miocardite) e ao endotélio vascular, como documentado em estudo de autópsia minimamente invasiva realizado em nosso serviço. Foram encontrados também infiltrados inflamatórios compostos por macrófagos, linfócitos CD4+ e linfócitos T, em áreas de necrose miocárdica (Figura 10.2).

A resposta inflamatória sistêmica amplificada exerce efeito deletério sobre múltiplos órgãos, incluindo o coração. O nível dos mediadores inflamatórios é sabidamente maior em pacientes que evoluem a óbito do que nos sobreviventes. Corroborando essa afirmação, níveis elevados de proteína C reativa e de ferritina foram detectados em pacientes que apresentam disfunção sistólica de ventrículo esquerdo, o que contribui para baixo débito sistêmico, hipoperfusão tecidual e falência de órgãos (Figura 10.2). Outro mecanismo relevante envolvido na disfunção ventricular é a injúria vascular, com microtromboses e consequente isquemia miocárdica. A lesão endotelial ativa a cascata de coagulação e resulta em níveis elevados de dímero-D. De fato, pacientes pediátricos com disfunção sistólica de ventrículo direito e esquerdo apresentaram níveis significativamente maiores de dímero-D do que os pacientes sem disfunção, em estudo conduzido em nosso serviço (Figura 10.2).

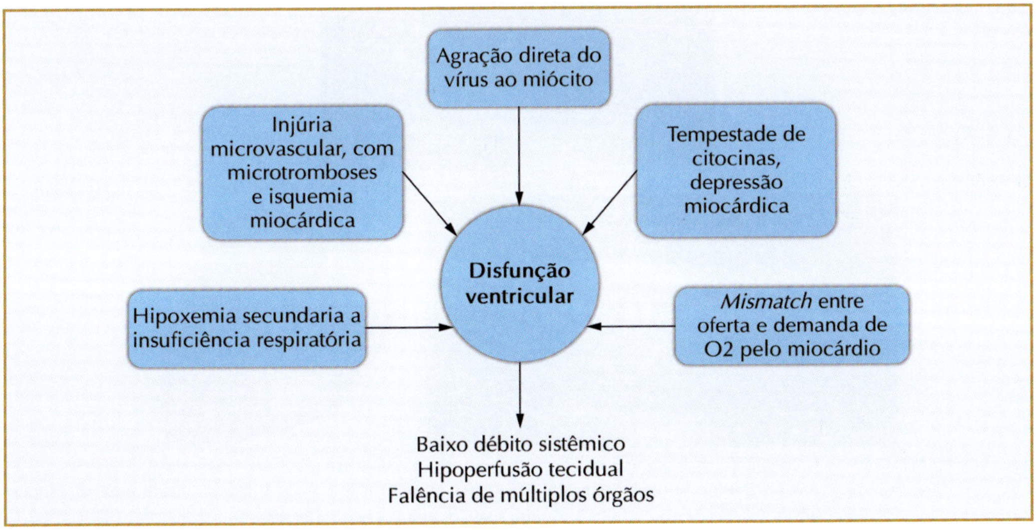

FIGURA 10.2. Mecanismos fisiopatológicos envolvidos na disfunção ventricular na COVID-19 pediátrica.
Fonte: Elaborado pelo autor.

A incidência de comprometimento coronariano na MIS-C varia de acordo com o critério diagnóstico utilizado em cada estudo. Alguns levam em conta apenas a dilatação coronariana, enquanto outros incluem o aumento do brilho perivascular (hiper-refringência), sabidamente um sinal de coronarite. A maioria dos pacientes apresenta hiper-refringência de coronárias e/ou dilatação discreta (escore-z entre +2.5 e +5), porém aneurismas gigantes também são descritos (escore-z ≥ 10) (Figura 10.3). Em nossa casuística, a incidência de comprometimento coronariano foi de 25%, lembrando que em 33% dos casos as alterações não estavam presentes ao ecocardiograma de entrada, tendo surgido ao longo da internação. Isso fortalece a necessidade de avaliações ecocardiográficas seriadas nos pacientes com MIS-C.

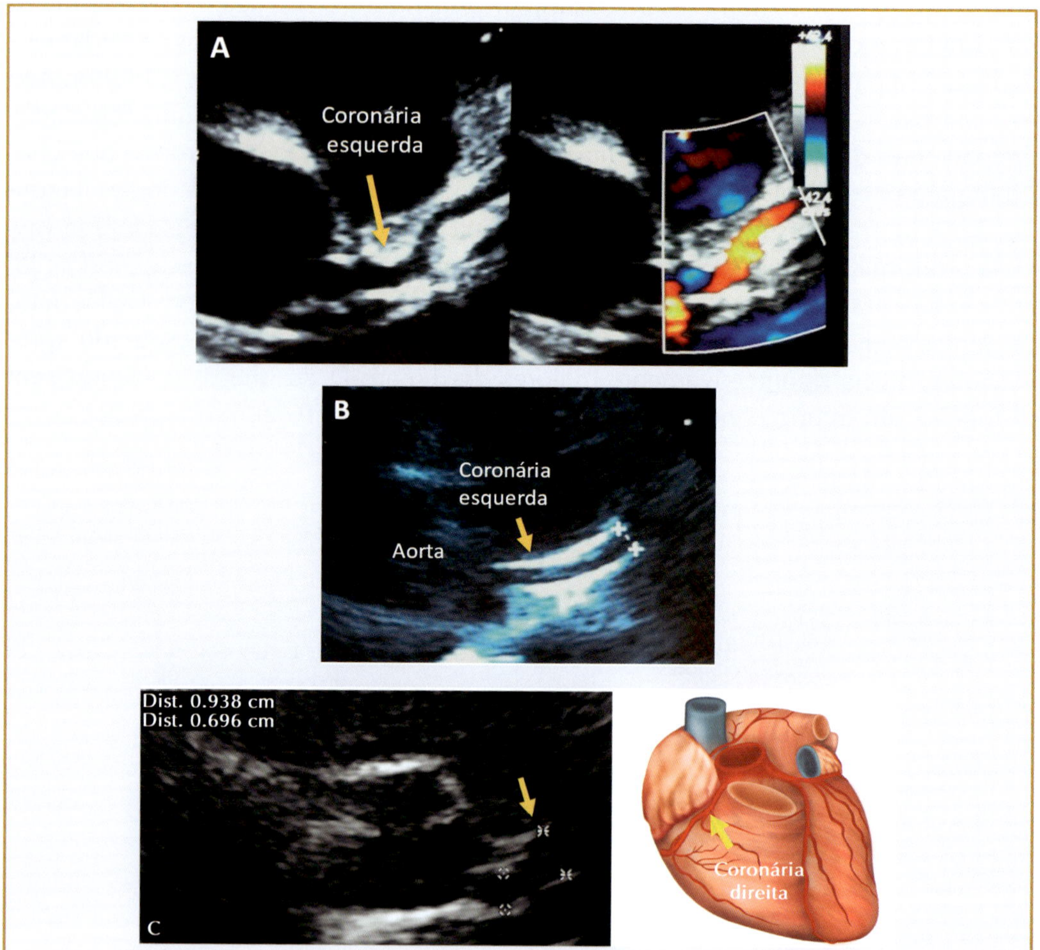

FIGURA 10.3. Alterações coronarianas na COVID-19 pediátrica: **(A):** coronária esquerda tortuosa e dilatada. **(B):** hiper-refringência de coronária esquerda, sem dilatação. **(C):** aneurisma de coronária esquerda. **(D):** coronária direita dilatada em angiotomografia.

Fonte: Elaborado pelo autor.

A coronarite na MIS-C tem sido associada à tempestade de citocinas, especialmente de interleucina 6. Em nossa coorte de estudo, detectamos ainda associação entre a presença de alterações coronarianas e elevação do dímero-D. Cabe lembrar da crescente importância atribuída à imunotrombose como mecanismo fisiopatológico de condições pediátricas como sepse e doenças autoimunes. Na verdade, propriedades anti-inflamatórias da heparina têm sido destacadas na literatura, como inibição da quimiotaxia de neutrófilos, neutralização de fatores de complemento e sequestro de proteínas de fase aguda. Levanta-se assim a hipótese de que a inibição da cascata de coagulação poderia modular a resposta inflamatória e contribuir para a redução da incidência de coronarite na MIS-C. Estudos prospectivos serão necessários para testar tal hipótese.

A incidência de arritmias em pacientes pediátricos com COVID-19 ainda não foi adequadamente determinada. Existem relatos de atrasos na condução atrioventricular, principalmente em associação com disfunção ventricular. O eletrocardiograma pode ainda demonstrar alteração no segmento ST, aumento do intervalo QT e anormalidade da onda T.

Até o momento, não se detectou maior incidência ou gravidade dos casos de COVID-19 em crianças com cardiopatia congênita, ao contrário do que foi documentado em adultos com doença cardíaca de base. Pacientes submetidos a transplante cardíaco apresentam maior risco de excreção prolongada do vírus, ainda que a incidência de MIS-C nesses casos seja incerta.

Tratamento

Os protocolos de tratamento propostos para a MIS-C são fruto da opinião de *experts*, já que não existem estudos controlados até o momento. Muitas condutas são extrapoladas da experiência acumulada no tratamento da doença de Kawasaki e da sepse. O objetivo principal é deter a tempestade de citocinas e limitar a lesão de órgãos e sistemas.

As medidas iniciais visam garantir ventilação adequada, reposição volêmica e suporte inotrópico, quando necessário.

Imunoglobulina na dose de 2 mg/kg deve ser administrada por via intravenosa (IV) aos pacientes com MIS-c que requerem internação hospitalar. Nos casos que evoluem para choque, está indicada metilprednisolona 1-2 mg/kg/dia IV. Pacientes com doença refratária, que mantêm febre e passam a apresentar comprometimento de múltiplos órgãos, podem se beneficiar de metilprednisolona em doses mais elevadas (10-30 mg/kg/dia) ou de agentes imunomoduladores: bloqueadores de interleucina-1 (Anakinra), interleucina-6 (Tocilizumabe) e de fator de necrose tumoral-α (Infliximabe). A terapêutica imunomoduladora deve ser mantida por duas a três semanas, com lenta titulação. Os antirretrovirais, como o remdesivir, ainda não foram adequadamente avaliados na população pediátrica até o momento.

A antiagregação plaquetária está indicada para pacientes que apresentam dilatação coronariana, à semelhança do que é preconizado para doença de Kawasaki. Anticoagulação terapêutica com heparina de baixo peso molecular deve ser instituída a pacientes com trombose documentada, com disfunção sistólica de ventrículo esquerdo importante (fração de ejeção < 35%) e para os casos com aneurismas gigantes de coronárias (escore-z ≥ +10). A anticoagulação deve ser mantida até pelo menos duas semanas após a alta.

Seguimento

É essencial que os pacientes com diagnóstico de MIS-C sejam incluídos em um protocolo de acompanhamento laboratorial e de exames de imagem, com o intuito de melhorar os desfechos cardiovasculares a médio e longo prazos.

A dosagem de marcadores de lesão miocárdica, troponina e BNP, deve ser diária, até que ocorra a normalização de seus níveis.

Aconselha-se a realização de eletrocardiograma a cada 48 horas, ao longo da fase aguda de doença. Considerar a necessidade de Holter, se forem detectadas alteração da condução ou ectopia ao eletrocardiograma.

Todos os pacientes com diagnóstico de MIS-C devem ser submetidos a ecocardiograma no momento da admissão (Figura 10.4). Mesmo pacientes com ecocardiograma inicial normal merecem reavaliação com 1-2 semanas e depois com 4-6 semanas de doença, pela possibilidade de desenvolvimento de alterações coronarianas na fase de convalescença. Pacientes com disfunção ventricular ao primeiro ecocardiograma devem repetir exame conforme a evolução clínica, com pelo menos mais uma avaliação entre 1-2 semanas e outra entre 4-6 semanas de evolução. Quando são detectadas alterações coronarianas no ecocardiograma de entrada, controles devem ser solicitados a cada 3 dias até estabilização das lesões. Nos casos de aneurismas gigantes (escore-z ≥ +10), sugere-se ecocardiograma semanal nos primeiros 45 dias e depois mensal, até que se completem 3 meses de doença. Esse rigor deve-se ao maior risco do desenvolvimento de trombos em coronárias nessa situação. Na fase de convalescença, a frequência de realização de ecocardiogramas e de outros exames de imagem segue as orientações da American Heart Association para a doença de Kawasaki, com base no risco cardiovascular estimado pelas dimensões e no número dos aneurismas de coronárias presentes (escore-z do diâmetro coronariano). O ecocardiograma com estudo da deformação miocárdica pela técnica de *speckle-tracking* tem surgido como ferramenta útil na detecção de áreas com miocardite e/ou isquemia miocárdica, apresentando boa correlação com achados de ressonância nuclear magnética (RNM) em várias patologias. No entanto, a experiência na COVID-19 pediátrica ainda é limitada (Figura 10.5).

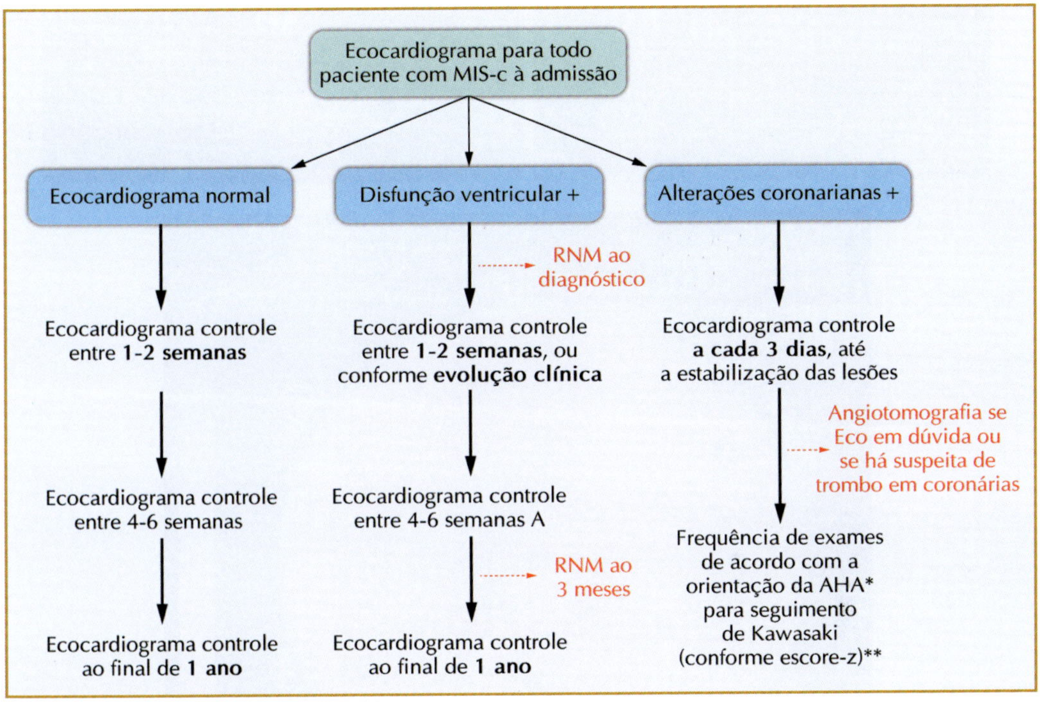

FIGURA 10.4. *Follow-up* de pacientes com MIS-c com base em exames.

RNM: ressonância nuclear magnética.

Fonte: *AHA: American Heart Association; ** McCrinle et al. Circulation. 2017;135(17):927-99.

A angiotomografia de coronárias está indicada sempre que houver dúvida diagnóstica ao ecocardiograma, ou suspeita de trombos. A RNM pode ser útil na avaliação da função ventricular e de características do miocárdio, incluindo edema e fibrose com base no realce tardio com gadolínio . Quando disponível, sugere-se a realização da RNM tanto na fase aguda como após 3 meses de evolução, em busca de sequelas tardias. Entretanto, os riscos anestésicos para realização do exame devem ser ponderados.

Finalmente, a realização de eletrocardiograma e de ecocardiograma após um ano de doença é recomendada a todos os pacientes com MIS-C, principalmente para aqueles que apresentaram alterações cardiovasculares na fase aguda.

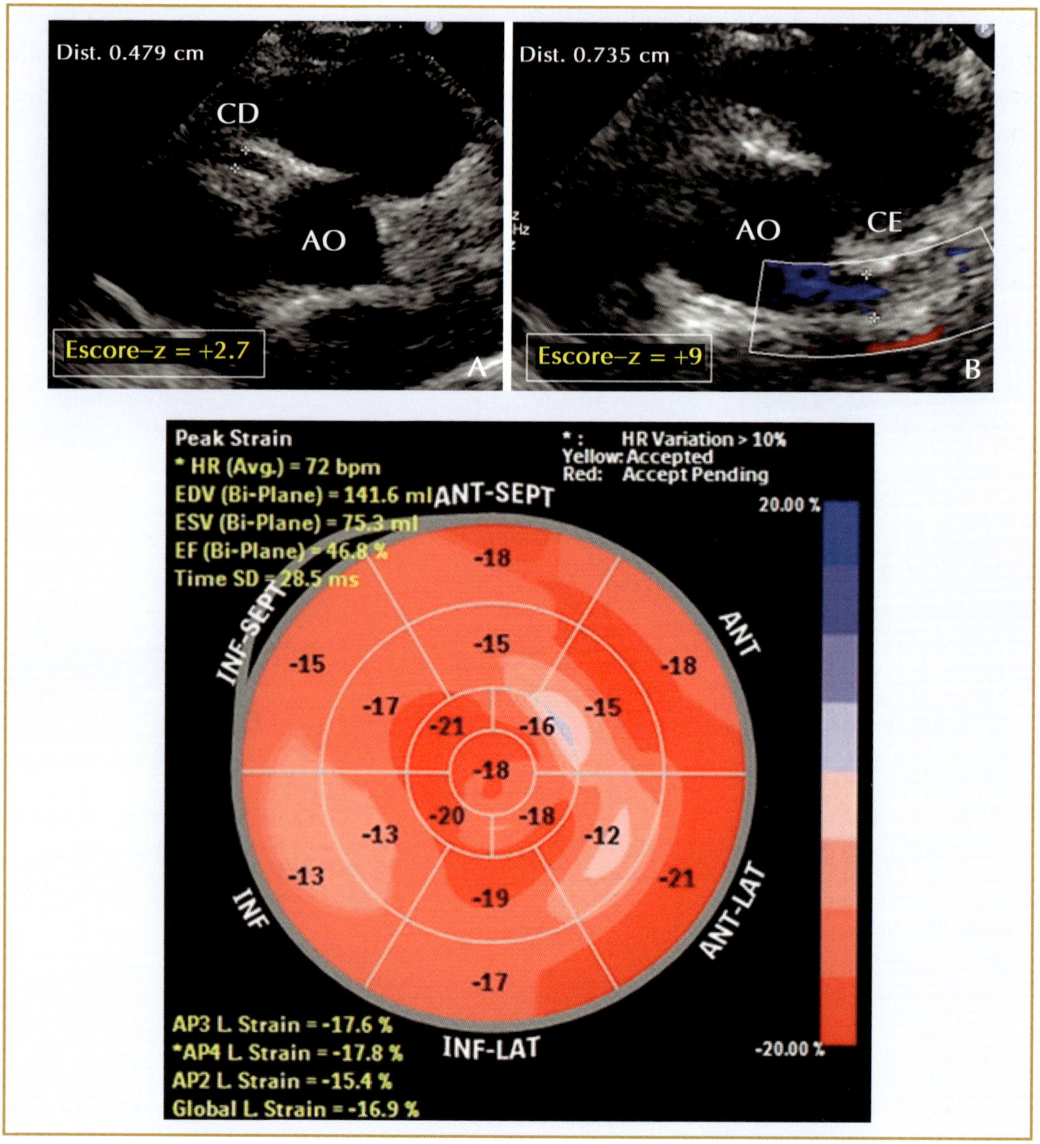

FIGURA 10.4. **(A):** dilatação discreta de coronária direita. **(B):** dilatação aneurismática de coronária esquerda. **(C):** estado da deformação miocárdica pela técnica de *speckle-tracking* bidimensional do mesmo paciente, evidenciando comprometimento do *strain* longitudinal (áreas mais claras) em parede anterior, anterolateral e inferior do **ventrículo esquerdo:** miocardite e/ou isquemia miocardia.

AO: aorta; CD: coronária direita; CE: coronária esquerda.

Fonte: Acervo do autor do capítulo.

Prognóstico

O prognóstico das alterações cardiovasculares na COVID-19 pediátrica ainda não foi completamente determinado. A disfunção ventricular geralmente se resolve após a primeira semana de tratamento, podendo persistir ou se agravar em uma pequena parcela dos pacientes. Em adultos que tiveram COVID-19 foram identificados sinais tardios de miocardite e de fibrose miocárdica por RNM mesmo nos casos pouco sintomáticos, o que alerta para a necessidade de acompanhamento rigoroso desses pacientes pediátricos ao longo de seu crescimento. As arritmias também parecem se resolver, mas a história natural das alterações coronarianas ainda não é conhecida. Novos estudos deverão ser conduzidos para definir o comprometimento da arquitetura coronariana na MIS-C, bem como a influência da terapêutica imunomoduladora a médio e longo prazos.

Conclusões

O comprometimento cardiovascular na MIS-C temporalmente relacionada à infecção por SARS-Cov2 é frequente e potencialmente grave. Os protocolos de acompanhamento atuais refletem a opinião de *experts*, uma vez que não existem, até o momento, estudos controlados avaliando diferentes condutas. O acompanhamento rigoroso dessa nova coorte de pacientes pediátricos com diagnóstico prévio de MIS-C será essencial para definir o real impacto da doença sobre o sistema cardiovascular em desenvolvimento.

Pontos-chave

1. Ainda que o número de casos críticos de COVID-19 seja menor em crianças do que em adultos, a partir de abril de 2020 uma nova e grave entidade clínica (MIS-C), temporalmente relacionada à infecção pelo SARS-CoV-2, passou a ser descrita em pacientes pediátricos.
2. O comprometimento cardiovascular na MIS-C ocorre em 80% dos casos, incluindo pericardite, valvulite, disfunção ventricular, coronarite, arritmias e choque.
3. É frequente a necessidade de ventilação mecânica, suporte inotrópico e terapia imunomoduladora com o intuito de conter a hiperinflamação.
4. Apesar da gravidade do acometimento cardiovascular agudo na MIS-C, a recuperação se dá na maioria dos casos, após suporte adequado. A mortalidade fica ao redor de 2% nos melhores centros.
5. Não são plenamente conhecidas as complicações cardiovasculares a longo prazo em pacientes pediátricos, sendo necessário acompanhamento rigoroso, tanto clínico como mediante exames laboratoriais/imagem.

Referências

1. Swann OV, Holden KA, Turtle L, Pollock L, Fairfield CJ, Drake TM, et al. ISARIC4C Investigators. Clinical characteristics of children and young people admitted to hospital with covid-19 in United Kingdom: prospective multicentre observational cohort study. BMJ. 2020;370:3249.

2. Parri N, Lenge M, Cantoni B, Arrighini A, Romanengo M, Urbino A, et al. Confidence Research Group. COVID-19 in 17 Italian Pediatric Emergency Departments. Pediatrics. 2020;146(6):e20201235.

3. Yuanyuan Dong, Xi Mo, Yabin Hu, Xin Qi, Fan Jiang, Zhongyi Jiang, et al. Epidemiology of COVID-19 among children in China. Pediatrics. 2020;145(6):e20200702.

4. Lu X, Zhang L, Du H, et al.; Chinese Pediatric Novel Coronavirus Study Team. SARS-CoV-2 infection in children. N Engl J Med. 2020;382(17):1663-5.

5. Ladhani SN, Amin-Chowdhury Z, Davies HG, Aiano F, Hayden I, Lacy J, et al. COVID-19 in children: analysis of the first pandemic peak in England. Arch Dis Child. 2020 Dec;105(12):1180-5.

6. CDC COVID-19 Response Team. Coronavirus disease 2019 in children: United States, February 12-April 2, 2020. MMWR Morb Mortal Wkly Rep. 2020;69(14):422-6.

7. Almeida MRA, de Oliveira EP, Nascimento Saldiva PH, Dolhnikoff M, Duarte-Neto AN; BIAS – Brazilian Image Autopsy Study Group. Histological-ultrasonographical correlation of pulmonary involvement in severe COVID-19. Intensive Care Med. 2020;46(9):1766-8.

8. Lingappan K, Karmouty-Quintana XH, Davies JB, Akkanti, Harting MT. Understanding the age divide in COVID-19: why are children overwhelmingly spared? Am J Physiol Lung Cell Mol Physiol. 2020;319:L39-L44.

9. Zhao Y, Zhao Z, Wang Y, Zhou Y, Ma Y, Zuo W. Single-cell RNA expression profiling of ACE2, the receptor of SARS-CoV-2. Am J Respir Crit Care Med. 2020;202(5):756-9.

10. Yang XH, Deng W, Tong Z, Liu YX, Zhang LF, Zhu H, et al. Qin C (2007) mice transgenic from human angiotensin-converting enzyme 2 provide a model for SARS coronavirus infection. Comput Med. 2007;57(5):450-9.

11. Bunyavanich S, Do A, Vicencio A. Nasal gene expression of angiotensin-converting enzyme 2 in children and adults. JAMA. 2020;323:2427.

12. Saheb Sharif-Askari N, Saheb Sharif-Askari F, Alabed M, Temsah MH, Al Heialy S, Hamid Q, et al. Airways expression of SARS-CoV-2 receptor, ACE2, and TMPRSS2 Is lower in children than adults and increases with smoking and COPD. Mol Ther Methods Clin Dev. 2020;(22)18:1-6.

13. Li G, He X, Zhang L, Ran Q, Wang J, Xiong A, et al. Assessing ACE2 expression patterns in lung tissues in the pathogenesis of COVID-19. J Autoimmun. 2020;112:102463.

14. Jackson DJ, Sykes A, Mallia P, Johnston SL. Asthma exacerbations: origin, effect, and prevention. J Allergy Clin Immunol. 2011;128(6):1165-74.

15. Abrams EM, Sinha I, Fernandes RM, Hawcutt DB. Pediatric asthma and COVID-19: the known, the unknown, and the controversial. Pediatr Pulmonol. 2020;55(12):3573-8.

16. Holgate ST. Epithelium dysfunction in asthma. J Allergy Clin Immunol. 2007;120(6):1233-44, 45-6.

17. Chatziparasidis G, Kantar A. COVID-19 in children with asthma. Lung. 2021;199(1):7-12.

18. Costa LD, Costa PS, Camargos PA. Exacerbation of asthma and airway infection: is the virus the villain? J Pediatr (Rio J). 2014;90(6):542-55.

19. Papadopoulos NG, Christodoulou I, Rohde G, Agache I, Almqvist C, Bruno A, et al. Viruses and bacteria in acute asthma exacerbations: a GA LEN-DARE systematic review. Allergy. 2011;66(4):458-68.

20. Holt PG, Sly PD. Interaction between adaptive and innate immune pathways in the pathogenesis of atopic asthma: operation of a lung/bone marrow axis. Chest. 2011;139(5):1165-71.

21. Gavala ML, Bashir H, Gern JE. Virus/allergen interactions in asthma. Curr Allergy Asthma Rep. 2013;13(3):298-307.

22. Wilder JL, Parsons CR, Growdon AS, Toomey SL, Mansbach JM. Pediatric hospitalizations during the COVID-19 pandemic. Pediatrics. 2020;146(6).

23. Bover-Bauza C, Rosselló Gomila MA, Díaz Pérez D, Millán Pons AR, Gil Sánchez JA, Peña-Zarza JA, et al. The impact of the SARS-CoV-2 pandemic on the emergency department and management of the pediatric asthmatic patient. J Asthma Allergy. 2021;14:101-8.

24. Roland D, Teo KW, Bandi S, Lo D, Gaillard EA. COVID-19 is not a driver of clinically significant viral wheeze and asthma. Arch Dis Child. 2021;106(4):e22.

25. Rabha AC, Oliveira Junior FI, Oliveira TA, Cesar RG, Fongaro G, Mariano RF, et al. Clinical manifestations of children and adolescents with COVID-19: report of the first 115 cases from Sabará Hospital Infantil. Rev Paul Pediatr. 2020;39:e2020305.

26. Nascimento MS, Baggio DM, Fascina LP, do Prado C. Impact of social isolation due to COVID-19 on the seasonality of pediatric respiratory diseases. PLoS One. 2020;15(12):e0243694.

27. Castro-Rodriguez JA, Forno E. Asthma and COVID-19 in children: a systematic review and call for data. Pediatr Pulmonol. 2020;55(9):2412-8.

28. Williamson EJ, Walker AJ, Bhaskaran K, Bacon S, Bates C, Morton CE, et al. Factors associated with COVID-19-related death using OpenSAFELY. Nature. 2020;584(7821):430-6.

29. Colombo C, Burgel PR, Gartner S, van Koningsbruggen-Rietschel S, Naehrlich L, Sermet-Gaudelus I, et al. Impact of COVID-19 on people with cystic fibrosis. Lancet Respir Med. 2020;8(5):e35-e6.

30. Bain R, Cosgriff R, Zampoli M, Elbert A, Burgel PR, Carr SB, et al. Clinical characteristics of SARS-CoV-2 infection in children with cystic fibrosis: an international observational study. J Cyst Fibros. 2021;20(1):25-30.

31. Patel S, Thompson MD, Slaven JE, Sanders DB, Ren CL. Reduction of pulmonary exacerbations in young children with cystic fibrosis during the COVID-19 pandemic. Pediatr Pulmonol. 2021.

32. Moeller A, Thanikkel L, Duijts L, Gaillard EA, Garcia-Marcos L, Kantar A, et al. COVID-19 in children with underlying chronic respiratory diseases: survey results from 174 centres. ERJ Open Res. 2020;6(4).

33. Gupta A, Bush A, Nagakumar P. Asthma in children during the COVID-19 pandemic: lessons from lockdown and future directions for management. Lancet Respir Med. 2020;8(11):1070-1.

Referências sugeridas: alterações cardiocirculatórias na COVID-19

1. Alsaied T, Tremoulet AH, Burns JC, Saidi A, Dionne A, Lang SM, et al. Review of cardiac involvement in multisystem inflammatory syndrome in children. Circulation. 2021;5;143(1):78-88.

2. Henderson LA, Canna SW, Friedman KG, Gorelik M, Lapidus SK, Bassiri H, et al. American College of Rheumatology clinical guidance for multisystem inflammatory syndrome in children associated with SARS-CoV-2 and hyperinflammation in pediatric COVID-19: version 2. Arthritis Rheumatol. 2020;5.

3. Carlotti APCP, de Carvalho WB, Johnston C, Gilio AE, de Sousa Marques HH, Ferranti JF, et al. Update on the diagnosis and management of COVID-19 in pediatric patients. Clinics (Sao Paulo). 2020;30;75:2353.

4. Gustine JN, Jones D. Immunopathology of hyperinflammation in COVID-19. Am J Pathol. 2021;191(1):4-17.

5. Dolhnikoff M, Ferreira F J, de Almeida MRA, Duarte-Neto AN, Soares G-G M, Degaspare NFDA, et al. SARS-CoV-2 in cardiac tissue of a child with COVID-19-related multisystem inflammatory syndrome. Lancet Child Adolesc Health. 2020;4(10):790-4.

11

MANIFESTAÇÕES GASTROINTESTINAIS E DO SISTEMA NERVOSO NA COVID-19

Ricardo Katsuya Toma
José Albino da Paz
Michele Luglio

Manifestações gastrointestinais na COVID-19

Introdução

Nos estágios iniciais da pandemia existia um conceito de que a COVID-19 em crianças seria assintomática ou de apresentação respiratória leve, oligossintomática. Entretanto, com o avanço da pandemia o número de crianças infectadas aumentou e os casos graves da COVID-19 passaram a ser relatados em crianças.[1,2]

Fato semelhante foi observado com os sintomas gastrointestinais na COVID-19. A análise dos dados do início da pandemia mostrou incidência de sintomas gastrointestinais em crianças com COVID-19 de 6% a 12,9%. No entanto, a incidência posteriormente relatada nos outros países foi de 21,1%.[1,2] Todavia, com grande variação entre os relatos.

Fatores que podem justificar as diferenças entre os estudos foram relacionados à região geográfica, forma e momento em que os sintomas foram relatados, na admissão ou durante a hospitalização. Além disso, as manifestações gastrointestinais secundárias à infecção pela SARS-CoV-2 não são específicas e podem ser confundidas com outras infecções comuns da faixa etária pediátrica, como as gastroenterites agudas ou decorrentes de outros fatores como uso de antibióticos e mudanças dietéticas,[2] o que possivelmente resultou numa subnotificação dos sintomas gastrointestinais, principalmente na primeira onda da pandemia.

Evidência de infecção intestinal

Apesar do SARS-CoV-2 ser considerado um vírus respiratório, os sintomas gastrointestinais vêm sendo cada vez mais relatados nos pacientes com COVID-19. Existem relatos nos quais a manifestação gastrointestinal precedeu os sinais e sintomas respiratórios, característicos da COVID-19, fato que parece ser um grande paradoxo.

No entanto, o SARS-CoV-2 foi detectado nas fezes e *swab* anal em aproximadamente 50% dos pacientes com COVID-19. Além disso, a presença do vírus nas fezes foi detectada por reação de cadeia de polimerase (PCR) mesmo após negativação dos testes respiratório,[1,2] dados que sugerem que o intestino pode ser um sítio ativo de replicação viral.

Receptor viral ECA 2 (ACE2) e proteases TMRSS2 e TMRSS4 no intestino

ECA2 é uma glicoproteína de superfície de 805 aminoácidos amplamente distribuídos pelo corpo, nos tecidos pulmonar, renal, cardiovascular e gastrointestinal. No íleo, os enterócitos apresentam expressão de ACE2 na borda em escova, células endoteliais e musculares lisas dos vasos da submucosa. No cólon, ACE2 é encontrado principalmente nos vasos sanguíneos e camadas musculares e em menor número nos colonócitos, células enteroendócrinas e células de Paneth. Praticamente não foram detectados nas células caliciformes e células Tuft.[2]

A função da ACE2 no intestino é favorecer a absorção de nutrientes e suprimir a inflamação intestinal ao manter a homeostase dos aminoácidos. No entanto, durante a COVID-19, a ACE2 comporta-se como porta de entrada para SARS-CoV-2. A proteína *Spike* S1 do vírus contém o domínio de ligação ao receptor que se liga diretamente à peptidase do ACE2; já a proteína *Spike* S2 é responsável pela fusão à membrana celular através da protease TMRSS.[2]

No pulmão está bem estabelecida a necessidade do receptor ACE2 e da protease TMRSS2 para ligação ao pneumócito. Embora ambos sejam altamente expressos no trato gastrointestinal, foi demonstrado que essas moléculas são menos frequentemente coexpressas nos enterócitos. Dessa forma, no intestino, outra protease da mesma família, o TMRSS4, parece exercer a função de ligação ao enterócito,[2] e após a forte ligação a essas estruturas o RNA viral entra no citoplasma via endocitose.

Evidência da infecção intestinal

As primeiras descrições endoscópicas revelaram que a infecção pelo SARS-CoV-2 está habitualmente associada a achado macroscópico normal ou com alterações mínimas. A análise anatomopatológica mostrou leve infiltrado inflamatório linfoplasmocitário, sem a evidência de lesões citopáticas,[2,3] fato que levava ao questionamento se o intestino poderia ser um local de infecção. No entanto, recentemente foram reportadas lesão e disfunção tecidual com base em métodos de biologia molecular direcionada à proteína do nucleocapsídeo do SARS-CoV-2, hibridização *in situ* para o RNA viral e da microscopia eletrônica, que demonstraram não apenas a presença como a replicação viral, mesmo antes dos sintomas respiratórios.[3]

As evidências da infecção entérica pelo SARS-CoV-2 enfatizou a possível inflamação intestinal. Estudo em pacientes com COVID-19 com diarreia mostrou concentração de calprotectina fecal maior que os pacientes sem diarreia. Além disso, a produção de calprotectina fecal foi significativamente relacionada à concentração de IL-6 plasmática ($p < 0{,}001$).[2,3] Isso indica a possibilidade da inflamação intestinal associada ao aumento dos níveis plasmáticos de IL-6, observados nos pacientes com COVID-19 grave.[3]

Fenótipos de apresentação clínica

As manifestações gastrointestinais se apresentam de forma diferente segundo os diferentes padrões fenotípicos da COVID-19. Alguns pacientes não apresentavam qualquer manifestação gastrointestinal, outros tinham poucas manifestações que acompanhavam os quadros leves de COVID-19, alguns apresentavam sintomas gastrointestinais isoladamente e outros manifestavam sintomas associados a SIM-P, o que pode ter dificultado o reconhecimento do acometimento do trato digestório na infecção pelo SARS-CoV-2 em pediatria.

Nos pacientes com COVID-19 e que apresentaram sintomas intestinais, a diarreia é o sintoma mais comum. Ocorre entre 1 e 8 dias após o início dos sintomas e em alguns pacientes é o primeiro sintoma. A duração é de 1 a 14 dias, média de 3,3 dias e de característica aquosa em 1/3 dos pacientes. Diarreia foi citada em até 56,8% dos estudos, seguida pelos vômitos (até 50%), náusea (até 34,3%), dor abdominal (até 27,3%) e recusa alimentar (até 23%). Todavia, houve grande variação entre os relatos.[1]

As manifestações gastrointestinais, em particular a diarreia, foram inicialmente associadas à forma leve da COVID-19 e não necessitavam de internação e/ou investigação laboratorial, fato que levou à depreciação e à subnotificação desse acometimento. Entretanto, chamava a atenção o fato de que os pacientes apresentavam chance maior de detecção do SARS-CoV-2 nas fezes[3] e que os sintomas gastrointestinais poderiam preceder o desenvolvimento dos sintomas respiratórios.[2,3] Esses dados sugerem um possível papel da pesquisa viral no material fecal no diagnóstico, isolamento e monitorização do paciente.[1,2]

Na COVID-19 foram descritos casos em que sintomas gastrointestinais ocorreram de forma isolada ou predominante, e, curiosamente, em até 10% das crianças foi a única forma de apresentação.[1,2] Além disso, outras formas de manifestação foram reportadas e descritas na Tabela 11.1 como parte do espectro de apresentação gastrointestinal da COVID-19,[2] o que demonstra a possibilidade de casos graves associados a manifestação predominantemente gastrointestinal na infecção pelo SARS-CoV-2.

TABELA 11.1. Manifestações gastrointestinais em crianças e adolescentes.

DIARREIA	HEMORRAGIA DIGESTIVA	ESPESSAMENTO DE ALÇA (ÍLEO)	INTUSSUSCEPÇÃO	ENTEROPATIA PERDEDORA DE PROTEÍNAS
Náusea/vômito	Dor abdominal	Apendicite	Pneumatose intestinal	Ascite / líquido livre entre alças
Anorexia	Adenite mesentérica	Abdome agudo	Peritonite	Constipação intestinal

Fonte: Elaborado pelo autor do capítulo.

Estudo brasileiro conduzido pela Fundação Oswaldo Cruz (FioCruz) também mostrou a forma de apresentação isolada gastrointestinal caracterizada como gastroenterite aguda, na qual 27,5% das amostras de RT-PCR para SARS-CoV-2 foram positivas, sendo a maioria dos casos em crianças e adolescentes.[4] Infelizmente o estudo foi transversal, sem informações de outros sintomas e do desfecho. Esses resultados reforçam a necessidade de aumentar a atenção aos sintomas iniciais gastrointestinais pelo SARS-CoV-2, e justificam a atenção ao risco de disseminação silenciosa da doença nessa faixa etária.

O vírus SARS-CoV-2 tem sido implicado na patogênese da síndrome inflamatória multissistêmica em pediatria (SIM-P), forma grave e com risco de morte. Nessa situação o trato digestório das crianças e adolescentes parece especialmente predisposto à lesão inflamatória, e os sintomas intestinais vêm sendo relacionados à SIM-P. A primeira publicação que descreveu SIM-P em 8 pacientes no Reino Unido relatou sintomas gastrointestinais em 100% das crianças. De forma semelhante, 60% dos pacientes na coorte italiana e 66,7% na coorte espanhola, 80% a 91% de acometimento nas coortes americanas e 83% na coorte francesa e suíça apresentaram sintomas gastrointestinais (Tabela 11.2). Curiosamente, nos pacientes com SIM-P, as manifestações gastrointestinais foram mais frequentes até mesmo que os sintomas respiratórios, em uma doença habitualmente relacionada a tosse e dispneia.[1,2,3,6]

As alterações radiológicas intestinais na SIM-P mais comumente descritas evidenciaram sinais sugestivos de inflamação intestinal, principalmente no íleo, ceco e cólon ascendente, líquido entre alças, ingurgitamento da gordura e dos linfonodos mesentéricos, como ilustrado na Figura 11.1.

Estudo multicêntrico que incluiu 101 pacientes pediátricos com COVID-19 mostrou que os sintomas gastrointestinais foram preditores de gravidade ao serem admitidos no hospital. Em nosso serviço terciário, foi evidenciado que pacientes pediátricos com comorbidades graves e SIM-P apresentaram espectro clínico agudo e grave com alta mortalidade. A análise da regressão logística mostrou que nesse grupo de doentes a SIM-P foi significantemente associada a vômitos, dor abdominal e/ou diarreia [*odds ratio* (OR) 10,98; 95% intervalo de confiança (CI) 1.20-100,86; p = 0,034].[5]

O conjunto dos dados publicados na literatura em crianças e adolescentes com suspeita de COVID-19 evidenciou que as manifestações gastrointestinais devem ser consideradas, que podem apresentar formas atípicas de apresentação e devem ser consideradas como possível preditor de evolução grave, principalmente nos pacientes com comorbidades.

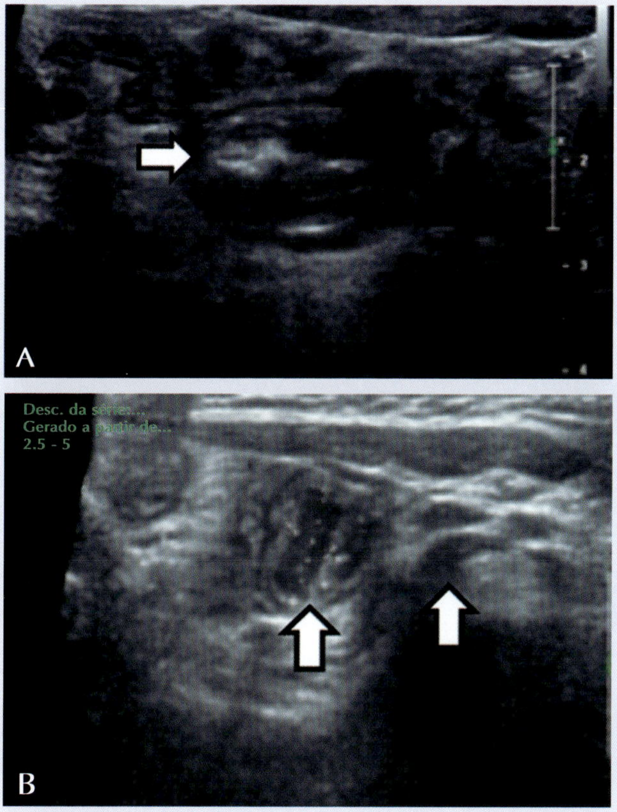

FIGURA 11.1. Imagem ultrassonográfica do abdome. Espessamento da parede ileal e intussuscepção ileoileal **(A)** e adenite mesentérica **(B)** em lactente.

Fonte: Acervo do autor do capítulo.

TABELA 11.2. Prevalência dos sintomas gastrointestinais em crianças e adolescentes na SIM-P.

AUTOR	PAÍS	N° DE PACIENTES	% COM SINTOMA GI
Riphagen S et al.	Reino Unido	8	100%
Verdoni L et al.	Itália	10	60%
Jimenez GD et al.	Espanha	11	100%
Miller J et al.	EUA	44	84,1%
Dufort EM et al.	EUA	99	80%
Belhadjer Z et al.	França /Suíça	35	83%
Pereira MFB et al.	Brasil	6	67%
Garcia-Salido A et al.	Espanha	74	71%
Feldestein LR et al.	EUA	186	91%
Cheung EW et al.	EUA	17	88%
Esteve-Sole A et al	Espanha	14	85,7%

Fonte: Elaborado pelo autor do capítulo.

Sintoma gastrointestinal e repercussão sistêmica

O acometimento no trato digestório pode ocorrer devido à infecção local diretamente, como também pela inflamação sistêmica secundária à COVID-19. No entanto, os sintomas gastrointestinais predominam sobre outros sintomas sistêmicos, como mostra a Tabela 11.3. O TGI de crianças com SIM-P parece ser propenso à lesão inflamatória. Entretanto, como o SARS-CoV-2 desencadeia resposta imune no intestino ainda não é completamente compreendido.

TABELA 11.3. Prevalência dos sintomas sistêmicos em crianças e adolescentes com COVID-19.

AUTOR	PAÍS	N° DE PACIENTES	% COM SINTOMA GI
Riphagen S et al.	Reino Unido	8	100%
Verdoni L et al.	Itália	10	60%
Jimenez GD et al.	Espanha	11	100%
Miller J et al.	EUA	44	84,1%
Dufort EM et al.	EUA	99	80%
Belhadjer Z et al.	França /Suíça	35	83%
Pereira MFB et al.	Brasil	6	67%
Garcia-Salido A et al.	Espanha	74	71%
Feldestein LR et al.	EUA	186	91%
Cheung EW et al.	EUA	17	88%
Esteve-Sole A et al	Espanha	14	85,7%

GI: sintoma gastrointestinal; CV: sintoma cardiovascular; RESP: sintoma respiratório; NEUR: sintoma neurológico; nd: não disponível.

Fonte: Elaborado pelo autor do capítulo.

A ativação da imunidade inata e adaptativa com recrutamento das células inflamatórias e produção local e sistêmicas de citocinas no intestino parece ter seu papel na gênese da tempestade de citocinas. Nos pacientes com SIM-P foi observado aumento de citocinas inflamatórias INF-γ, IL-10, IL-6, IL-8, IL17, IL-18, CXCL10, MIP-1 , MIP-1β, TNF- .[5,6] Entretanto, análise do perfil de citocinas de um subgrupo de SIM-P mais grave, com maior acometimento sistêmico, principalmente gastrointestinal e neurológico, mostrou diferença quando comparado com os casos moderados de SIM-P caracterizado por menor nível de plaquetas, maiores níveis de procalcitonina, ferritina e RT-PCR para SARS-CoV-2 nas fezes. Além disso, ocorreu elevação dos níveis circulantes de INF-γ, IL-18 e IP-10, fato que sugere que o acometimento intestinal pode ser tanto consequência da inflamação multissistêmica como sítio de amplificação da resposta inflamatória sistêmica.[3,4,6]

Possivelmente a inflamação instalada pode resultar em lesão tecidual, aumento da permeabilidade epitelial e vascular, translocação bacteriana e endotoxemia, que favorece a disbiose e a propagação do estado inflamatório.[1-3,6]

Inúmeros fatores etiológicos parecem estar envolvidos na patogênese dos sintomas de inflamação gastrointestinal nos pacientes com COVID-19, e novos estudos serão necessários para esclarecer a inflamação intestinal e sua participação na amplificação da inflamação sistêmica.

Pontos-chave

1. As manifestações gastrointestinais em crianças e adolescentes com COVID-19 devem ser questionadas ativamente
2. Podem ocorrer formas isoladas e/ou atípicas de manifestação gastrointestinal e que suscitam alto índice de suspeição para o rápido diagnóstico, tratamento adequado e prevenção da contaminação.
3. As manifestações gastrointestinais devem ser consideradas como possível preditor de gravidade.

Manifestações do sistema nervoso na COVID-19

Introdução

Os pacientes com a doença pelo coronavírus 2019 (COVID-19) podem desenvolver quadros tanto neurológicos centrais como periféricos, agudos ou a longo prazo, sendo estes denominados neuroCOVID,[7] incluindo sintomas leves (anosmia/ageusia, cefaleia, vertigem, distúrbios do humor) e complicações graves [encefalite, mielite, acidente vascular encefálico isquêmico e hemorrágico (AVEI/AVEH), crises epilépticas, síndrome de Guillain-Barré (SGB), síndrome de Miller-Fisher].

A prevalência da neuroCOVID é variável em diferentes estudos, a depender da faixa etária analisada, ou influenciada por viés de seleção ao analisar apenas pacientes hospitalizados.[8] Embora as complicações neurológicas graves sejam raras sobretudo em crianças, a escala global da pandemia pode quantificar um grande número de casos a longo prazo, e são esperadas potenciais sequelas neuropsiquiátricas.

O entendimento da neuropatogênese e dos mecanismos celulares envolvidos na neuroCOVID é crucial no estabelecimento de condutas clínicas e terapêuticas. Três potenciais mecanismos para neuroCOVID são propostos:

1. Complicações não específicas decorrentes da doença sistêmica, como hipóxia, sepse ou febre.

2. Lesão de células do sistema nervoso (SN) direta pelo vírus decorrente de neurotropismo, incluindo neurônios, micróglia/macrófagos, astrócitos, células endoteliais e o epitélio coroidal.
3. Lesão indireta do SN decorrente de ativação do sistema imunológico pela reação hiperinflamatória na forma da síndrome de liberação de citocinas,[7] sendo o nível da interleucina-6 elevado um forte preditor de mortalidade nos pacientes com COVID-19.[9]

Esses mecanismos não são mutuamente excludentes e podem coexistir.

O coronavirus-2 associado à síndrome respiratória aguda grave (SARS-CoV-2) pode atingir o SN via transneuronal, através da interface mucosa-nervo olfatório, requerendo a expressão do receptor da enzima conversora da angiotensina 2 (ACE2) para entrar na célula do hospedeiro,[10] disseminando-se por transporte axonal e atingindo o córtex olfatório, lobo temporal e centros bulbares associados ao controle cardiorrespiratório.

Outro possível mecanismo de invasão do sistema nervoso central (SNC) ocorreria por via hematogênica pelo plexo coroide onde a barreira hematoencefálica (BHE) é ausente,[11] ou por invasão transendotelial pela BHE danificada por condição patológica de base ou também pelo mecanismo "cavalo de Troia", ao penetrar a barreira permeabilizada em células imunes infectadas.[12]

O ACE2 é expresso em múltiplas estruturas encefálicas, incluindo tronco, córtex, *striatum* e hipotálamo. Nas autópsias cerebrais em pacientes gravemente afetados, avaliando-se nervos cranianos bulbares, o vírus foi detectado em 53% dos casos. Observou-se ativação microglial e em 79% dos pacientes infiltração de células T CD8+ no encéfalo e meninges.[13]

O mecanismo de lesão indireta por ativação do sistema imunológico (tempestade de citocinas) pode justificar os casos de encefalopatia hemorrágica necrosante aguda, assim como os casos de SIM-P.

A SGB é descrita em pacientes com COVID-19, sendo que três mecanismos foram propostos para justificar essa associação: um mecanismo neuroinvasivo, um parainfeccioso e um pós-infeccioso desencadeado por mecanismo imunológico. Para a primeira hipótese alguns pacientes apresentam fraqueza de rápida evolução, em poucos dias após ou ao mesmo tempo que os sintomas iniciais da COVID-19. Outros coronavírus, como o SARS-CoV ou o coronavírus associado à síndrome respiratória do Oriente Próximo[14] e também o vírus Zika,[15] podem agir diretamente no SN, levando a lesão neuropática. Porém, o teste *real-time polymerase-chain-reaction* (RT-PCR) para o SARS-CoV-2 não foi detectado no LCR de nenhum paciente com a SGB, o que poderia sugerir outras hipóteses. Um mecanismo parainfeccioso pode ser justificado pela hiperativação do sistema imunológico com elevação de citocinas pró-inflamatórias, com disfunção da BHE[16] afetando a integridade do nervo periférico, e nos casos em que a fraqueza é concorrente com sintomas sistêmicos da COVID-19. A SGB clássica ocorre via mecanismo imunomediado com um desencadeante precedente como a infecção pelo SARS-CoV-2 como mecanismo e que parece ser mais consistente com a maioria dos casos descritos.

Os mecanismos fisiopatológicos envolvidos nos distúrbios cerebrovasculares associados à COVID-19 ainda são limitados. A ativação imunológica pode levar a hipercoagulabilidade ou trombofilia com aumento da tendência de formação de trombos sanguíneos. Alguns mecanismos foram propostos: hiperinflamação sistêmica inata imunomediada, disfunção do endotélio neurovascular, endotelite, desregulação do sistema renina-angiotensina-aldosterona no SNC, estresse oxidativo, e agregação plaquetária elevada.[17]

A maioria dos estudos liquóricos na neuroCOVID identifica contagem celular normal, com exceção das apresentações encefálicas, com proteinorraquia normal ou levemente elevada.[18] O RNA do SARS-CoV-2 é indetectável no líquor cefalorraquiano (LCR) em quase todos os pacientes (2 em 578 pacientes com quadro pulmonar e 1 em 37 pacientes com neuroCOVID),[19,20] o que poderia decorrer de diferenças na sensibilidade dos testes RT-PCR em diferentes materiais ou do momento da infecção da coleta do LCR.

Heming et al.[21] identificaram alterações imunes específicas no LCR, com ampla expansão clonal de células T, além de redução na resposta do interferon quando comparado às encefalites virais, o que indica hiperativação imune local, apesar da ausência de SARS-CoV-2 no LCR, o que poderia sugerir mecanismos imunomediados e resposta antiviral comprometida.

Manifestações clínicas

Dados iniciais da pandemia apontavam para um envolvimento neurológico, com sintomas centrais ou periféricos em cerca de 36% dos pacientes admitidos aos serviços de emergência em Wuhan, China.[22] Os quadros manifestados variavam desde sintomas leves a quadros que demandaram intervenções urgentes e seguimento especializado, potencialmente ameaçadores à vida.

Dentre os sintomas mais comumente reportados nas diferentes casuísticas, pode-se citar: anosmia/ageusia, cefaleia, ataxia, tontura, alterações de memória. Quadros mais graves incluíam: encefalites, encefalopatias, convulsões, mielite transversa, SGB, Posterior *Reversible Encephalopathy Syndrome (PRES)*, acidentes vasculares isquêmico e hemorrágico (AVEI/AVEH).[23-31]

Em crianças, séries de casos publicadas em 2020 apontam para uma incidência de sintomas neurológicos entre 6% e 58% nos pacientes com quadros consistentes com SIM-P.[23,32,33] Dados a respeito do acometimento neurológico em crianças hospitalizadas com COVID-19 agudo são menos claros, variando de 3% a 22% em algumas casuísticas.[23]

Uma recente série de casos[23] reportou a presença de sintomas neurológicos em 22% dos pacientes incluídos na análise (365/1.695). Tal estudo reportou que sintomas de envolvimento de sistema nervoso central ou periférico eram mais comuns em pacientes com doenças neurológicas de base (epilepsia, doenças neuromusculares, atraso de desenvolvimento neuropsicomotor e autismo), além de marcantes diferenças na incidência de diferentes sintomas com a idade (convulsões mais frequentes nos menores de 5 anos e anosmia/ageusia mais comuns nos maiores de 13 anos).[23]

Nesse mesmo estudo, dentre os pacientes com sintomas neurológicos, 43 pacientes (12%) apresentaram quadros ameaçadores à vida, sendo que a maioria (79%) foi considerada previamente hígida.[23] Tais quadros graves incluíam: encefalopatias graves, AVEI, AVEH, infecções do SNC, encefalomielite aguda disseminada (ADEM), edema cerebral fulminante e a SGB. Entre esses pacientes, 26% morreram e 40% tiveram alta com algum déficit neurológico, demonstrando a alta morbimortalidade. Onze óbitos ocorreram por causas imediatas ligadas às manifestações neurológicas da COVID-19 (Tabela 11.4).

TABELA 11.4. Causas imediatas de óbito, diretamente relacionadas à COVID-19 em crianças.

Edema cerebral agudo fulminante
Estado de mal epiléptico
AVE hemorrágico e isquêmico
Encefalopatia grave (restrição da difusão extensa à ressonância magnética)

Fonte: modificado de LaRovere KL et al.[23]

Abdel-Mannan et al.[24] descreveram 4 casos de manifestações neurológicas em pacientes com menos de 18 anos, com quadros confirmados de infecção pelo SARS-CoV-2. Uma observação importante dessa série de casos foi que todos os pacientes apresentavam lesões agudas no esplênio do corpo caloso à ressonância nuclear magnética (RNM). Lesões como essas são raras, previamente reportadas em pacientes com quadros de encefalopatias, constituindo edema focal intramielina secundário à inflamação. Lesões similares foram relatadas em pacientes com quadros de infecções virais (*influenza* A, adenovírus) e em pacientes com quadros consistentes com síndrome de Kawasaki.[24]

A seguir serão descritos brevemente os principais quadros neurológicos relacionados à COVID-19 em crianças.

Anosmia/ageusia

A principal manifestação relacionada ao SN periférico é a diminuição da gustação e do olfato, respectivamente, ageusia e anosmia. Acredita-se haver um mecanismo neural ligado a tais manifestações, uma vez que a perda do olfato é comumente um sintoma inicial, presente em quadros leves e mesmo na ausência de inflamação da mucosa nasal importante e congestão.[34] Estudos com RNM mostram alterações locais nos bulbos olfatórios, aumento de tamanho, aumento da captação de contraste e hipersinal na fenda olfatória.[35]

Até o momento, os dados são limitados quanto à prevalência da perda de olfato e paladar em crianças, sendo uma manifestação que pode surgir inicialmente em quadros leves a moderados ou, até mesmo, constituir o único sintoma apresentado por alguns pacientes.[36]

As casuísticas dos sintomas neurológicos na COVID-19 pediátrica apontam para aumento na incidência de sintomas olfatórios e gustativos com a idade, em especial acima dos 5 anos, podendo atingir cerca de 40% dos pacientes entre 13 e 20 anos de idade.[23,37] Tal observação pode decorrer da necessidade de relato direto por parte do acometido.

Os sintomas tendem a ser autolimitados, porém com duração diversa e tendência à resolução mais rápida nos pacientes mais jovens.[38] Até o momento não existe tratamento específico para a ageusia/anosmia relacionadas à COVID-19.

Cefaleia

Em algumas casuísticas, a cefaleia é considerada o principal sintoma neurológico nos pacientes com COVID-19, acometendo até 40% dos pacientes maiores de 5 anos de idade.[23,26,39] Características como início súbito, envolvimento holocraniano, com duração variável (em geral entre 5-10 minutos), são descritas. No entanto, dados descritivos da cefaleia nas crianças são escassos.

Uma série de mecanismos para a cefaleia no contexto da COVID-19 é descrita[40,41] como: invasão direta das terminações do nervo trigêmeo na cavidade nasal, com a expressão de receptores para a ACE2 podendo ter um papel na ativação trigeminovascular; aumento transitório da pressão intracraniana, como resposta à redução da drenagem liquórica em alguns casos.[39,41]

Dado o conhecimento do potencial neurotrópico do SARS-CoV-2, queixa de cefaleia de início recente não deve ser ignorada no contexto da pandemia. Mudanças do padrão nas cefaleias crônicas devem levar à testagem para a infecção pelo SARS-CoV-2.[39] A presença de sintomas neurológicos associados, como déficit motor e sensorial, além de alterações na marcha e linguagem, bem como quadro de dor intensa e sem resposta aos analgésicos comuns, devem suscitar ampliação na investigação clínico-laboratorial.

A realização de exames de imagem como a tomografia computadorizada (TC) e a RNM pode auxiliar na detecção de potenciais quadros associados à cefaleia, como edema cerebral, AVEI/AVEH e tromboses venosas centrais. Apesar de pouco alterada no contexto da COVID-19, a análise liquórica pode demonstrar pleocitose leve. Além disso, a mensuração da pressão liquórica pode, em alguns casos, denotar aumento da pressão para até 40 mmHg.[39]

Síndrome de Guillain-Barré

Paralisia flácida aguda ascendente pós-infecciosa, polirradiculoneurite aguda, mais conhecida como SGB, ocorre em geral após um desencadeante infeccioso que induz uma reação autoimune direcionada aos nervos periféricos, classicamente associada a alguns patógenos como o *Campylobacter jejuni* e vírus como CMV, EBV, HIV e Zika. O diagnóstico da SGB se baseia na presença de paralisia flácida ascendente e simétrica, com hipo/arreflexia associada à dissociação albuminocitológica.[42]

Foram descritos mais que 70 casos de SGB associada à COVID-19 em adultos,[43] mas apenas quatro casos pediátricos foram relatados.[44-47] Fraqueza ascendente progressiva e simétrica foi descrita em três casos. O intervalo entre a infecção e o início dos sintomas foi entre 1 e 3 semanas (referido em apenas três). Padrão desmielinizante foi observado em duas crianças e padrão axonal em uma. Em nenhum caso o RT-PCR no LCR foi negativo para o SARS-CoV-2.

Dentro do contexto pandêmico, casos de SGB devem ser considerados como tendo potencial origem em infecções recentes pelo novo coronavírus.

Encefalomielite aguda disseminada (ADEM) e encefalites

Doença aguda desmielinizante do SNC, monofásica, na maioria das vezes sucedendo quadros infecciosos ou vacinação, a ADEM possui incidência estimada em cerca de 0,8 casos/100.000 pacientes-ano. Os sintomas tendem a surgir dentro de 7 a 14 dias após a infecção precipitante, com febre, cefaleia, déficits motores e/ou sensitivos, sendo necessária a presença de quadro de encefalopatia caracterizada por rebaixamento do nível de consciência, quadro confusional ou agitação/agressividade.[48]

Henriques-Souza et al.[49] relatou um caso de ADEM em paciente de 12 anos de idade, manifestando-se com quadro de perda de força bilateral e simétrica 5 dias após início de febre e cefaleia, culminando com rebaixamento de nível de consciência, insuficiência respiratória e necessidade de ventilação mecânica invasiva. A paciente apresentava RT-PCR positivo para o SARS-CoV-2 na nasofaringe. A RNM demonstrou restrição extensa e bilateral da difusão na substância branca, além de hipersinal em T2 no esplênio do corpo caloso. Foram realizados dois ciclos de pulsoterapia com metilprednisolona, com a paciente apresentando melhora parcial da força, reavendo o controle cervical após 68 dias do início do quadro. A RNM de controle, após 30 dias do início do quadro, mostrou resolução completa das alterações de restrição à difusão na substância branca.

Encefalite é definida como a presença de encefalopatia associada a evidência de inflamação de SNC (marcada por: febre, convulsões ou achados neurológicos focais, pleocitose liquórica, EEG alterado ou achados de neuroimagem característicos).[50]

McAbee GN et al.[51] e Natarajan S et al.[52] descreveram casos em pacientes de 11 e 13 anos, respectivamente, marcados por rebaixamento de nível de consciência e episódios convulsivos generalizados, ocorrendo poucos dias após início da febre. Em ambos os casos, a RT-PCR da nasofaringe foi positivo para o SARS-CoV-2, numa paciente de 13 anos[52] apresentando LCR com pleocitose (200 leucócitos, com predomínio linfocitário). Ambos os casos mostraram recuperação com terapêutica antiepiléptica em menos de uma semana, com os pacientes recebendo alta sem déficits neurológicos residuais.

Estado de mal epiléptico

Crises epilépticas sintomáticas agudas e o estado de mal epiléptico (EME) são duas condições neurológicas importantes descritas associadas à infecção pelo SARS-CoV-2, tanto em adultos quando em crianças,[31] com importante implicação no diagnóstico [dada a potencial menor disponibilidade de eletroencefalograma (EEG) em áreas restritas ao atendimento da COVID-19 nos hospitais] e o efeito dos supressores da respiração dificultando a presença de crises convulsivas.

Uma casuística recente de quadros neurológicos associados à COVID-19 em crianças mostrou que a ocorrência de EME variou entre 40% nos pacientes menores de 5 anos até 20% nos maiores de 13 anos, do total das manifestações neurológicas encontradas na coorte.[23]

Vários padrões do EEG foram descritos associados à COVID-19, incluindo atividade epileptiforme com padrão periódico e rítmico,[31] sem um padrão típico de crise relacionada à infecção pelo SARS-CoV-2. Em termos de semiologia, a maioria dos pacientes apresentava quadros convulsivos, focais ou generalizados.

Uma série de condições pode desencadear quadros epilépticos em pacientes com COVID-19, desde o próprio quadro inflamatório sistêmico, febre, hipoxemia e distúrbios metabólicos. Os cursos clínicos apresentados em uma recente revisão sistemática[31] foram, na maioria, benignos, com 85,1% apresentando resolução do quadro (78,7% desses dentro de 48 horas do tratamento). No entanto, cerca de 21%

dos pacientes incluídos no estudo faleceram por complicações relacionadas ao EME. Em quatro casos (9,5%) o SARS-CoV-2 foi isolado no LCR.

Segundo diferentes teorias, os quadros epilépticos poderiam ser induzidos tanto pela invasão direta de neurônios quanto pelo processo inflamatório sistêmico secundário à infecção pelo SARS-CoV-2, com muitos casos definidos como NORSE (*New-onset refractory status epilepticus*).[53]

Acidente vascular encefálico isquêmico e hemorrágico

A COVID-19 é reconhecida como uma entidade capaz de levar a um distúrbio de coagulação, com descrições de trombose e hemorragias, incluindo AVEI/AVEH em pacientes jovens.[54,55] Uma casuística em pacientes pediátricos com quadros neurológicos ligados à COVID-19[23] mostrou 12 relatos de AVEI/AVEH, com mortalidade de 33% e déficit neurológico novo à alta em 58% dos casos. Quatro desses pacientes (33%) não apresentavam quaisquer fatores de risco para AVE.

Dois relatos de caso[56,57] em pacientes pediátricos (9 e 12 anos de idade) levantaram a hipótese de que os eventos estivessem relacionados a quadro vasculítico do SNC, com presença de vasculopatia uni ou multifocal nos exames de imagem. Um desses pacientes[56] apresentou-se com quadro característico de SIM-P, pelos critérios da Organização Mundial de Saúde (OMS), o que indica um papel da chamada "tempestade de citocinas" na geração de um processo inflamatório sistêmico, levando a acometimento vascular cerebral importante.

Referências

1. Puoti MG, Rybak A, Kiparissi F, et al. SARS-CoV-2 and the gastrointestinal tract in children. Front Pediatr. 2021;9:617980.
2. Dipasquale V, Passanisi S, Cucinotta U, et al. Implications of SARS-CoV-2 infection in the diagnosis and management of the pediatric gastrointestinal disease. Ital J Pediatr. 2021;47(1):71.
3. Gonzalez JD, Velasco RBM, et al. COVID-19 gastrointestinal manifestations are independent predictors of PICU admission in hospitalized pediatric patients. Pediatr Infect Dis J. 2020;39:e459.
4. Fumian TM, Malta FC, dos Santos DRL, et al. SARS CoV 2 RNA detection in stool samples from acute gastroenteritis cases, Brazil. J Med Virol. 2021;93:2543-7.
5. Pereira MFB, Litvinov N, Farhat SCL, et al. Severe clinical spectrum with high mortality in pediatric patients with COVID-19 and multisystem inflammatory syndrome. Clinics. 2020;75:e2209.
6. Esteve-Sole A, Anton J, Pino-Ramirez RM, et al. Similarities and differences between the immunopathogenesis of COVID-19-related pediatric multisystem inflammatory syndrome and Kawasaki disease. J Clin Invest. 2021;131(6):e144554.

7. Ellul MA, Benjamin L, Bhagteshwar S, et al. Neurological associations of COVID-19. Lancet Neurol. 2020;19(9):767-83.

8. Romero-Sanchez CM, Díaz-Maroto I, Fernández-Díaz E, et al. Neurologic manifestations in hospitalized patients with COVID-19: the ALBACOVID registry. Neurology. 2020;95(8):e1060-e70.

9. Ruan Q, Yang K, Wang W, e et al. Clinical predictors of mortality due to COVID-19 based on an analysis of data of 150 patients from Wuhan, China. Intensive Care Med. 2020;46(5):846-8.

10. Hoffmann M, Kleine-Weber H, Pöhlmann S. A multibasic cleavage site in the Spike Protein of SARS-CoV-2 is essential for infection of human lung cells. Mol Cell. 2020;78(4):779-84.e5.

11. Murta V, Villarreal A, Ramos AJ. Severe acute respiratory syndrome coronavirus 2 impact on the central nervous system: are astrocytes and microglia main players or merely bystanders? ASN Neuro. 2020;12:1759091420954960.

12. Alam SB, Willows S, Kulka M, et al. Severe acute respiratory syndrome coronavirus 2 may be an underappreciated pathogen of the central nervous system. Eur J Neurol. 2020;27:2348-60.

13. Matschke J, Lütgehetmann M, Hagel C, et al. Neuropathology of patients with COVID-19 in Germany: a post-mortem case series. Lancet Neurol. 2020;19(11):919-29.

14. Li YC, Bai WZ, Hashikawa T. The neuroinvasive potential of SARS-CoV2 may play a role in the respiratory failure of COVID-19 patients. J Med Virol. 2020;92(6):552-5.

15. Parra B, Lizarazo J, Jiménez-Arango JA, et al. Guillain-Barré syndrome associated with Zika Virus infection in Colombia. N Engl J Med. 2016;375(16):1513-23.

16. Scheidl E, Canseco DD, Hadji-Naumov A, et al. Guillain-Barré syndrome during SARS-CoV-2 pandemic: a case report and review of recent literature. J Peripher Nerv Syst. 2020;25(2):204-7.

17. Spence JD, de Freitas GR, Pettigrew LC, et al. Mechanisms of stroke in COVID-19. Cerebrovasc Dis. 2020;49:451-8.

18. Espindola OM, Siqueira M, Soares CN, et al. Patients with COVID-19 and neurological manifestations show undetectable SARS-CoV-2 RNA levels in the cerebrospinal fluid. Int J Infect Dis. 2020;96:567-9.

19. Destras G, Bal A, Escuret V, et al. Systematic SARS-CoV-2 screening in cerebrospinal fluid during the COVID-19 pandemic. Lancet Microbe. 2020;1(4):e149.

20. Kremer S, Lersy F, Anheim M, et al. Neurologic and neuroimaging findings in patients with COVID-19: a retrospective multicenter study. Neurology. 2020;29;95(13):e1868-e82.

21. Heming M, X Li, Rauber S, et al. Neurological manifestations of COVID-19 feature T cell exhaustion and dedifferentiated monocytes in cerebrospinal fluid. Immunity. 2021;54:164-75.

22. Mao L, Jin H, Wang M, et al. Neurologic manifestations of hospitalized patients with coronavirus disease 2019 in Wuhan, China. JAMA Neurol. 2020;77(6):683-90.

23. LaRovere K, Riggs BJ, Poussaint TY, et al. neurologic involvement in children and adolescents hospitalized in the United States for COVID-19 or multisystem inflammatory syndrome. JAMA Neurol. 2021.

24. Abdel-Mannan O, Eyre M, Lobel U, et al. Neurologic and radiographic findings associated with COVID-19 Infection in Children. JAMA Neurol. 2020;77(11):1440-5.

25. Lechien JR, Cheisa-Estomba CM, De Siati DR, et al. Olfatory and gustatory dysfunctions as a clinical presentation of mild-to-moderate forms of the coronavirus disease (COVID-19): a multicenter European study. Eur Arch Otorhinolaryngol. 2020;277(8):2251-61.

26. Bolay H, Gul A, Baykan B. COVID-19 is a real headache! Headache. 2020;60(7):1415-21.

27. Poyiadji N, Shahin G, Noujaim D, et al. COVID-19 associated acute hemorrhagic necrotizing encephalopathy: imaging features. Radiology. 2020;296(2):E119-E20.

28. Hepburn M, Mullaguri N, George P, et al. Acute symptomatix seizures in critically ill patients with COVID-19: is there an association? Neurocrit Care. 2020. doi:10.1007/s12028-020-01006-1.

29. Al Ketbi R, Al Nuaimi D, Al Mulla M, et al. Acute myelitis as a neurological complication of COVID-19: a case-report and MRI findings. Radiol Case Rep. 2020;15(9):1591-5.

30. Uncini A, Vallat JM, Jacobs BC. Guillain-Barré syndrome in SARS-CoV-2 infection: an instant systematic review of the first six months of the pandemic. J Neurol Neurosurg Psychiatry. 2020;91(10):1105-10.

31. Dono F, Nucera B, Lanzone J, et al. Status epilepticus and COVID-19: a systematic review. Epilepsy & Behaviour. 2021;118:107887.

32. Feldstein LR, Rose EB, Horwitz SM, et al. Overcoming COVID-19 investigators; CDC COVID-19 response team. Multisystem inflammatory syndrome in U.S. children and adolescentes. N Engl J Med. 2020;383(4):334-46.

33. Abrams JY, Godfred-Cato SE, Oster ME, et al. Multisystem inflammatory syndrome in children associated severe acute respiratory syndrome coronavirus 2: a systematic review. J Pediatr. 2020;226:45-54.e1.

34. Cooper KW, Brann DH, Farruggia MC, et al. COVID-19 and the chemical senses: supporting players take center stage. Neuron. 2020;107:219-33.

35. Hatipoglu N, Yazici ZM, Palabiyik F, et al. Olfatory bulb magnetic ressonance imaging in SARS-CoV-2 anosmia in pediatric cases. Int J Pediatr Otorhinolaryngol. 2020;139:110469.

36. Mak PQ, Chung KS, Wong JSC, et al. Anosmia and ageusia: not na uncommon presentation of COVID-19 infection in children and adolescents. Ped Infect Dis J. 2020;39(8):e199-e200.

37. Raj SL, Vasanthi T, Baineni R, et al. Neurological manifestations of COVID-19 in children. Indian Pediatr. 2020;57(12):1185-6.

38. Maniaci A, Iannella G, Vicini C, et al. A case of COVID-19 with late-onset rash and transient loss of taste and smell in a 15-year-old boy. Am J Case Rep. 2020;21:e925813.

39. Seth V, Kushwaha S. Headache due to COVID-19: a disabling combination. Headache. 2020;60:2618-21.

40. Doobay MF, Talman LS, Obr TD, et al. Differential expression. Of neuronal ACE2 in transgenic mice with overexpression of the brain renin-angiotensin system. Am J Physiol Regul Integr Comp Physiol. 2007;292:R373-81.

41. Wettervik TS, Kumlien E, Rostami E, et al. Intracranial pressure dynamics and cerebral vasomotor reactivity in coronavirus disease 2019 patient with acute encephalitis. Crit Care Explor. 2020;2(8):e0197.

42. Willison HJ, Jacobs BC, van Doorn PA. Guillain-Barré syndrome. Lancet. 2016;388(10045):717-27.

43. De Sanctis P, Doneddu PE, Viganò L, et al. Guillain Barré syndrome associated with SARS--CoV-2 infection: a systematic review. Eur J Neurol. 2020;27(11):2361-70.

44. Khalifa M, Zakaria F, Ragab Y, et al. Guillain-Barré syndrome associated with severe acute respiratory syndrome coronavirus 2 detection and coronavirus disease 2019 in a child. J Pediatric Infect Dis Soc. 2020;17;9(4):510-3.

45. Frank CHM, Almeida TVR, Marques EA, et al. Guillain-Barré syndrome associated with SARS--CoV-2 infection in a pediatric patient. J Trop Pediatr. 2020;12:044.

46. Paybast S, Gorji R, Mavandadi S. Guillain-Barré syndrome as a neurological complication of novel COVID-19 infection: a case report and review of the literature. The Neurologist. 2020;25(4):101-3.

47. Curtis M, Bhumbra S, Felker MV, et al. Guillain-Barré syndrome in a child with COVID-19 infection. Pediatrics. 2020;20:2001-5115.

48. Murthy SNK, Faden H, Cohen M, et al. Acute disseminated encephalomielitis in children. Pediatrics. 2002;110(2):21-5.

49. Henriques-Souza ADM, Melo ACM, Madeiro BAC, et al. Acute disseminated encephalomyelitis in a COVID-19 pediatric patient. Neuroradiology. 2020. doi:10.1007/s00234-020-02571-0.

50. Ellul M, Solomon T. Acute encephalitis: diagnosis and management. Clinical Med. 2018;18(2):155-9.

51. McAbee GN, Brosgol Y, Pavlakis S, et al. Encephalitis associated with COVID-19 infection in an 11-year-old child. Pediatr Neurol. 2020;109:94.

52. Natarajan SM, Ganesh RM, Palaniappan N, et al. Indian Pediatrics. 2020;57:1186-7.

53. Nikbakht F, Mohammadkhanizadeh A, Mohammadi E. How does the COVID-19 cause seizure and epilepsy in patients? The potential mechanisms. Multipl Esclerosis and Rel Disord. 2020;46:102535.

54. Stafstrom CE, Jantzie LL. COVID-19: neurologic considerations in neonates and Chidren. Children. 2020;7:133.

55. Oxley TJ, Mocco J, Majidi S, et al. Large-vessel stroke as presenting feature of COVID-19 in the young. N Engl J Med. 2020;382:e60.

56. Tiwari L, Shekhar S, Bansal A, et al. COVID-19 associated arterial ischaemic stroke and multisystem inflammatory syndrome in children: a case report. Lancet Child Adolesc Health. 2021;5:88-90.

57. Mirzaee SMM, Gonçalves FG, Mohammadifard M, et al. Focal cerebral arteriopathy in a pediatric patient with COVID-19. Radiology, 2020;297(2):E274-E5.

12

MANIFESTAÇÕES RENAIS E ENDÓCRINAS NA COVID-19

Andreia Watanabe
Durval Damiani

COVID-19

Manifestações renais na COVID-19

Introdução

O rim é um órgão frequentemente acometido nas formas graves da infecção pelo SARS-CoV-2, ocasionando lesão renal aguda (LRA) e a necessidade de terapia de suporte renal em uma porcentagem expressiva desses casos.

Além disso, adultos com doença renal crônica em estágios avançados, principalmente aqueles que realizam terapias dialíticas ou transplantados renais, apresentam maior risco de evolução para as formas mais graves da COVID-19, estas associadas a grande morbimortalidade nessa população. Tal fato causou grande preocupação relacionada a crianças e adolescentes com doenças renais crônicas em diálise ou em uso de imunossupressores.

Desde o início da pandemia, levantou-se a questão sobre o uso de iECA (inibidor de enzima conversora de angiotensina) e/ou do bloqueador do receptor 1 da angiotensina 2 (BRA) em pacientes hipertensos, diabéticos ou naqueles com doença renal crônica, uma vez que sabidamente o SARS-CoV-2 se utiliza da ACE2 (*Angiotensin Conversion Enzyme* 2) para sua entrada nas células epiteliais que o expressam.

Diante do exposto, serão abordado o uso de medicações envolvidas no sistema renina angiotensina aldosterona, o acometimento renal agudo em pacientes pediátricos com a COVID-19, assim como as alterações glomerulares, englobando também a epidemiologia e a evolução naqueles com doenças renais crônicas previas.

ACE2 na fisiopatologia do acometimento renal e uso crônico de iECA e BRA

O rim é um dos órgãos que expressam a enzima 2 conversora da angiotensina (em inglês, ACE2), que é uma proteína de membrana, observada principalmente nas células epiteliais do túbulo proximal, mas também em podócitos, e menos intensamente no epitélio do túbulo distal.

O sistema renina-angiotensina-aldosterona (RAA) tem um importante papel na manutenção da pressão arterial e no balanço de sódio e água, onde a angiotensina II, originada da clivagem da angiotensina I pela ECA, desempenha diversas funções através de seus receptores 1 e 2, a saber: vasoconstrição, elevação de pressão arterial, promoção de inflamação, estresse oxidativo e apoptose celular. O ACE2, por sua vez, ao degradar a angiotensina II em angiotensina 1-7, desempenha um papel regulador através do receptor, mas com efeitos que se contrapõem aos da angiotensina II, levando a vasodilatação, assim como a redução de inflamação, do estresse oxidativo e da apoptose celular. Ao se ligar ao ACE2 para sua entrada na célula, o SARS-CoV-2 é internalizado juntamente com o ACE2, levando à redução do mesmo e proporcionando o aumento relativo dos efeitos da angiotensina II[1,2] (Figura 12.1).

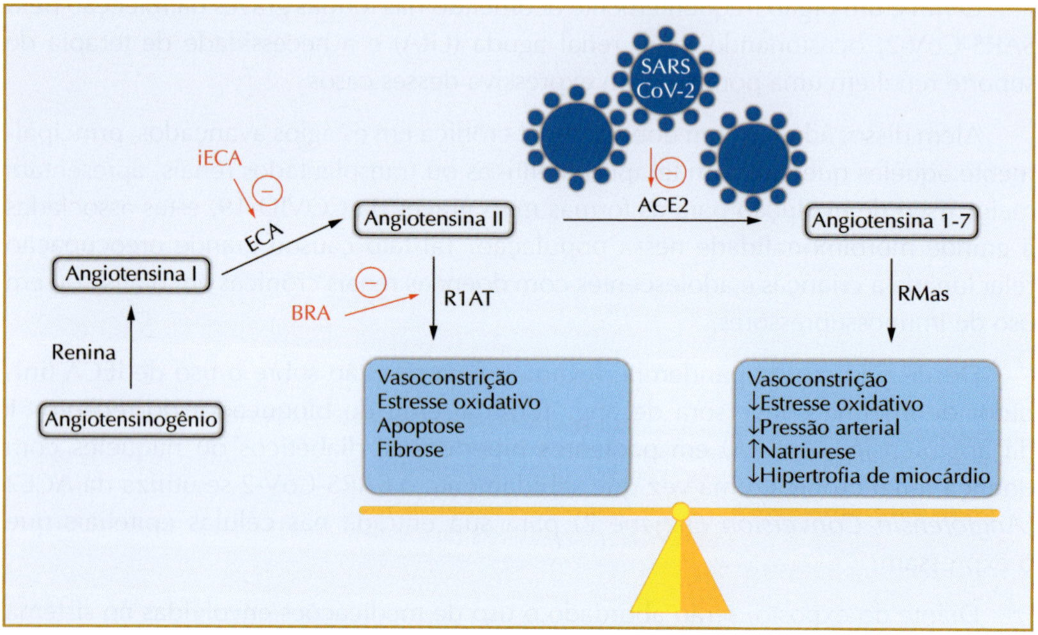

FIGURA 12.1. Sistema renina angiotensina aldosterona: balanço entre ação de angiotensina II via receptor 1 de angiotensina 2 e angiotensina 1-7 via receptor Mas.[1,2]

ACE2: enzima de conversão de angiotensina 2; BRA: bloqueador do receptor 1 de angiotensina II; ECA: enzima de conversão de angiotensina; R1AT: receptor 1 de angiotensina II; RMas: receptor Mas.[1,2]

Fonte: Elaborado pelo autor.

Nesse contexto, a utilização da iECA e de BRA poderia levar a maior expressão de ACE2, aumentando o risco de infecção pelo SARS-CoV-2 assim como o agravamento da COVID-19 por facilitar a entrada do vírus na célula? Estudos em laboratório e estudos clínicos têm sido realizados para entender melhor essa questão.

Em tecido renal de camundongos foi observada redução da expressão de ACE2 tanto na ablação da ECA quanto na exposição do tecido renal a captopril, um iECA, ou temilsartan, que por sua vez tem a propriedade de um BRA. Não foi observada diferença na expressão de ACE2 que pudesse ser detectado em tecido pulmonar quando expostas ou não a essas medicações, porém estas não foram expostas ao SARS-CoV-2.[3]

Em pacientes hipertensos crônicos, o uso de iECA foi associado à redução de hiperinflamação relacionada à COVID-19 e ao aumento de resposta antiviral intracelular intrínseca, e o uso de BRA, por sua vez, foi relacionado a aumento da interação celular entre o epitélio pulmonar e células do sistema imune, sugerindo um possível efeito benéfico dessas medicações nessa população.[4]

Diversos estudos em adultos não observaram diferença na evolução de pacientes em uso crônico prévio de iECA ou BRA, e Lopes et al. confirmaram esses achados ao estudar adultos brasileiros internados por acometimento leve ou moderado de COVID-19, comparando aqueles nos quais essas medicações foram suspensas com aqueles em quem foram mantidas.[5]

A utilização de iECA e BRA favoreceria o balanço do sistema renina-angiotensina-aldosterona, reduzindo os níveis de angiotensina II ou sua ação no receptor 1 respectivamente, que por sua vez está relacionado a vasoconstrição, estresse oxidativo, apoptose celular e fibrose tecidual.

Assim, nesse momento não se recomenda a descontinuação de iECA e/ou BRA para os pacientes que fazem uso crônico dessas medicações, exceto em condições clínicas que classicamente já as contraindiquem.

Acometimento renal agudo relacionada à COVID-19

Lesão renal aguda

Lesão renal aguda (LRA) é definida pela redução abrupta das funções renais, resultando em retenção de ureia e produtos nitrogenados e levando a desequilíbrio hidroeletrolítico, frequentemente com retenção hidrossalina. Em metanálise de 14 estudos pediátricos, cada qual com mais de 10 pacientes, a IRA ocorreu em cerca de 30% das crianças hospitalizadas, das quais 0,56% necessitaram de terapêutica de suporte renal, e houve uma taxa de mortalidade de 2,55%. A IRA foi associada a aumento do tempo em ventilação pulmonar mecânica e do tempo de internação hospitalar.[6]

No início da primeira onda da COVID-19 no Reino Unido, a LRA ocorreu em 41,4% dos 116 pacientes críticos pediátricos com MIS-C (*Multisystem inflammatory syndrome in children*) nas primeiras 48 horas de internação, e quatro necessitaram de suporte renal contínuo, um deles em ECMO, havendo óbito de dois pacientes que apresentaram LRA. O nível elevado inicial de ferritina foi associado a injúria renal aguda grave.[7]

Em Nova Iorque, onde a taxa de LRA foi de 11,8% em 144 pacientes com COVID-19, aqueles com MIS-C desenvolveram LRA em 18,2% dos casos, sendo a disfunção cardíaca um dos fatores potencialmente relacionados a maior taxa de LRA. Não houve necessidade de terapia de suporte renal, e não houve óbito entre os 45 pacientes internados com MIS-C.[8]

Mecanismos de lesão renal relacionados a LRA

Disfunção do túbulo proximal manifestado por proteinúria de baixo peso molecular, hiperuricosúria e redução de reabsorção tubular de fósforo tem sido identificado em pacientes adultos internados por COVID-19.[9]

Histologicamente foram identificados sinais de acometimento do túbulo proximal como a perda da borda em escova, presença de debris na luz tubular como grânulos de hemossiderina e cilindros de pigmentos, degeneração vacuolar não isométrica, assim como redução da expressão da megalina na borda em escova. Além disso, partículas similares ao SARS-CoV-2 foram identificadas tanto no epitélio tubular como no epitélio podocitário em tecido renal *post mortem*.[10]

A redução da razão entre a atividade de ADAMTS-13 no nível do fator Von Willebrand foi associado a progressão para formas graves de COVID-19 e LRA grave em adultos, sugerindo um padrão de microangiopatia secundária.[11]

Aumento de C5b9 sérico foi observado em pacientes pediátricos com critério de microangiopatia trombótica com COVID-19 ou MIS-C, e foi associado à presença de disfunção renal.[12]

Dessa forma, fatores como hipóxia celular relacionada a hipovolemia real ou relativa, nefrotoxicidade de medicamentos, rabdomiólise, síndrome da tempestade de citocinas, desregulação do sistema complemento, assim como a ação direta do vírus no tecido tubular proximal renal, parecem contribuir com a instalação da LRA em pacientes com COVID-19.

Manejo da LRA no contexto da COVID-19

Na presente data, o manejo da LRA é de suporte, e inclui a monitorização e adequação cardiocirculatória, individualização dos alvos de balanço hídrico evitando acumulo hídrico, avaliação diária da prescrição e suspensão de nefrotoxinas sempre que possível, além da identificação e do tratamento dos distúrbios hidroeletrolíticos. De maneira geral, a indicação de terapia de suporte renal e sua modalidade seguem os mesmos critérios daqueles de pacientes pediátricos com LRA de outras causas.[13,14]

Além disso, a rápida identificação e tratamento da MIS-C com protocolos já estabelecidos poderia reduzir a progressão da lesão renal aguda. Por fim, pode-se considerar o uso de bloqueador de C5 do sistema complemento no contexto de microangiopatia trombótica relacionada a ativação da via alternativa do complemento.[15]

Acometimento glomerular relacionado a COVID-19

Glomerulopatia colapsante (GC) tem sido observada em adultos com COVID-19, proteinúria e redução progressiva de função renal. Ela se caracteriza histologicamente por hipertrofia e hiperplasia do epitélio visceral do tufo glomerular colapsado focal ou globalmente, e frequentemente acompanhado de lesões microcísticas nas células epiteliais do túbulo proximal.

Nos tecidos renais de pacientes com GC e COVID-19 não foi encontrada até o momento evidência da presença do SARS-CoV-2. Entretanto, observou-se expressão aumentada de genes relacionados a lesão tubular, e também de diversas citocinas, mas não de interferon gama, em seis pacientes com genótipo de alto risco de *APOL1*, o qual se relaciona à suscetibilidade de doença renal. Nesse contexto, a infecção pelo SARS-CoV-2 pode ter sido o segundo golpe que desencadeou o desenvolvimento de GC, à semelhança do que ocorre com a HIVAN (HIV-*associated nephropathy*).[16,17]

Na faixa etária pediátrica, até o momento, GC foi descrita na forma *de novo* em um adolescente negro de 16 anos transplantado renal após infecção por SARS-CoV-2, no qual não foram estudadas variantes de *APOL1*.[18]

Em adolescentes com genótipo de alto risco de *APOL1*, é possível que a COVID-19 possa ser o segundo golpe no desenvolvimento da GC, à semelhança do que tem sido descrito em adultos, e que esses casos venham a aparecer ao longo do persistir da pandemia.

Síndrome nefrótica (SN) tem sido descrita em criança após COVID-19, assim também como recidiva de proteinúria em criança com SN em remissão, sendo essa infecção um possível fator desencadeante nesses casos.[19,20]

A taxa de recidiva de SN em pediatria tendeu a ser menor em 2020 em um centro francês quando comparada àquela observada em 2019, sem evidência de diferença na gravidade da recidiva. Esse efeito pode estar relacionado ao distanciamento social praticado pelas famílias, incluindo o afastamento presencial das salas de aula.[21]

Outra observação importante foi a de que pacientes pediátricos que receberam rituximabe como parte do tratamento de glomerulopatias não apresentaram quadros graves de COVID-19, sugerindo a manutenção de medicações já utilizadas pelo paciente que podem fazer a diferença em sua condição de remissão da proteinúria.[22]

No serviço de Nefrologia Pediátrica do Instituto da Criança e do Adolescente da FMUSP, apenas uma criança seguida por SN, neste caso refratária a todos os imunossupressores recebidos, e com doença renal crônica já em estágio 4, apresentou MIS-C e progrediu posteriormente para DRC estágio 5 com necessidade de diálise crônica.[23]

Evolução de pacientes pediátricos com doenças renais crônicas

Felizmente, a incidência de crianças com doença renal crônica que apresentam sintomas e teste positivo para SARS-CoV-2 tem sido baixa, e sua evolução benigna na maioria dos casos.[24]

A pandemia da COVID-19, entretanto, trouxe impacto em diversas esferas no manejo e tratamento desses pacientes.

Houve, por exemplo, redução de número de transplantes renais de doadores vivos e falecidos em receptores pediátricos nos Estados Unidos, embora de maneira não sustentada, impossibilitando a saída da diálise ou acrescentando sua necessidade àqueles que poderiam receber um transplante renal preemptivo.[25]

Nos pacientes pediátricos transplantados renais em um centro francês, foi observado aumento de anormalidades de artérias de enxertos renais em crianças, possivelmente relacionado à COVID-19. Em uma análise retrospectiva dos casos, observou-se que 5 dos 7 pacientes haviam apresentado síndrome do desconforto respiratório agudo prévio e que, após os tais achados vasculares, foi realizada investigação que confirmou sorologia positiva para SARS-CoV-2. Os outros 2 pacientes receberam enxerto de doador adolescente assintomático com sorologia positiva para SARS-CoV-2 realizada no momento da doação, sugerindo um risco potencial de desenvolvimento de vasculite no enxerto em crianças/doadores que tiveram infecção recente pelo SARS-CoV-2.[26]

Pacientes pediátricos transplantados renais estão sob risco de contrair COVID-19 devido a seu estado de imunossupressão secundária, porém a incidência da doença tem sido baixa, e seu curso clínico naqueles que a contraem tem se demonstrado leve em semelhança a pacientes pediátricos saudáveis.[27] Assim como nos pacientes pediátricos transplantados renais, o uso de medicações imunossupressoras naqueles com síndrome nefrótica ou ainda nos portadores de nefropatia lúpica não leva a maior gravidade da COVID-19.[28,29]

Alshami et al. encontraram que a soroprevalência de SARS-CoV-2 IgG contra a proteína "*spike*" e contra a proteína do nucleocapsídeo em pacientes transplantados renais pediátricos foi de 11,1% (8/72), sendo que apenas quatro deles apresentaram previamente PCR para SARS-CoV-2 positivo e foram assintomáticos ou apresentaram sintomas leves. Esses achados mostram a possibilidade de formação de anticorpos em pacientes em regime de imunossupressão.[30]

Prevenção de infecção em centros de diálise e de transplante renal

A transmissão do SARS-CoV-2 de pessoa para pessoa entre trabalhadores da saúde e pacientes foi descrita em uma unidade de hemodiálise pediátrica a partir de um caso índice, demonstrando a importância de medidas apropriadas para o controle dessa infecção, uma vez que a maioria desses pacientes necessita estar constantemente em centros de hemodiálise para realizar o procedimento dialítico.[31]

Assim, medidas específicas de controle de infecção têm sido recomendadas pelas sociedades médicas, incluindo a Sociedade Brasileira de Nefrologia, relacionadas aos cuidados desde o transporte do paciente e acompanhante, avaliação à chegada da unidade, orientações e condutas específicas diante de sintomas de quadro gripal em unidades pediátricas de hemodiálise crônica a fim de mitigar esse risco. Além disso, medidas específicas para aqueles que realizam diálise peritoneal no domicílio ou são transplantados renais e necessitam de visitas hospitalares para realização de avaliações clínicas e laboratoriais são sugeridas a fim de proteger os pacientes, familiares, profissionais de saúde e a transmissão da doença em ambiente hospitalar.[32]

Conclusões

- Recomenda-se que os pacientes que utilizam iECA e/ou BRA mantenham as medicações, a menos que as contraindicações clássicas se imponham.
- A incidência de LRA é alta em pacientes pediátricos com a forma grave de COVID-19 e principalmente naqueles que desenvolvem a MIS-C, ainda que a necessidade de terapia de suporte renal contínuo tenha sido rara.
- Diversos mecanismos relacionados ao vírus, às alterações/desequilíbrios imunes e ao próprio tratamento da condição clínica têm sido descritos, levando a alterações tubulares e glomerulares e suas consequências.
- Até o momento, pacientes pediátricos com doenças renais crônicas, incluindo aqueles que utilizam imunossupressores, não parecem ter risco aumentado de desenvolver as formas graves da COVID-19 quando comparados a seus pares.
- Protocolos específicos de prevenção da doença são recomendados para as unidades de transplante renal e diálise pediátricos.

Manifestações endócrinas na COVID-19

No final de 2019 iniciou-se na China a disseminação de um vírus chamado SARS-CoV-2 (*severe acute respiratory syndrome – coronavirus subtipe 2*). A Organização Mundial da Saúde (OMS) foi notificada em 31 de dezembro de 2019, e em 11 de março de 2020 declarou a infecção por Coronavírus (*Coronavirus disease* 2019 – COVID-19) uma pandemia mundial. Esse vírus RNA espalhou-se pelo mundo a partir da cidade chinesa de Wuhan e assumiu uma proporção de milhões de infectados e de mais de 1 milhão de mortos após 1 ano do início da pandemia. Trata-se de um betacoronavírus que penetra no ambiente intracelular ligando a proteína *spike* (S) no domínio de ligação do receptor para a enzima conversora de angiotensinogênio (ACE2), presente na superfície epitelial das células humanas. ACE2 é uma monocarboxipeptidase tipo I, transmembrana, dependente de zinco, com homologia a ACE, um ator importante no sistema renina-angiotensina-aldosterona (RAAS) e um alvo para o tratamento de hipertensão arterial, já que ela cliva angiotensina II em angiotensina, que se liga a receptores, mas para regular negativamente RAAS.[33]

A distribuição tecidual do SARS-CoV-2, no entanto, não é tão concordante com a presença de ACE2, o que significa que cofatores são necessários para a entrada do vírus nas células. Entre esses fatores estão uma protease de serina transmembrana (TMPRSS2) e a neurofilina-1 (NRP1).

Após a ligação ao ACE2, o SARS-CoV-2 recruta TMPRSS2, que facilita a entrada no citoplasma. Após entrar no citoplasma, o vírus vai ao núcleo, onde faz a célula iniciar sua própria replicação.[34] A expressão de TMPRSS2 é aumentada pela testosterona, e isso explica a maior incidência de COVID-19 em homens e sua relativa raridade e menor gravidade (mortalidade < 0,1%) em crianças pré-púberes.[35] ACE2 é clivado pela protease ADAMTS17.

Com o uso de mutagênese sítio-dirigida e anticorpos monoclonais, mostrou-se que NRP1 poderia ser um fator potencializador para ACE2, facilitando a entrada do vírus. Isso é corroborado pela *up-regulation* de NRP1 em amostras biológicas infectadas pelo SARS-CoV-2 em comparação a tecidos não infectados. A maior infectividade do SARS-CoV-2 em relação a outros membros da família é provavelmente explicada pela elevação da produção de NRP1.[36]

Grassi et al. sugerem que a COVID-19 poderia ser considerada um distúrbio endócrino, que está de acordo com uma resposta não específica do sistema imune e que é bem diferente do que ocorre nas infecções pelo vírus da *influenza*.[37]

Do ponto de vista endócrino, duas questões surgem:

1. Como ficam os que já têm uma condição de endocrinopatia em presença de uma infeção pelo SARS-CoV-2?
2. O vírus é capaz de causar alguma endocrinopatia?

Existem evidências cada vez maiores de que portadores de doenças como obesidade, diabetes *mellitus* (DM), hipertensão arterial e doenças cardiovasculares estão sob risco aumentado de infeção pelo coronavírus. Dados do Reino Unido e dos Estados Unidos apontam maior prevalência de obesidade e DM nos pacientes que foram a óbito pela COVID-19.

Nos Estados Unidos, as comorbidades associadas à COVID-19 são hipertensão arterial (49,7%), obesidade (48,3%), DM (28,3%) e doença cardiovascular (27,8%).

Diabetes *mellitus*

Há várias maneiras pelas quais os pacientes diabéticos podem ter facilitada a entrada do SARS-CoV-2 em suas células:

1. A hiperinsulinemia reduz a atividade da ADAMTS17, uma protease que cliva ACE2 e, portanto, aumenta sua expressão, permitindo mais ligação do

vírus à superfície celular. Em humanos, maior expressão da proteína ACE2 está associada a hiperglicemia e diabetes *mellitus* causadas pelo SARS-coronavírus (SARS-CoV), um outro coronavírus que usa também ACE2 como receptor de entrada na célula, sugerindo que o SARS-CoV-2 possa atuar de modo semelhante.

2. Moduladores de ACE2, tais como os inibidores de ACE (ACEi), bloqueadores de receptor de angiotensina e tiazolidinedionas que são usadas comumente em DM, podem fazer uma *up-regulation* da expressão dos receptores ACE2.
3. DM é associada a defeitos de complemento e reduzida estimulação antigênica de IL-6, IL-8 e TNF- . Altera as células T reguladoras (Treg) e as células apresentadoras de antígenos, o que pode exacerbar a imunodeficiência.
4. A coexistência de hipertensão arterial e obesidade, atuando através da via HIF-1 e os receptores *tool-like,* pode contribuir para uma inflamação crônica preexistente, ocasionando a depuração do SARS-CoV-2 prejudicado.
5. A glicoproteína de superfície *dipeptil-peptidase* 4 (DPP-4), que degrada GLP-1 (*glucagon-like peptide,* uma incretina) está elevada no DM e na obesidade e também funciona como um receptor de superfície para o coronavírus. A inibição de DPP-4 é um alvo terapêutico potencial para a infecção por coronavírus, reduzindo também a lesão orgânica mediada por citocinas. Todas essas evidências fazem com o paciente com DM esteja predisposto a uma tempestade de citocinas que resulta em lesão orgânica e óbito.[38]

Manejo do paciente diabético com COVID-19

Do ponto de vista clínico, é importante discutir os objetivos glicêmicos e o que fazer nos "dias de doença", os ajustes nas doses de insulina, uma hidratação adequada e a disponibilidade de tabletes de glicose caso haja hipoglicemia.

Além disso, manter uma dieta saudável e praticar atividades físicas (150 minutos por semana) que incluam caminhadas, mantendo o distanciamento físico, uso de máscaras e medidas de higiene, deve ser discutido e enfatizado.

Vacinação é importante (*influenza,* pneumocócica, p. ex.) e não deve ser negligenciada, já que tem havido coinfecção viral em pacientes com COVID-19.

Para o manuseio da hiperglicemia no paciente internado, o alvo recomentado pela Associação Americana de Diabetes (ADA) é 140-180 mg/dL para pacientes criticamente doentes e critérios mais restritos (110-140 mg/dL) em pacientes selecionados. Todavia, a ADA não fez ainda recomendações para pacientes com COVID-19. Em pacientes que apresentem graves comorbidades ou que sejam doentes terminais, o controle glicêmico é mais liberal (> 180 mg/dL), especialmente se uma cuidadosa monitorização não for disponível.[38] Nesses pacientes, um enfoque menos agressivo, minimizando glicosúria, monitorando estado de hidratação e detectando precocemente distúrbios hidroeletrolíticos, é mais apropriado. Avaliar constantemente o *status* clínico do paciente, a trajetória da glicemia, a gravidade da doença, o estado nutricional e as medicações concomitantes que possam interferir no controle glicêmico é altamente desejável.

Pacientes com DM tipo 2 em uso de inibidores do transporte sódio/glicose (SGLT2i) devem descontinuar esse tipo de medicação, já que seu uso tem sido associado à depleção de volume intravascular e tem aumentado o risco de cetose euglicêmica. A descontinuação de sulfonilureias também é recomendada, particularmente em doentes graves, nos quais a depuração da medicação pode estar comprometida. Cloroquina e hidroxicloroquina podem causar hipoglicemia. Medicações antivirais como ritonavir e lopinavir associam-se a hiperglicemia e devem requerer ajustes de doses de insulina, se tiverem que ser utilizadas.

Com a necessidade desse manuseio mais flexível do paciente com DM, a insulina torna-se a medicação de escolha para o controle glicêmico, além de seu efeito anti-inflamatório. Os inibidores de DPP-4 e os análogos do receptor de GLP-1 não somente atenuam o estado inflamatório crônico mas também apresentam efeitos imunomodulatórios independentes, protetores do pulmão, e podem ser benéficos.

Há ainda muitas áreas de incerteza que requerem investigação com relação ao DM e COVID-19, tais como as diferenças entre DM1 e DM2, controle glicêmico ótimo vs. pobre e o efeito da idade e de condições coexistentes na evolução desses pacientes.

Hipertensão arterial (HA)

Tem sido vista alta prevalência de hipertensão arterial em pacientes com COVID-19, o que pode predispor a uma doença mais grave. O risco de óbito aumenta 3 vezes, e o risco de doença grave, 2 vezes em pacientes com COVID-19 e HA.

A HA predispõe a uma desregulação imune, com IL-17 elevada, função anormal de células *natural kille*r e de linfócitos T, parcialmente reversíveis com antagonistas do receptor de mineralocorticoide. Além disso, um tônus simpático mais ativo, desregulação do NFκB e elevação de angiotensina II, um peptídeo pró-inflamatório, também são notados.

É importante que se note que a prevalência de HA é aumentada em pessoas de mais idade e, dentre os pacientes com COVID-19, a maioria dos que apresentam doença mais grave é representada por idosos, ou seja, pode não haver causalidade nesta relação.

Obesidade

A obesidade é a terceira comorbidade afetando pacientes que vão a óbito por COVID-19 (28%), ficando atrás de DM e de doença renal crônica.[39]

Existe uma disfunção imune na obesidade que advém da resistência e exaustão da célula T à insulina. Há a suspeita de que o tecido adipose represente o alvo e reservatório do SARS-CoV-2.[40]

As alterações das respostas mieloide e linfoide dentro do tecido adiposo poderiam ocasionar uma alteração no perfil das adipocinas. Excessiva liberação de IL-6 pelo tecido adiposo contribui para o agravamento do estado inflamatório, interferindo no prognóstico da COVID-19.

Uma resposta atenuada do receptor de angiotensina no sistema renina-angiotensina-aldosterona pode agravar uma desregulação imune preexistente. Ao lado disso, uma alta concentração de DPP-4 vista na obesidade, bem como a hipersinsulinemia, podem alterar o sistema imune. Embora eventuais benefícios de uma inibição de DPP-4 não sejam comprovados, há um claro efeito anti-inflamatório e protetor do pulmão dos análogos do receptor de GLP-1, e esta poderia ser uma alternativa terapêutica em casos graves.[41]

A apneia obstrutiva do sono, a hipoventilação e o aumentado risco de trombose, comuns no obeso, podem comprometer ainda mais o pulmão e o estado geral de pacientes com COVID-19.

Outras endocrinopatias

Eixo hipotálamo-hipófise-suprarrenal

Durante a fase inicial da infecção viral, os glicocorticoides sensibilizam a resposta imune para atacar os antígenos estranhos. No decurso da infecção pode advir um bloqueio do eixo hipotálamo-hipófise-suprarrenal, ocasionando insuficiência adrenal nas fases críticas da doença.

Pacientes com insuficiência adrenal estão sob risco aumentado de infecção, e os que têm insuficiência adrenal primária apresentam diminuição da citotoxicidade por células *natural killer*, o que compromete o reconhecimento e a eliminação das células infectadas pelo vírus e reduz as defesas imunes antivirais.

Durante o período de infecção por coronavírus, os pacientes com insuficiência adrenal devem seguir o mesmo protocolo proposto para outras infecções ou situações de estresse: dobrar a dose nos dias iniciais da doença, e, em casos mais graves ou na impossibilidade de usar a via oral, hidrocortisona por via parenteral deverá ser utilizada. Lembrar que pacientes em uso de glicocorticoides, em vigência de COVID-19, estão sob risco aumentado de tromboembolismo e devem fazer profilaxia com heparina.

Eixo hipotálamo-hipófise-tireoide

O tecido tireoidiano expressa receptor e ACE2, cuja hiperexpressão tem sido implicada em progressão de câncer de tireoide. Em pacientes com COVID-19, doença do eutireoidiano doente e tireoidite têm sido vistas em 3,6% dos casos.[42] Os distúrbios tireoidianos estão ligados a maior mortalidade por COVID-19.[43]

Em geral, crianças com doença tireoidiana, mesmo se mal controladas, não apresentam risco aumentado de COVID-19. Todavia, pacientes mal controlados com tireotoxicose podem ter risco aumentado de infecção. É bem estabelecido que doença tireoidiana autoimune não causa imunossupressão. Medicamentos utilizados em doenças tireoidianas, incluindo tiroxina, carbimazole, metimazole e propiltiouracil, não afetam o sistema imune e não colocam risco aumentado para COVID-19.

Recomendação da Sociedade Britânica de Tireoide sobre adultos e crianças com doença ocular tireoidiana em altas doses de esteroides ou micofenolato ou rituximab e que são considerados imunocomprometidos devem seguir medidas de confinamento e proteção à saúde bastante estritas. Dependendo da gravidade do problema, as altas doses de esteroides ou imunossupressores devem ser suspensos.

Quanto ao tratamento de hipotireoidismo, tanto adultos quanto crianças devem manter as mesmas doses de tiroxina. Se houver distúrbios gastrointestinais graves, a dose pode ser repetida, quando factível. Quanto aos pacientes com hipertireoidismo em uso de medicações antitireoidianas, essas medicações devem ser suspensas e os pacientes devem ser avaliados quanto a uma possível agranulocitose, pois os sintomas desta última (dor de garganta, ulcerações na boca, febre e sintomas semelhantes a gripe) podem se sobrepor aos da COVID-19.[44]

Diabete insípido

A concomitância de diabetes insipido (DI) e COVID-19 coloca alguns desafios extras no tratamento, recomendando-se o atraso da próxima dose de DDAVP até que a diurese se restabeleça, provocando-se, assim, uma aquarese mais intensa que denota o final da dose anterior da medicação. Com isso, evita-se a intoxicação hídrica. Os pacientes são vulneráveis a hiponatremia tanto por excesso de DDAVP como pela produção elevada de vasopressina provocada por pneumonia no contexto da síndrome de secreção inapropriada de hormônio antidiurético. Monitoração contínua do sódio sérico deve ser feita para controlar melhor o balanço hidroeletrolítico desses pacientes. Um desafio especial são os pacientes com DI adípsicos, pois eles não sentem sede e não controlam seu volume de ingestão hídrica.

Desde que a hidrocortisona é essencial para a depuração do excesso de água livre, deve ser administrada em doses que evitem acúmulo de fluido, lembrando-se que, quando se administra glicocorticoide, especialmente em quem tem hipocortisolismo, aumenta-se a necessidade de DDAVP e as doses devem ser ajustadas.

Hipoglicemia (hipoglicemia hiperinsulinêmica ou hipoglicemia cetótica)

Crianças que têm tendência a apresentar hipoglicemia durante infecções, especialmente hipoglicemia cetótica e hiperinsulinismo, devem ser cuidadosamente monitoradas. Elas não são consideradas vulneráveis à COVID-19, exceto se estiverem em uso de Sirolimus, um inibidor da mTOR (*mammalian target of rapamycin*), com ações imunossupressoras. Estritas medidas de higiene e confinamento são indicadas, com administração de fluidos açucarados em intervalos frequentes. Por outro lado, se o paciente estiver em uso de diazóxido, atenção à retenção hídrica e hipertensão pulmonar. Se em uso de análogos de somatostatina, atenção a arritmias cardíacas e distúrbio de condução.[45]

Síndrome de *Cushing*

Representa um estado de imunodepressão celular e humoral que pode aumentar a suscetibilidade a infecções. Quanto maior a concentração de cortisol, mais grave é a infecção e a adesão a medidas de proteção contra a infecção por SARS-CoV-2 é essencial.

Hipoparatireoidismo

Não ocasiona risco aumentado de infecção, exceto no contexto da síndrome de deleção 22q11.2 (Di George), que na maioria (64-77%) dos pacientes inclui imunodeficiência de gravidade variável. A hipo/aplasia tímica condiciona um comprometimento de linfócitos T, com infecções recorrentes do trato respiratório. Isso aumenta a suscetibilidade à COVID-19. De outro lado, a hipocalcemia pode comprometer a capacidade respiratória pelo enfraquecimento da musculatura torácica.[46]

Síndrome dos ovários policísticos

O hiperandrogenismo, associado a obesidade, hipertensão arterial sistêmica, deficiência de vitamina D, resistência à insulina (ou mesmo diabetes *mellitus* tipo 2) e um quadro inflamatório sistêmico, comuns na síndrome dos ovários policísticos (SOP), tornam esses pacientes mais vulneráveis à infecção do SARS-CoV-2.

Por outro lado, muitas pacientes com SOP recebem metformina, havendo recomendação de suspensão de seu uso quando a COVID-19 se torna instável, já que a medicação pode promover acidose lática, especialmente se o paciente desidratar. Como há acometimento renal na COVID-19, essa possibilidade se torna mais real. Quanto a outras medicações hipoglicemiantes, um cuidado especial com os inibidores do transportador de sódio e glicose tipo 2 (SGLT2i), que podem ocasionar quadros de cetoacidose com glicemia normal ou baixa, e a recomendação é que sejam descontinuados. Por outro lado, a insulina torna-se a medicação de escolha nessas situações.

O uso de inibidores da dipeptil-peptidase 4 (DPP4) parece ser bem tolerado e pode ser continuado (a dose de alguns inibidores de DPP4 deve ser ajustada de acordo com a função renal). Devido ao risco aumentado de hipoglicemia na COVID-19, evitar ou otimizar o uso de sulfonilureias.

Em caso de uso de glicocorticoides, lembrar que muitas pacientes com SOP apresentam resistência à insulina talvez ainda desconhecida, e os glicocorticoides podem induzir um estado de hiperglicemia.

Como hipertensão arterial é comum na SOP, o uso de certas medicações anti-hipertensivas tem sido questionado. As cinco principais classes de anti-hipertensivos (inibidores de enzima de conversão de angiotensinogênio, bloqueadores do receptor de angiotensina, diuréticos tiazídicos, bloqueadores de canal de cálcio e betabloqueadores) não se mostraram prejudiciais em pacientes com COVID-19, e sua utilização não deve ser descontinuada.

Além disso, a COVID-19 predispõe a trombose e extrema vigilância sobre fenômenos tromboembólicos deve ser exercida em pacientes com SOP, que já apresentam risco aumentado de trombose pela obesidade, uso de contraceptivos orais, dentre outros.[47]

O coronavírus é capaz de causar alguma endocrinopatia?

O vírus SARS-CoV-2 tem predileção pelo envolvimento de múltiplos órgãos devido à presença de receptores ACE-2 em um grande número de tecidos, tais como SNC, coração, trato gastrointestinal e cascata de coagulação. No entanto, há poucos relatos de envolvimento do sistema endócrino.[48]

Com base em experiências prévias com infecções com o SARS, observa-se que esse vírus tem causado hipocortisolismo e hipotireoidismo central nos sobreviventes. Tem-se notado elevação de lH, FSH e PRL enquanto tem havido redução de estrógeno e TSH.

Parece haver três mecanismos de interação entre o sistema endócrino e o SARS--CoV-2: infecção direta da glândula, ativação do eixo hipotálamo-hipofisário via mediadores inflamatórios e lesão glandular imune, mediada por células B (anticorpos) ou linfócitos T.

Eixo hipotálamo-hipofisário

Pouco tem sido documentado sobre os efeitos hipotálamo-hipofisários da COVID-19, mas, de acordo com recentes achados de autópsia, o hipotálamo parece ser um alvo altamente provável do SARS-CoV-2 devido à rica expressão de ACE2 e TMPRSS2, especialmente no núcleo paraventricular.[49]

Os efeitos da infecção viral por SARS-CoV-2 no eixo hipotálamo-hipofisário podem ser por invasão direta do vírus, já que existem receptores ACE-2 nessas células, ou pela ação de citocinas (IL-1, IL-6, TNF-alfa) que estimulam o eixo e elevam as concentrações de cortisol. Por outro lado, a inflamação, por si só, pode levar a hipofisite.[50]

Apesar de não se saber o papel do GH e do IGF-1 na COVID-19, sabe-se que, em camundongos, eles modulam a lesão pulmonar causada pelo vírus *influenza* A.[51]

A "tempestade de citocinas" que tem sido documentada na COVID-19, mediada por IL-6 suprime IGF-1, tem sido especulada como um fator para autismo em filhos de mães grávidas com COVID-19.[52]

Suprarrenais

Causas virais de insuficiência adrenal por invasão direta do vírus são bem conhecidas. A estimulação do eixo hipotálamo-hipófise-suprarrenal por citocinas inflamatórias resulta em aumentada perfusão adrenal, aumentando o risco de hemorragia. Por outro lado, o aumento da esteroidogênese resulta em resposta de imunomodulação, favorecendo células T *helper* Th-2, o que retarda o clareamento viral.[53]

Curiosamente, o SARS-CoV-2 produz partículas virais que são estruturalmente semelhantes ao ACTH, e isso ocasiona uma reação imune cruzada, com produção de anticorpos contra ACTH, levando a insuficiência adrenal. Além disso, há receptores ACE-2 na glândula adrenal. Em decorrência dessas alterações, o uso de glicocorticoides na COVID-19 foi proposto: além de se provarem benéficos na síndrome da "tempestade de citocinas", os glicocorticoides podem ter alguma ação local na membrana do alvéolo pulmonar, quer por efeito estabilizador de membrana, quer por outro mecanismo que previna a formação de membrana hialina nos pulmões.[54]

Apesar de, em uma fase inicial, ter havido contraindicação de uso de glicocorticoides em COVID-19 pela Organização Mundial da Saúde (OMS), um estudo recente (*RECOVERY*) sugere benefícios significantes em pacientes criticamente doentes. A dexametasona reduziu o risco de mortalidade em 17% em pacientes ventilados.[55]

Os pacientes com COVID-19 grave montam uma robusta resposta adrenal, e a concentração basal de cortisol pode ser um preditor confiável de mortalidade: um ponto de corte de 27 mcg/dL (744 nmol/L) prediz a mortalidade em 15 dias: os pacientes com concentrações superiores a esse limiar têm mais risco de morte que os que se mantêm abaixo dessa concentração.[56] No entanto, não podemos nos precipitar na conclusão de seria contraindicado o uso de glicocorticoides em paciente com COVID-19 grave, mas enfatizamos que, provavelmente, os benefícios dos glicocorticoides em pacientes criticamente enfermos com COVID-19 não devem ser devidos à insuficiência adrenal e podem relacionar-se a um efeito pulmonar local dos esteroides. Dessa forma, o *timing* do uso dos glicocorticoides nesses pacientes é importante para se escolher o melhor momento de iniciar a terapia. Mais estudos ainda são necessários para melhor esclarecer esses efeitos.

Pâncreas

Têm sido relatados vários casos de diabetes *mellitus* em pacientes com COVID-19. É possível que muitos desses pacientes já tivessem um DM tipo 1 em desenvolvimento e que a reserva de células beta já estivesse no limite quando surge a infecção viral. No entanto, é possível que o vírus cause diretamente uma agressão às células alfa e beta pancreáticas e desencadeie um DM não imunológico (DM TIPO 1B), inclusive com cetoacidose, refletindo uma perda aguda da capacidade de produção de insulina.

Existem receptores ACE-2 nas ilhotas pancreáticas, e tanto o pâncreas exócrino quanto o endócrino podem estar acometidos pelo vírus. Há relatos de desencadeamento de DM1 com cetoacidose e hiperosmolalidade em pacientes com COVID-19, sugerindo citotoxicidade à célula beta ou uma reação autoimune. Dentre 658 pacientes com COVID-19, 6,4% apresentaram cetose à admissão, sem nenhuma outra causa.[33,57]

Hiperglicemia é vista frequentemente em pacientes com COVID-19, resultante da agressão direta do vírus sobre as células beta, agravada pelo uso de glicocorticoides e pela resistência à insulina induzida pelo estado inflamatório.[58]

Tireoide

Há evidências cada vez maiores de que a COVID-19 possa ter um impacto maior no eixo hipotálamo-hipófise-tireoide do que se pensava inicialmente. RNA mensageiro de ACE2 nas células foliculares tireoidianas foi confirmado em análises de culturas primárias de células tireoidianas, e sua expressão é semelhante à encontrada em outros tecidos.[33]

Têm havido relatos de disfunção tireoidiana com T3 e T4 baixos em pacientes com COVID-19. Tireoidite subaguda foi relatada na Itália, após COVID-19.[59]

É bem sabido que as tireoidites subagudas (de Quervain) costumam seguir-se a infecções virais, e o SARS-CoV-2 não foge a essa regra. Por outro lado, alterações tireoidianas em vigência de quadros graves de COVID-19 caracterizam a síndrome do eutireoidiano doente, onde ocorre baixa de TSH, T3 e, nos casos mais graves, de T4livre.

Tireoidite autoimune pode se desenvolver na "tempestade de citocinas" induzida pelo SARS-CoV-2, e isso poderia ocasionar um hipotireoidismo primário. Dessa forma, as manifestações tireoidianas da COVID-19 podem incluir tireotoxicose, orbitopatia de Graves e hipotireoidismo.

Gônadas

Existe maior acometimento por COVID-19 em homens, e uma das explicações é a maneira como o vírus entra na célula: após escorar-se no receptor ACE-2, uma protease de serina transmembrana (TMPRSS2) fixa esse vírus no interior da célula. Essa protease é dependente de testosterona, portanto a produção testicular desse hormônio acaba por favorecer a entrada do vírus nas células. Os testículos expressam abundantemente ACE-2 e NRP1, especialmente nas espermatogônias, células de Sertoli e Leydig, de tal forma que tem se postulado que os testículos possam ser um reservatório viral.

Estudos de autópsia de pacientes com infecções pelos vírus SARS-Cov-2 têm mostrado destruição de células germinativas e infiltrado linfocítico nos testículos.[60]

Ao menos um caso de orquite foi documentado em um jovem com COVID-19. Exame *post-mortem* de homens mortos com COVID-19 revelaram, em 11 de 12 casos, lesão de túbulos seminíferos, vacuolização de células de Sertoli, número reduzido de células de *Leydig* e infiltrado linfocitário.[61]

A análise de sêmen de pacientes com COVID-19 mostra a presença do vírus, mas as implicações clínicas quanto à fertilidade são ainda desconhecidas. Baixas concentrações de testosterona, com LH elevado, indicam destruição tecidual local em pacientes masculinos com COVID-19.[62]

Estrógeno e 17 beta estradiol podem atuar em subgrupos celulares do sistema imune por mecanismo epigenético, resultando na modulação de linfócitos. Isso pode explicar por que mulheres clareiam o vírus mais cedo comparadas aos homens. Há estudos clínicos tentando o uso de estrógenos e privação de andrógenos para reduzir a gravidade da COVID-19.[63,64]

Conclusão

A pandemia de COVID-19 representa o maior desafio em saúde pública desde a gripe espanhola de 1918. Nesse contexto, as endocrinopatias não poderiam deixar de existir nesse contexto global de patologia.

Duas situações básicas devem ser analisadas: os pacientes portadores de endocrinopatias e os pacientes que se tornam endocrinopatas após a infecção pelo SARS-CoV-2.

Na primeira situação, um cuidado especial a pacientes diabéticos, com uma vigilância cuidadosa em seus controles, permitindo que eles atravessem uma situação de infecção com um bom controle metabólico. Pacientes em uso de medicamentos que possam interferir em sua competência imunológica (glicocorticoides, metimazole, propiltiouracil, sirolimus, dentre outros) também devem ser estritamente monitorados, e, em alguns casos, a medicação deve ser suspensa.

Mais inquietante é o fato de o SARS-CoV-2 poder desencadear várias endocrinopatias, e um alerta especial é para a indução de diabetes *mellitus* tipo 1, com destruição maciça e aguda de ilhotas pancreáticas e a apresentação com cetoacidose diabética. A detecção precoce, que implica o conhecimento de que essa complicação é possível na COVID-19, modifica o prognóstico e permite a instalação de um tratamento adequado, evitando sequelas.

Ainda temos muito a aprender com o SARS-CoV-2 e toda atenção em relação aos nossos pacientes é de crucial importância para fazermos diagnósticos e para propormos terapias adequadas e em tempo hábil.

Referências

1. Wang M, Xiong H, Chen H. Renal injury by SARS-CoV-2 infection: a systematic revies. Kidney Dis. 2021;7:100-10.
2. Simoes e Silva AC, Lanza K, Palmeira VA, et al. 2020 update on renin-angiotensin-aldosterone system in pediatric kidney disease and its interactions with coronavirus. Ped Nephrol. 2021. 36(6):1407-26.
3. Wysocki J. Kidney and lung ACE2 expression after an ACE inhibitor or an ang II receptor blocker. J Am Soc Nephrol. 2020;31:1941-43.
4. Trump S. Hypertension delays viral clearance and exacerbates airway hyperinflammation in patients with COVID-19. Nat Biotechnol. 2020 Dec 24. doi:10.1038/s41587-020-00796-1.
5. Lopes RD, Macedo AVS, Barros e Silva PGM, et al. Effect of discontinuing vs continuing angiotensin-converting enzyme inhibitors and angiotensin II receptor blockers on days alive and out of the hospital in patients admitted with COVID-19. JAMA. 2021;325(3):254-64.
6. Raina R, Chakraborty R, Mawby I, et al. Critical analysis of acute kidney injury in pediatric COVID-19 patients in the intensive care unit. Ped Nephrol. 2021;1-12.
7. Deep A, Upadhyay G, du Pre P, et al. Acute kidney injury in pediatric inflammatory multisystem syndrome temporally associated with severe acute respiratory syndrome coronavirus-2 pandemic: experience from PICUs across United Kingdom. Ped Crit Care. 2020;48(12):1810-8.
8. Basalely A, Gurusinghe S, Schneider J, et al. Acute kidney injury in pediatric patients hospitalized with acute COVID-19 and multisystem inflammatory syndrome in children associated with COVID-19. Kidney Int 2021. Disponível em: https://doi.org/10.1016/j.kint.2021;02.026 (acesso maio 2021).
9. Werion A, Belkhir L, Perrot M, et al. SARS-CoV-2 causes a specific dysfunction of the kidney proximal tubule. Kidney Int. 2020;98:1296-307.

10. Su H, Yang M, Wan C, et al. Renal histopathological analysis of 26 post mortem findings of patients with COVID-19 in China. Kidney Int. 2020;98:219-27.

11. Henry BM, Benoit SW, Oliveira MHS, et al. ADAMTS13 activity to von Willebrand fator antigen ratio predicts acute kidney injury in patients with COVID-19: evidence of SARS-CoV-2 induced secondary thrombotic microangiopathy. Int J Lab Hematol. 2020;(3):10.1111-13415.

12. Diorio C, McNerney KO, Lambert M, et al. Evidence of thrombotic microangiopathy in children with SARS-CoV-2 across the spectrum of clinical presentations. Blood Adv. 2020;4(23):6051-63.

13. Deep A, Bansal M, Ricci Z. Acute kidney injury and special considerations during renal replacement therapy in children with coronavirus disease-19: perspective from the critical care nephrology section of the European Society of Paediatric and Neonatal Intensive Care. Blood Purif. 2021;50:150-60.

14. Alabbas A, Kirpalani A, Morgan C, et al. Canadian Association of Paediatric Nephrologist COVID-19 rapid response: guidelines for management of acute kidney injury in children. Can J Kid Health Dis 2021. Disponível em: https://doi.org/10.1177/2054358121990135 (acesso maio 2021).

15. Mahajan R, Lipton M, Broglie L. Eculizumab treatment for renal failure in a pediatric patient with COVID-19. J Nephrol. 2020;33:1373-76.

16. Wu H, Larsen CP, Hernandez-Arroyo CF. AKI and collapsing glomerulopathy associated with COVID-19 and *APOL1* High-Risk Genotype. J Am Soc Nephrol. 2020;31:1688-95.

17. Velez JCO, Caza T, Larsen CP. COVAN is the new HIVAN: glomerulopathy with COVID-19. Nat Rev Nephrol. 2020;16:565-67.

18. Levenson E, Shepherd TN, Aviles D, et al. De novo collapsing glomerulopathy in a pediatric kidney transplant recipient with COVID-19 infection. Ped Transplant. 2021;e14013.

19. Enya T, Sugimoto K. SARS-CoV-2 infection associated with the recurrence of nephrotic syndrome in a Japanese boy. Pediatr Nephrol. 2021;36(1):209.

20. Alvarado A, Franceschi G, Resplandor E, et al. Pediatr Nephrol. 2021;36(1);205-7.

21. Harambat J, Allard L, Godron-Dubrasquet A. Relapse rate of nephrotic syndrome in the time of COVID-19. Pediatr Nephrol. 2020;30:1-2.

22. Angeletti A, Drovandi S, Sanguineri F, et al. COVID-19 in children with nephrotic syndrome on anti-CD20 chronic immunossupression. Clin J Am Soc Nephol. 2020;15(10):1494-5.

23. Pereira MFB, Litivinov N, Farhat SCL, et al. Severe clinical spectrum with high mortality in pediatric patients with COVID-19 and multisystem inflammatory syndrome. Clinics. 2020;75:e2209.

24. Plumb L, Benoy-Deeney F, Casula A, et al. Arch Dis Child. 2021:106:e16.

25. Charnaya O, Chiang TPY, Wang R et al. Effects of COVID-19 pandemic on pediatric kidney transplant in the United States. Ped Nephrol. 2021;36:143-51.

26. Berteloot L, Terthaud R, Temmam S, et al. Arterial abnormalities identified in kidneys transplanted into children during the COVID-19 pandemic. Am J Transplant. 2021;21(5):1937-43.

27. Varnell Jr C, Harshman LA, Smith L, et al. COVID-19 in pediatric kidney transplantation: the improving renal outcomes collaborative. Am J Transplant. 2021;00:1-9.

28. Marlais M, Wlodkowski T, Al-Akash S, et al. COVID-19 in children treated with immunosuppressive medication for kidney diseases. Arch Dis Child. 2020;0:1-4.

29. Mastrangelo A, Morello W, Vidal E, et al. Impact of COVID-19 pandemic in children with CKD or immunoruppression. Clin J Am Soc Nephrol. 2021;16:449-51.

30. Alshami A, Attas RA, Azzam A, et al. Detection os SARS-CoV-2 antibodies in pediatric kidney transplant patients. BCM Nephrol. 2021;22(123):1-7.

31. Schwierzeck V, Konig JC, Kuhn J, et al. First reported nosocomial outbreak of severe acute respiratory syndrome coronavirus in a pediatric dialysis unit. Clin Infec Dis. 2021;72(2):265-70.

32. Tavares MS, Penido MGMG, Andrade OVB, et al . Braz J Nephrol. 2020;42(2,1):32-35.

33. Kothandaraman N, Rengaraj A, Xue Bo, et al. COVID-19 endocrinopathy with hindsight from SARS. Am J Physiol Endocrinol Metab. 2021;320:E139-E50.

34. Hoffmann M, Kleine-Weber H, Schroeder S et al. SARS-CoV-2 cell entry depends on ACE2 and TMPRSS2 and is blocked by a clinically proven protease inhibitor. Cell. 2020;181:e8.

35. Kostopoulou E, Güemes M, Shah P. COVID-19 in children and adolescents with endocrine conditions. Horm Metab Res. 2020;52:769-74.

36. Teesalu T, Sugahara KN, Kotamraju VR, et al. C-end rule peptides mediate neuropilin-1-dependent cell, vascular, and tissue penetration. Proc Natl Acad Sci U S A. 2009;106:16157-62.

37. Grassi T, Varotto E, Galassi FM. COVID-19, a viral endocrinological disease? Eur J Intern Med. 2020;77:156-7.

38. Shekhar S, Wurth R, Kamilaris CDC, et al. Endocrine conditions and COVID-19. Horm Metab Res. 2020;52:471-84.

39. HealthLDo.LouisianaDepartmentofHealthUpdatesfor3/27/2020 Online: ldh.la.gov; 2020 cited Louisiana Department of Health. Disponível em: http://ldh.la.gov/index.cfm/newsroom/detail/5517 (acesso maio 2021).

40. Ryan PM,Caplice NM. Is adipose tissue a reservoir for viral spread, immune activation, and cytokine amplification in coronavirus disease 2019?. Obesity (Silver Spring). 2020;28(7):1191-4.

41. Zhou F, Zhang Y, Chen J, et al. Liraglutide attenuates lipopolysaccharide-induced acute lung injury in mice. Eur J Pharmacol. 2016;791:735-40.

42. Simone G. Cardiology ESf. Position Statement of the ESC Council on Hypertension on ACE--Inhibitors and Angiotensin Receptor Blockers (Online). 2020. Disponível em: https://www.escardio.org/Councils/Council-on-Hypertension-(CHT)/News/position-statement-of-the-esc--council-on-hypertension-on- ace-inhibitors-and-ang (acesso maio 2021).

43. Zhang JJ, Dong X, Cao Y, et al. Clinical characteristics of 140 patients infected with SARS--CoV-2 in Wuhan, China. Allergy. 2020;75(7):1730-41.

44. British Thyroid Foundation. Thyroid disease and coronavirus (COVID-19). Internet, cited 25 March 2020. Disponível em: https://www.btf-thyroid.org/news/thyroid-disease-and-coronavirus-covid-19 (acesso maio 2021).

45. Senniappan S, Alexandrescu S, Tatevian N, et al. Sirolimus therapy in infants with severe hyperinsulinemic hypoglycemia. N Engl J Med. 2014;370:1131-7.

46. Kostopoulou E, Güemes M, Shah P. COVID-19 in children and adolescents with endocrine conditions. Horm Metab Res. 2020;52:769-74.

47. Kyrou I, Karteris E, Robbins T, et al. Fotios Drenos, Harpal S. Randeva. Polycystic ovary syndrome (PCOS) and COVID-19: an overlooked female patient population at potentially higher risk during the COVID-19 pandemic. BMC Medicine. 2020;18:220

48. Garg MK, Gopalakrishnan M, Yadav P, et al. Endocrine involvement in COVID-19: mechanisms, clinical features, and implications for care. Indian J Endocrinol Metab. 2020;24(5):381-6.

49. Chigr F, Merzouki M, Najimi M. Autonomic brain centers and pathophysiology of COVID-19. ACS Chem Neurosci. 2020;11:1520-2.

50. Leow MK-S, Kwek DS-K, Ng AW-K, et al. Hypocortisolism in survivors of severe acute respiratory syndrome (SARS) Clin Endocrinol (Oxf) 2005;63:197-202.

51. Li G, Zhou L, Zhang C, et al. Insulin-like growth factor 1 regulates acute inflammatory lung injury mediated by influenza virus infection? Front Microbiol. 2019;10:2541.

52. Steinman G. COVID-19 and autism. Med Hypotheses. 2020;142:109797.

53. Paolo WF Jr, Nosanchuk JD. Adrenal infections. Int J Infect Dis. 2006;10:343-53.

54. Hough CL. Should we ever give steroids to ARDS patients? Clin Chest Med. 2014;35:781-95.

55. Group RC. Horby P, Lim WS, et al. Dexamethasone in hospitalized patients with COVID--19-Preliminary report. N Engl J Med. 384(8):693-704.

56. Tan T, Khoo B, Mills EG, et al. Association between high serum total cortisol concentrations and mortality from COVID-19. Lancet Diabetes Endocrinol. 2020;8:659-60.

57. Li J, Wang X, Chen J, et al. COVID-19 infection may cause ketosis and ketoacidosis. Diabetes Obes Metab. 2020;22(10):1935-41.

58. Yang L, Han Y, Nilsson-Payant BE, et al. A human pluripotent stem cell-based platform to study SARS-CoV-2 tropism and model virus infection in human cells and organoids. Cell Stem Cell. 2020;27:125-36e7.

59. Brancatella A, Ricci D, Viola N, et al. Subacute thyroiditis after Sars-COV-2 infection. J Clin Endocrinol Metab. 2020;105:276.

60. Xu J, Qi L, Chi X, et al. Orchitis: a complication of severe acute respiratory syndrome (SARS). Biol Reprod. 2006;74:410-6.

61. Ming YSC, Bo H, Jing-Min Z, et al. Pathological findings in the testes of COVID-19 patients: clinical implications. Eur Urol Focus. 2020;6:1124-9.

62. Ma L, Xie W, Li D, et al. Effect of SARS-CoV-2 infection upon male gonadal function: a single center-based study. medRxiv. 2020.

63. Nachman S. Estrogen patch for COVID-19 symptoms. Disponível em: https://clinicaltrialsgov/ct2/show/NCT04359329 (acesso maio 2021).

64. Patel VG, Zhong X, Liaw B, et al. Does androgen deprivation therapy protect against severe complications from COVID-19.? Ann Oncol. 2020;31:1419-20.

13

MANIFESTAÇÕES HEMATOLÓGICAS NA COVID-19

Jorge David Aivazoglou Carneiro
Daniele Martins Celeste

COVID-19

Introdução

Em dezembro de 2019, o surto de uma nova doença, inicialmente denominada pneumonia de causa desconhecida, ocorreu em Wuhan, província de Hubei, na China. Logo em seguida o agente etiológico foi identificado como um novo coronavírus. Em função do quadro clínico respiratório grave, a doença recebeu a denominação de síndrome respiratória aguda grave – Coronavírus (SARS-CoV-2) – e posteriormente doença coronavírus-2019 (COVID-19). Em março de 2020 a Organização Mundial da Saúde (OMS) reconheceu a doença como uma pandemia global.[4]

A maioria dos indivíduos infectados é assintomática ou apresenta sintomas leves. Estudos observacionais têm reportado que adultos idosos e aqueles com doenças de base (respiratória, cardiovascular, diabetes, obesidade) possuem risco aumentado de evoluírem para insuficiência respiratória. No entanto, a doença grave também pode acometer os adultos jovens sem doenças preexistentes. Embora a maioria das crianças seja assintomática ou tenha sintomas leves, publicações recentes indicam que as crianças e os adolescentes podem desenvolver um processo inflamatório grave denominado síndrome inflamatória multissistêmica (MIS-C), com choque, disfunção miocárdica e alterações hematológicas.[5]

Com relação à epidemiologia da COVID-19 em crianças e adolescentes no Brasil, em 2020, observou-se que essa população representou 2,46% do total de hospitalizações (14.638/594.587) e 0,62% de todas as mortes (1.203/191.552).[6]

As manifestações hematológicas da COVID-19 foram descritas inicialmente em séries de casos e estudos descritivos em pacientes adultos na China. Embora a patogênese ainda não esteja totalmente elucidada, as manifestações hematológicas da COVID-19 são amplamente reconhecidas e possuem impacto prognóstico significativo. Entre as alterações hematológicas frequentemente descritas na COVID-19 temos as alterações de coagulação e o tromboembolismo, a linfopenia, a neutropenia e as alterações de biomarcadores. O tromboembolismo venoso e suas complicações são reportados com frequência nos pacientes adultos com COVID-19 grave e contribuem de modo significativo para a alta mortalidade desses pacientes, mesmo com tromboprofilaxia.[7]

O grau de linfopenia, trombocitopenia e de anormalidades nos testes de coagulação é intensificado entre os pacientes com COVID-19 que morreram. Isso destaca a importância do reconhecimento precoce das alterações hematológicas e pronta intervenção para melhorar a evolução desses pacientes.

Embora as alterações laboratoriais nos adultos com COVID-19 sejam conhecidas e consistentes, pouco se conhece em relação aos achados laboratoriais nas crianças e, os poucos dados disponíveis sugerem que as crianças com COVID-19 possuem perfis laboratoriais diferentes dos adultos. Serão abordadas neste capítulo as manifestações hematológicas da COVID-19 considerando o conhecimento acumulado em relação aos adultos e comparando com os dados disponíveis para as crianças.[8]

Alterações da hemostasia: trombose, coagulação intravascular disseminada e trombocitopenia

As alterações de hemostasia associadas à COVID-19 foram descritas desde os primeiros casos em adultos. Pacientes graves possuem alto risco de fenômenos tromboembólicos como consequência de fatores de risco tais como: imobilização, inflamação intensa, desidratação, lesão endotelial e estase. Os eventos tromboembólicos mais reportados são a trombose venosa profunda, a embolia pulmonar, a trombose associada ao uso de cateter, o acidente vascular cerebral isquêmico e a isquemia coronariana. Os sangramentos são menos comuns do que as tromboses na COVID-19. Tipicamente, os sangramentos predominam na coagulação intravascular disseminada (CID) aguda e caracterizam-se por diminuição do fibrinogênio e da contagem plaquetária.[9,10]

Com relação à fisiopatologia da hemostasia na COVID-19, a presença do processo inflamatório envolvendo o endotélio vascular alveolar, mesmo nos estágios iniciais, pode desencadear a formação de coágulos pulmonares e estimular as NETS (*neutrophil extracelular traps*) na tentativa de limitar a invasão viral. Esses microtrombos poderão não ser detectados facilmente nas imagens de tomografia computadorizada, devido a seu pequeno tamanho e limitação à microvasculatura periférica. Quando não tratada, a inflamação intensa ou tempestade de citocinas pode causar a extensão dos microtrombos pulmonares, tornando-os maiores, os quais se manifestam clinicamente como piora da insuficiência respiratória e radiologicamente como defeitos de perfusão.[11,12]

O melhor teste laboratorial para avaliação das alterações hemostáticas associadas à COVID-19 parece ser o dímero-D. Várias publicações associam concentração elevada do dímero-D com mau prognóstico. A contagem plaquetária usualmente é normal até os estágios avançados, quando se observa plaquetopenia leve a moderada. O tempo de protrombina também é normal nos pacientes não graves enquanto se observa prolongamento nos pacientes graves. O fibrinogênio é elevado, exceto nos pacientes terminais onde ocorre queda acentuada.[13]

Com relação à população pediátrica, não encontramos, até fevereiro de 2021, publicações com abordagem dos distúrbios da coagulação específicos em crianças e adolescentes apresentando infecção pela COVID-19. Há relatos de casos com trombose associada ao uso de cateteres e no contexto da síndrome inflamatória multissistêmica pediátrica. O uso de profilaxia antitrombótica também é variado e específico de cada hospital terciário e fundamentada nas recomendações para adultos e de consensos de especialistas.[14,15]

Linfopenia

A infecção pelo vírus SARS-Cov-2 está associada com linfopenia CD4 e CD8. Sabe-se que o vírus SARS-Cov-2 invade as células humanas ligando-se ao receptor da enzima conversora de angiotensina 2 (ACE2). Além dos pulmões, coração, endotélio e células do sistema gastrointestinal, os linfócitos também expressam esses receptores. Consequentemente, o SARS-Cov-2 pode ligar-se diretamente aos linfócitos e causar lise celular. A linfopenia é consequência de dois eventos principais: lise celular induzida pelo vírus e atrofia dos órgãos linfoides, secundária à grande liberação de citocinas causada pela infecção.[16,17]

Estudos de citometria de fluxo não mostraram inversão da relação de linfócitos CD4/CD8. Contudo, estudos funcionais sugerem que o vírus SARS-Cov-2 deve prejudicar a função das células CD4 *helper* e das células T regulatórias, promovendo hiperativação inicial, que é seguida por rápida exaustão das células T citotóxicas CD8. Metanálise que incluiu 18 estudos e aproximadamente 3 mil pacientes adultos com COVID-19 mostrou tendência decrescente dos linfócitos entre os pacientes com doença não grave *versus* doença grave e sobreviventes *versus* sobreviventes. Associada com outros marcadores séricos, a contagem linfocitária e a relação neutrófilos/linfócitos têm sido propostos como fatores prognósticos para a gravidade da doença, evolução e mortalidade.[18,19]

Neutrofilia

A infecção pelo vírus SARS-Cov-2 causa desequilíbrio imune com produção de neutrófilos e apoptose dos linfócitos. Assim, a neutrofilia coincide com a linfopenia previamente descrita. Além disso, a neutrofilia pode ser secundária à infecção bacteriana sobreposta, mais frequente nos pacientes com doença grave. A formação excessiva das armadilhas neutrofílicas extracelulares (NETs) contribui para a cascata inflamatória, causando destruição dos tecidos vizinhos a sua ativação, microtromboses e lesão orgânica permanente envolvendo os pulmões, o sistema cardiovascular e os rins. A neutrofilia per se está associada com a progressão da COVID-19, aumento do risco de síndrome de falência respiratória aguda e morte.[20] A relação neutrófilos/linfócitos (NLR) é um fator preditivo precoce para determinar pacientes que possuem maior chance de desenvolver doença grave. Pacientes com idade 50 anos e com NRL 3,13 possuem alto risco de desenvolver doença grave e, portanto, devem ter rápido acesso à unidade de terapia intensiva.[21]

Biomarcadores

A pandemia causada pelo vírus SARS-Cov-2 teve como implicação a necessidade de identificação de marcadores sorológicos de gravidade da doença. Dentre os biomarcadores úteis como indicadores de prognóstico e até de mortalidade destacam-se a proteína C reativa (PCR), a desidrogenase láctica (DHL), o dímero-D e a ferritina. A PCR é um reagente de fase aguda induzida pela IL-6, produzida no fígado e muito sensível em condições inflamatórias tais como infecção e lesão tecidual. Estudo realizado em Wuhan mostrou aumento na progressão da COVID-19 em pacientes com PCR 41,8 /ml. Em outro estudo comparando níveis de PCR com o escore de gravidade das lesões pulmonares observadas na tomografia computadorizada (CT) os autores propuseram que a PCR tem valor preditivo maior que a CT nos estágios iniciais da doença, quando os escores de CT podem não mostrar diferença significativa.[22]

A desidrogenase láctica (DHL) é uma enzima expressa em praticamente todas as células humanas e utilizada como marcador de lesão tecidual. Elevação da DHL é comum na COVID-19 grave e um indicador de mau prognóstico.[23]

O D-dímero é um dos produtos de degradação da fibrina e indica ativação da coagulação e da fibrinólise. O D-dímero também se mostrou importante biomarcador e fator prognóstico de gravidade na COVID-19. Vários estudos mostraram forte associação entre níveis elevados de D-dímero e mortalidade.[24]

Com relação à ferritina, sabe-se que é um reagente de fase aguda cuja produção é estimulada por inflamação e pode atuar como molécula imunomoduladora com funções pró-inflamatórias e imunossupressoras. Estudo retrospectivo mostrou que os níveis séricos de ferritina 500 g/L na admissão, bem como a PCR e a contagem dos linfócitos, foram fatores de risco independentes para a gravidade da COVID-19. Outro biomarcador emergente para o comportamento da COVID-19 é a interleucina-6 (IL-6). Estudo realizado por Chen et al. mostrou que 52% dos pacientes internados possuíam IL-6 aumentada à admissão e níveis elevados da IL-6 foram associados com maior risco de morte.[25]

Alterações laboratoriais nas crianças com COVID-19

Em consequência da epidemiologia da COVID-19 nas crianças e adolescentes, as informações relativas às alterações hematológicas e laboratoriais nessa população são limitadas e resultantes de metanálise de relatos e de séries de casos reportados em sua maioria na China. As limitadas informações disponíveis sugerem que as crianças com COVID-19 possuem perfil laboratorial diferente daquele dos adultos. A publicação de uma metanálise de estudos totalizando 610 pacientes pediátricos com COVID-19 leve mostrou neutropenia em 38% dos casos, aumento de PCR em 18% e de DHL em 28%. Lactentes menores de 1 ano de idade tiveram leucocitose com linfocitose e plaquetose. Por outro lado, na avaliação de uma série de 14 pacientes pediátricos com COVID-19 grave as alterações leucocitárias foram observadas com frequência abaixo da expectativa, com apenas 25% apresentando leucocitose. Interessante observar que linfocitose e linfopenia foram observadas com a mesma frequência (18,7%), enquanto o aumento da PCR e do DHL foram observados em 61,5% e 72,7% dos casos, respectivamente. Além disso, observou-se uma tendência ao aumento do dímero-D e do tempo de protrombina nos pacientes graves.[26]

Conclusão

Embora as alterações hematológicas e laboratoriais nos adultos com COVID-19 leve e grave sejam mais reportadas e pareçam ser mais consistentes, pouco se conhece em relação às crianças com COVID-19 e a seu perfil laboratorial. Desse modo, os índices leucocitários nas crianças não parecem ser marcadores confiáveis de gravidade da doença, e deve-se associar o monitoramento dos níveis de PCR e DHL nas crianças hospitalizadas para determinar o curso da doença, bem como o D-dímero e o tempo de protrombina. Nos pacientes hospitalizados e no contexto da síndrome inflamatória multissistêmica é importante, também, o monitoramento dos biomarcadores cardíacos (CK-MB e troponina).

Pontos-chave

1. Em comparação aos adultos, a incidência de casos moderados e graves de COVID-19 na população pediátrica é menor. Como consequência, os dados relativos aos achados hematológicos laboratoriais nas crianças são limitados
2. Dentre as alterações hematológicas frequentemente descritas na COVID-19 têm-se as alterações de coagulação e o tromboembolismo, a linfopenia e a neutropenia.
3. As limitadas informações disponíveis sugerem que as crianças com COVID-19 possuem perfil laboratorial diferente daquele dos adultos, de acordo com a ontogênese da hematopoese na infância.
4. Os índices leucocitários nas crianças não parecem ser marcadores confiáveis de gravidade da doença, variam com a idade, e deve-se associar o monitoramento dos níveis de PCR e DHL nas crianças hospitalizadas para determinar o curso da doença, bem como o dímero-D e o tempo de protrombina.
5. Com relação ao risco e incidência de tromboses, bem como aos cuidados relativos à profilaxia e ao tratamento de tromboembolismo, nas crianças hospitalizadas com COVID-19 não identificamos estudos específicos (até março de 2021). As recomendações disponíveis são limitadas e resultantes de opiniões de especialistas.

Referências

1. Wuhan Municipal Health Commission Report of Clustering Pneumonia of Unknown Etiology in Wuhan City. Disponível em: http://wjw.wuhan.gov.cn/front/web/showDetail/2019123108989 (acesso maio 2021).

2. World Health Organization. Coronavirus disease 2019 (COVID-19): situation report –2020;64.

3. Zhou P, Yang XL, Wang XG, et al. A pneumonia outbreak associated with a new coronavirus of probable bat origin. Nature. 2020;579:270-3.

4. WHO Director-General opening remarks at the media briefing on COVID-19 – 11 March 2020. Disponível em: https://www.who.int/dg/speeches/detail/who-director-general-s-opening-remarks-at-the-media-briefing-on-covid-19-11-march-2020 (acesso maio 2021).

5. Consiglio CR, Cotugno N, Sardt F, et al. The immunology of multisystem inflammatory syndrome in children with COVID-19. Cell. 2020;S0092-8674(20)31157-0.

6. Safadi MA, Kfouri RA. Dados epidemiológicos da COVID-19 em pediatria – nota técnica – Sociedade Brasileira de Pediatria. Disponível em: sbp.com.br/fileadmin/user_upload/22972b--NT__Dados_Epidem_COVID-19_em_Pediatria.pdf.

7. Beun R, Kusadasi N, Sikma M, et al. Thromboembolic events and apparent heparina resistence in patients infected with SARS-Cov-2. Int J Lab Hematol. 2020;42(1):19-20.

8. Henry BM, Lippig G, Plebani M. Laboratory abnormalities in children with novel coronavirus disease 2019. Clin Chem Lab Med. 2020;58(7):1135-8.

9. Iba T, Levy JH, Raj H, et al. Advance in management of sepsis-induced coagulopathy and disseminated intravascular coagulation. J Clin Med. 2019:8(5).

10. Klok FA, Kruip M, van der Meer NJM, et al. Incidence of thrombotic complications in critically ill ICU patients with COVID-19. Thromb Res. 191:145-7.

11. Connors JM, Levy JH. Thromboinflammation and the hypercoagulability of COVID-19. J Thromb Haemost. 2020;18(7):1559-61.

12. Schönrich G, Raftery MJ. Neutrophil extracellular traps go viral. Frontiers in Immunology. Front Immunol. 2016;7:366.

13. Tang N, Li D, Wang X, et al. Abnormal coagulation parameters are associated with poor prognosis in patients with novel coronavirus pneumonia. J Thromb Haemost. 2020;18:844-7.

14. Carneiro JDA, Ramos GF, de Carvalho WB, et al. Proposed recommendations for antithrombotic prophylaxis for children and adolescents with severe infection and/or multisystem inflammatory syndrome caused by SARS-CoV-2. Clinics (Sao Paulo). 2020;75:e2252.

15. Goldenberg NA, Sachet A, Albisetti M, et al. Consensus-based clinical recommendations and research priorities for anticoagulant thromboprophylaxis in children hospitalized for COVID--19-related illness. J Thromb Haemost. 2020;18:3099-105.

16. Terpos E, Ntanasis-Stathopoulos, Elalamy I, et al. Hematological findings and complications of COVID-19. Am J Hematol. 2020;95(7);834-7.

17. Chan JF, Zhang AJ, Yuan S, et al. Simulation of the clinical and pathological manifestations of coronavirus disease 2019 (COVID-19) in a golden Syrian hamster model: implications for disease pathogenesis and transmissibility. Clin Infec Dis. 2020;719):2428-46.

18. Zheng HY, Zhang M, Yang CX, et al. Elevated exhaustion levels and reduced functional diversity of T cells in peripheral blood may predict severe progression in COVID-19 patients. Cell Mol Immunol. 2020;17:541-3.

19. Henry BM, Oliveira MHS, Benoit S, et al. Hematologic, biochemical and immune biomarker abnormalities associated with severe illness and mortality in coronavirus disease 2019 (COVID-19): a meta-analysis. Clin Chem Lab Med. 2020;58(7):1021-8.

20. Barnes BJ, Adrover JM, Baxter-Stolzfus A, et al. Targeting potential drivers of COVID-19: neutrophil extracellular traps. J Exp Med. 2020;217(6):e20200652.

21. Lu J, Liu Y, Xiang P, et al. Neutrophil-to-lymphocyte ratio predicts critical illness patients with 2019 coronavirus disease in the early stage. J Transl Med. 2020;18(1):206.

22. Tan C, Huang Y, Shi F, et al. C-reactive protein correlates with computed tomographic findings and predicts severe COVID-19 early. J Med Virol. 2020;92(7):856-62.

23. Frater JL, Zini G, d'Onofrio G, et al. COVID-19 and clinical hematology laboratory. Int J Lab Hematol. 2020;42(S1):11-8.

24. Zhang L, Yan X, Fen X, et al. D-dimer levels on admission to predict in-hospital mortality in patients with COVID-19. J Thromb Haemost. 2020;18(6):1324-9.

25. Lin Z, Long F, Yang Y, et al. Serum ferritin as an independent risk factor for severity in COVID-19 patients. J Infect. 2020;S0163-4453(0120)30434-5.

26. Brandon MH, Benoit SW, Oliveira MHS, et al. Laboratory abnormalities in children with mild and severe coronavirus disease 2019 (COVID-19): a pooled analysis and review. Clin Biochem. 2020;81:1-8.

14

PACIENTES COM DOENÇAS PEDIÁTRICAS ONCOLÓGICAS E COVID-19

Silvana Forsait
Vicente Odone Filho

COVID-19

Introdução/epidemiologia

Com a melhora da saúde pública nos últimos 50 anos, houve a redução de mortalidade infantil por causas infecciosas e nutricionais. Com isso, as doenças oncológicas representam a principal causa de mortalidade nessa faixa etária, excluindo-se as causas externas. A cada ano 400 mil crianças e adolescentes entre 0 e 19 anos são diagnosticadas com câncer, e a mortalidade ainda é muito discrepante entre países desenvolvidos e emergentes.

Com o aperfeiçoamento do tratamento oncológico no decorrer do tempo, as infecções continuam a ser importante causa de complicações e óbito nessa população. A pandemia causada pelo novo coronavírus (SARS-CoV-2) trouxe à tona essa questão, suscitando dúvidas como se a imunossupressão secundária ao tratamento seria protetora ou deletéria, se seria possível a manutenção dos protocolos quimio e radioterápicos desses pacientes – especialmente as quimioterapias de alta intensidade –, bem como a necessidade de reformulações de rotinas no serviço ambulatorial e de internação e a dificuldade de os pacientes novos terem seus diagnósticos realizados e de encaminhamento ao serviço de referência. Além disso, a manutenção do apoio psicossocial e de cuidados paliativos nessa população não poderia ser colocada em segundo plano.

Apresar de a infecção por COVID-19 em pacientes pediátricos ser habitualmente leve e com baixa morbimortalidade, é razoável imaginar que a mesma infecção, em pacientes com graves comorbidades, como a doença oncológica, curse com maior risco de complicações – tanto pela infecção viral em si quanto pelas modificações do tratamento oncológico que ela acarreta. No início da pandemia foi aventada a hipótese de que a imunossupressão fosse protetora desses pacientes, uma vez que grande parte das complicações é decorrente da reação inflamatória do hospedeiro.[1] Entretanto, até o presente momento essa hipótese foi refutada, visto que pacientes oncológicos adultos apresentam também complicações, e crianças oncológicas apresentam maiores taxas de internação em UTI e complicações do que a população pediátrica em geral.

Infecção pelo SARS-CoV-2 na população oncológica pediátrica: quadro clínico e tratamento

O quadro clínico da infecção pelo SARS-CoV-2 nos pacientes oncológicos pediátricos costuma ser semelhante ao das crianças em geral: a maioria é assintomática ou oligossintomática, e o diagnóstico é realizado por meio de exames de triagem e rastreio diante do contato com infectados ou rotina pré-internação na unidade oncológica para quimioterapia, cirurgia ou outros procedimentos eletivos. Naqueles em que há sintomas, em geral são quadros leves, que se apresentam com febre – nessa população, comumente a neutropenia febril –, tosse, coriza, cefaleia, mal-estar e mialgia. Nos adolescentes é comum haver ageusia e anosmia. A ocorrência de síndrome respiratória aguda grave não é comum.[2] Alguns pacientes desenvolvem síndrome de Kawasaki, miocardite, encefalite ou síndrome inflamatória multissistêmica, mas em proporção semelhante à da população pediátrica em geral e com desfecho favorável. Em geral a ocorrência desta última complicação está mais relacionada à apresentação da COVID-19 com queixas abdominais e febre prolongada. Os quadros de maior gravidade em geral estão relacionados ao grau de imunossupressão do paciente, e doença oncológica pulmonar, mediastinal (pela própria anatomia) ou hematológica (porque costuma cursar com maior imunossupressão). Pacientes submetidos a transplante de medula óssea e aqueles que estão no início do tratamento oncológico também apresentam pior prognóstico, pela intensidade do tratamento quimioterápico.[3]

É amplamente recomendado que, diante de qualquer sintoma compatível com essa infecção, seja realizado teste diagnóstico do paciente – até o presente momento com PCR ou teste antigênico, nasal ou por meio da saliva. O diagnóstico é fundamental tanto para o tratamento e seguimento do paciente quanto para o rastreio de contactantes e prevenção de disseminação da doença dentro da unidade de oncologia. Os pacientes imunossuprimidos costumam apresentar excreção viral prolongada, por vezes maior do que 28 dias, especialmente aqueles que estão em transplante de medula óssea.[3] Essa excreção prolongada acarreta maior atraso no seguimento do tratamento oncológico e maior restrição de circulação do paciente, pelo risco de disseminação a seus pares.

Não há tratamento específico da COVID-19 nessa população – os protocolos são os mesmos da pediatria geral. Vale salientar, entretanto, algumas especificidades desse grupo:

- É comum a apresentação da doença infecciosa como neutropenia febril. Neste caso, em geral, o paciente recebe antibiótico de amplo espectro, tanto pela definição etiológica quanto pelo risco de coinfecção bacteriana. Esses pacientes, além de imunossuprimidos, são comumente invadidos, com cateteres e sondas. Além disso, a quimioterapia e a radioterapia provocam lesão em mucosa, com o risco de translocação bacteriana. É fundamental que haja especial atenção a sinais de sepse e choque nesses pacientes.
- É bastante comum o uso crônico de corticoide durante o tratamento quimioterápico. Nesse caso, é importante a administração desse medicamento durante o quadro infeccioso, para que seja evitada a insuficiência adrenal aguda (síndrome de Addison).

- Pelo efeito da quimioterapia, deve ser oferecido suporte hemoterápico/transfusional a esses pacientes, conforme necessidade e protocolo institucional de cada serviço.

É discutível a administração de imunoglobulina para os pacientes com IgG menor do que 400, diante de uma infecção viral grave. Não há consenso quanto a essa medida, mas vale ser considerado naqueles pacientes com evolução desfavorável – a despeito de síndrome de Kawasaki ou da síndrome inflamatória multissistêmica.

Outra discussão é a respeito da administração de fator de fator estimulador de colônias granulocitárias (G-CSF) nos pacientes neutropênicos, com o objetivo de reduzir o tempo de neutropenia em face de um quadro infeccioso. Apesar de amplamente utilizado, não há recomendação oficial de seu benefício quanto a gravidade, tempo de internação e de resolução dos sintomas.

Até o presente momento não há consenso sobre a anticoagulação, seja ela terapêutica ou profilática, nos pacientes pediátricos oncológicos com COVID-19. Deve ser discutido caso a caso, de forma individual, embasado nas diretrizes da instituição.

Nos casos de necessidade de internação, é fundamental a prevenção da transmissão intra-hospitalar. É necessário que sejam reforçadas as orientações de paramentação e distanciamento social, a internação em leitos de isolamento, de preferência com pressão negativa, e a restrição da equipe de cuidado ao paciente. Outra possibilidade é a transferência dos pacientes infectados pelo SARS-CoV-2 para unidades de internação específicas para essa patologia. É ideal que, caso seja essa a conduta do serviço, haja profissionais da equipe oncológica pediátrica nessa unidade de internação. Dentro da rotina do serviço, importante também que sejam minimizadas ao máximo as visitas e trocas de acompanhantes.

Infecção pelo SARS-CoV-2 na população oncológica pediátrica: prognóstico

A Sociedade Internacional de Oncologia Pediátrica (SIOP), com colaboração com o St. Jude Children's Research Hospital, realizaram um amplo registro das crianças e adolescentes oncológicos infectados pelo SARS-CoV-2, de forma a entender melhor o impacto nessa população; foi registrada mortalidade de 5% até o trigésimo dia de infecção, taxa essa maior do que na população pediátrica em geral.[4] Não há dados de mortalidade no Brasil e América Latina até o presente momento, mas possivelmente esses números sejam ainda maiores em nossa realidade, visto a heterogeneidade de atendimento e suporte em nosso país.

Essa população necessitou de mais tratamento em unidade de terapia intensiva do que os pacientes pediátricos previamente hígidos, porém não só pelo contexto infeccioso, mas também pela própria doença de base, necessidade de suporte e controle de dor etc., entretanto a maior parte dos óbitos deveu-se ao atraso no tratamento oncológico, muitas vezes em pacientes já com doença oncológica de base avançada ou refratária, e não diretamente à infecção propriamente dita.[5]

Quando comparados à população oncológica adulta infectada pelo SARS-CoV-2, os pacientes pediátricos apresentam prognóstico bastante favorável. Algumas explicações para esse fato são a menor ocorrência de comorbidades nas crianças (hipertensão, obesidade, cardiopatia etc.) e, hipótese amplamente difundida, mas ainda não comprovada, o fato de as crianças terem menores quantidade do receptor de angiotensina II nas células epiteliais – que seria um dos sítios de ligação para entrada do vírus no organismo humano.[6] Além disso, na população adulta, está bem determinado pior prognóstico infeccioso nos pacientes em quimioterapia ou pós-cirúrgicos, e menor risco naqueles em radioterapia.[7] A tendência é que isso se reflita também na população pediátrica, mas ainda não há estudos específicos nessa população.

Impacto do tratamento oncológico durante a pandemia da COVID-19

Uma pesquisa realizada pela OMS em junho de 2020 mostrou o impacto da pandemia da COVID-19 nos serviços de saúde de crianças com câncer, incluindo cancelamento de tratamentos eletivos, como cirurgia e radioterapia, atraso no tratamento quimioterápico e atraso diagnóstico, a falta de leitos para internação e o cancelamento de tratamentos e procedimentos ambulatoriais. Além disso médicos, enfermeiros, farmacêuticos e demais profissionais foram deslocados para a assistência de pacientes COVID-19 não oncológicos, com redução da equipe assistencial. Não é possível também deixar de levar em consideração a insegurança da equipe e dos cuidadores em face dessa nova condição exposta.[4]

O tratamento do câncer é multimodal, por vezes com quimioterapia, radioterapia, cirurgias e internações, tanto por conta da administração de quimioterapias específicas quanto pelas intercorrências inerentes ao tratamento. É amplamente reconhecido que o seguimento estrito de protocolos de tratamento multicêntricos, sem modificações de drogas ou doses, sem atraso de ciclos quimioterápicos, a administração da quimioterapia em sua máxima tolerância (ou seja, menores intervalos possíveis entre ciclos) e a realização de cirurgia e radioterapia no momento adequado do protocolo reduzem de forma drástica o risco de recidiva e, consequentemente, de morte evitável desse paciente. Dessa forma, a orientação é que o tratamento oncológico não seja modificado durante a pandemia – exceto no âmbito individual, caso o paciente seja infectado.

Em abril 2020, 4 meses após o relato do primeiro caso de COVID-19, em Wuhan – 3 meses após o início da pandemia nos Estados Unidos e na Europa, e 1 mês após o início no Brasil –, as Sociedades de Oncologia Pediátrica se reuniram e divulgaram um consenso internacional, com diretrizes de manejo dos pacientes oncológicos infectados e a manutenção do tratamento da doença de base.[3]

Houve um trabalho global sobre a conscientização do diagnóstico precoce do câncer infantil e seu impacto no prognóstico dos pacientes, encorajando os profissionais da saúde e os cuidadores a procurar os recursos, com a evidência de segurança diante dos protocolos sanitários vigentes em cada local. Além disso, a OMS publicou uma lista de medicamentos essenciais ao tratamento da criança com câncer, com o objetivo de evitar o desabastecimento de quimioterápicos fundamentais ao objetivo de cura do paciente. Vale ressaltar também a importância de garantir a disponibilidade de analgésicos, sedativos e anestésicos, tanto para a realização de procedimentos como mielograma e quimioterapia intratecal desses pacientes como ao adequado suporte de cuidados de final de vida. A escassez de hemocomponentes também é um obstáculo à manutenção do tratamento oncológico desses pacientes. É fundamental que sejam realizadas ações de conscientização quanto à necessidade de doação de sangue e demais hemocomponentes pelos hemocentros.[4]

Nos países em desenvolvimento é fundamental que se levem em consideração também os desafios sociais e econômicos: muitas famílias perderam recursos para transporte e alimentação, o que também deve ser cuidado pela equipe multiprofissional.[4]

Vale salientar ainda a possibilidade de ampliação dos teleatendimentos e de coleta domiciliar de exames, com o objetivo de reduzir o deslocamento do paciente e cuidadores, bem como diminuir a circulação dentro da unidade de tratamento ambulatorial.[8]

Por último, mas com imensa relevância, houve uma drástica desaceleração dos estudos clínicos de tratamento oncológico, tanto em crianças quanto em adultos. Isso ocorreu por inúmeros motivos: mudança do foco de atenção da equipe para o estudo da infecção pelo SARS-CoV-2, sobrecarga dos profissionais e deslocamento de pesquisadores para a área assistencial, falta de subsídio financeiro e restrição de deslocamento dos pacientes para os centros de estudos. Essa pode ser vista como mais uma perda secundária da pandemia, com impacto indireto sobre o prognóstico dos pacientes.[9]

Conclusão

A pandemia da COVID-19 provocou inúmeras mudanças nos serviços de saúde. A população oncológica pediátrica apresenta maior risco de aquisição dessa infecção, pela imunossupressão. A evolução da infecção viral, por sua vez, costuma ser mais favorável que a dos adultos oncológicos, porém mais grave que a das crianças previamente hígidas. Apesar disso, costumam ter bom prognóstico. Em geral a mortalidade está relacionada diretamente à progressão da doença de base, por atraso no tratamento decorrente do quadro infeccioso, e não pela infecção propriamente dita.

Simultaneamente, o atraso diagnóstico da doença oncológica, as mudanças de protocolos quimioterápicos, o retardo de radioterapia e cirurgia, os remanejamentos da equipe e as condições psicossociais dos pacientes e seus cuidadores têm impacto negativo na morbimortalidade pela doença de base.

Já é amplamente reconhecida a orientação de manter o tratamento da doença oncológica sem modificações. Medidas comportamentais dos colaboradores e pacientes, como distanciamento social, uso de máscara e higiene das mãos, bem como internação em isolamento, restrição de visitas e trocas de acompanhantes, restrição da equipe de atendimento direto ao paciente e o emprego da teleconsulta, também são eficientes para mitigar os agravos da pandemia aos nossos pacientes.

Referências

1. Minotti C, Tirelli F, Barbieri E, Giaquinto C, Donà D. How is immunosuppressive status affecting children and adults in SARS-CoV-2 infection? A systematic review. J Infect [Internet]. 2020;81(1):e61-6.
2. Hrusak O, Kalina T, Wolf J, Balduzzi A, Provenzi M, Rizzari C, et al. Flash survey on severe acute respiratory syndrome coronavirus-2 infections in paediatric patients on anticancer treatment. Eur J Cancer. 2020;132:11-6.
3. Sullivan M, Bouffet E, Rodriguez-Galindo C, Luna-Fineman S, Khan MS, Kearns P, et al. The COVID-19 pandemic: a rapid global response for children with cancer from SIOP, COG, SIOP-E, SIOP-PODC, IPSO, PROS, CCI, and St Jude Global. Pediatr Blood Cancer. 2020;67(7):1-12.
4. Pritchard-Jones K, de Abib SCV, Esiashvili N, Kaspers GJL, Rosser J, van Doorninck JA, et al. The threat of the COVID-19 pandemic on reversing global life-saving gains in the survival of childhood cancer: a call for collaborative action from SIOP, IPSO, PROS, WCC, CCI, st jude global, UICC and WHPCA. Ecancermedicalscience. 2021;15:1-10.
5. Kaspers GJL. COVID-19: how will this impact children with cancer, now and in the future? Expert Rev Anticancer Ther [Internet]. 2020;00(00):1-3.
6. Bunyavanich S, Do A, Vicencio A. Nasal gene expression of angiotensin-converting enzyme 2 in children and adults. JAMA. 2020;1-2.4
7. Dai M, Liu D, Liu M, Zhou F, Li G, Chen Z, et al. Patients with cancer appear more vulnerable to SARS-CoV-2: a multicenter study during the COVID-19 outbreak. Cancer Discov. 2020;10(6):783.
8. Amicucci M, Mastronuzzi A, Ciaralli I, Piccioni F, Schiopu AC, Tiozzo E, et al. The management of children with cancer during the COVID-19 pandemic: a rapid review. J Clin Med. 2020;9(11):3756.
9. Rubio-San-Simón A, Verdú-Amorós J, Hladun R, Juan-Ribelles A, Molero M, Guerra-García P, et al. Challenges in early phase clinical trials for childhood cancer during the COVID-19 pandemic: a report from the new agents group of the Spanish Society of Paediatric Haematology and Oncology (SEHOP). Clin Transl Oncol. 2021;23(1):183-9.

15

PACIENTES COM DOENÇAS PEDIÁTRICAS AUTOIMUNES E COVID-19

Lúcia Maria de Arruda Campos
Magda Carneiro-Sampaio

Destaques

- Neste capítulo o leitor terá acesso às informações disponíveis a respeito da relação entre a COVID-19 e o desencadeamento de doenças autoimunes.
- Serão analisado também se os pacientes com doenças autoimunes prévias possam ser mais suscetíveis a se infectar pelo SARS-CoV-2 ou se a doença pode ser mais grave nesse grupo de pacientes.
- Serão apresentadas as evidências disponíveis quanto à interferência do uso de medicamentos imunossupressores na gravidade da COVID-19.
- Aspectos relativos ao tempo de excreção viral pelos pacientes com doenças autoimunes infectados pelo SARS-CoV-2 serão discutidos.

Introdução

As crianças e adolescentes são raramente acometidos pela COVID-19 (incidência de 1,2% a 2%), sendo que, nessa faixa etária, a doença é frequentemente assintomática. Quando sintomática, se manifesta habitualmente de forma leve, com sintomas muitas vezes inespecíficos como coriza, congestão nasal, odinofagia e sintomas do trato gastrointestinal, de curta duração e com boa resposta ao tratamento. Estima-se que a taxa de ocorrência de formas graves da doença entre adolescentes seja em torno de 3% a 4%.[1]

No entanto, existem poucas evidências quando ao comportamento dessa infecção em pacientes com doenças autoimunes e/ou em uso de medicamentos imunossupressores, especialmente nas faixas etárias de crianças e adolescentes.

Esse grupo de pacientes deve ser visto com especial atenção. Metanálise publicada em fevereiro de 2021 aponta para o fato de que a ocorrência de formas graves da COVID-19 entre crianças e adolescentes com comorbidades é de 5,1% (n = 481), em comparação a 0,2% das crianças e adolescentes saudáveis (risco relativo de 1,79). A presença de obesidade (n = 64) foi o principal fator de risco para as formas graves da doença (risco relativo de 2,87), mas o grupo de comorbidades também incluía 26 pacientes com doenças autoimunes. Além disso, essa metanálise também identificou que 1,5% dos casos do grupo com comorbidades evoluiu a óbito, enquanto apenas 0,03% do grupo saudável teve o mesmo desfecho (risco relativo 2,81).[2] Williams el al., 2021, também observaram que, na faixa etária pediátrica, 75% das formas de maior gravidade e 75% dos óbitos ocorriam em crianças e adolescentes com comorbidades, em especial as cardiopatias.[3]

Nessa mesma linha, de acordo com o boletim de maio de 2021 do Centro de Vigilância Epidemiológica da Secretaria da Saúde do Estado de São Paulo, o risco de evoluir para óbito por SARS-CoV-2 duplica quando as crianças e adolescentes têm alguma comorbidade, incluindo a presença de situações que envolvam imunodepressão.[4]

Por sua vez, há também relatos cada vez mais consistentes de que a COVID-19 pediátrica possa induzir autoimunidade, como a síndrome de Guillain-Barré, anemia hemolítica autoimune, púrpura trombocitopênica idiopática, hipotireoidismo e diabetes *mellitus* tipo I, ou situações autoinflamatórias como a síndrome inflamatória multissistêmica pediátrica (SIM-P).[5]

COVID-19 como desencadeante de doença autoimune

Diversas infecções já foram consideradas fatores desencadeantes de doenças autoimunes, e o SARS-CoV-2 começa a ser incluído entre esses agentes, especialmente pela relação temporal observada entre a ocorrência da COVID-19 e o aparecimento dessas doenças.

O mecanismo através do qual isso ocorre ainda precisa ser elucidado, mas algumas hipóteses já foram aventadas. Pode-se citar a teoria do mimetismo molecular, segundo a qual a similaridade entre antígenos virais e antígenos próprios do indivíduo levaria à agressão dos tecidos pelos anticorpos produzidos durante a infecção. Já foi demonstrado que anticorpos monoclonais contra o SARS-CoV-2 podem reagir com proteínas de vários tecidos humanos como mitocôndrias, tireoglobulina, mielina, entre outros. Outra hipótese considera que a inflamação e a desregulação imunológica decorrente da infecção pelo SARS-CoV-2 e sua consequente lesão tecidual com exposição de autoantígenos poderia contribuir para a formação de autoanticorpos e o desencadeamento de doenças autoimunes em indivíduos geneticamente predispostos.[5,6]

Em relação à autoimunidade órgão-específica, estudos sugerem uma possível ligação bidirecional entre o diabetes e o SARS-CoV-2. Numa primeira linha, o vírus poderia invadir as ilhotas pancreáticas através dos receptores da enzima conversora de angiotensina (ECA-2), altamente expressos nesse tecido, e causar dano tecidual, com aumento dos níveis séricos de amilase, lipase, assim como hiperglicemia. Em infecções prévias por SARS-CoV-1, essas alterações foram reversíveis e transitórias. Por outro lado, a COVID-19 também poderia desencadear diabetes tipo I em indivíduos geneticamente predispostos, pela resposta inflamatória causada pela infecção, com ativação de células T autorreativas.[7] Um estudo multicêntrico do Reino Unido descreveu um aparente aumento do número de casos de diabetes tipo I em crianças, algumas das quais haviam sido expostas ao SARS-CoV-2.[8] Porém, até o momento não está claro se há uma relação causal direta entre os dois eventos. Há um registro internacional em andamento para elucidar essas questões (covidien.e-dendrite.com).

Da mesma forma, há descrição de que a COVID-19 cause redução da produção hormonal tiroidiana, com diminuição dos níveis séricos de T3 e T4 em adultos com essa infecção, por destruição direta das células foliculares e parafoliculares da glândula pelo vírus. Acredita-se que, da mesma maneira, exista a possibilidade de o SARS-CoV-2 vir a induzir tireoidite autoimune.[6,9]

Outra alteração autoimune já atribuída ao SARS-CoV-2 diz respeito às citopenias descritas em relatos e séries de casos, como anemia hemolítica autoimune, púrpura trombocitopênica idiopática, síndrome de Evans e púrpura trombocitopênica trombótica.[6,10] Supõe-se que o vírus possa desencadear a ativação policlonal de linfócitos B autorreativos, com produção de autoanticorpos. Apesar de haver uma associação temporal entre essas manifestações hematológicas e a COVID-19, a relação causal entre os eventos ainda não pode ser demonstrada.

Por fim, pode-se citar um largo espectro de alterações autoimunes neurológicas atribuídas à infecção pelo SARS-CoV-2, como encefalite, encefalomielite disseminada aguda, mielite transversa, neurite ótica, esclerose múltipla e miastenia *gravis*, descritas também em relatos e séries de casos, tanto em adultos como em crianças, que podem se manifestar simultaneamente ou algumas semanas após a infecção. No entanto, mais uma vez é difícil estabelecer se o quadro é decorrente da ação direta do vírus ou se se trata de uma alteração imunomediada.[6,11,12] A síndrome de Guillain-Barré (SGB), especialmente em sua forma clássica sensomotora e na forma de polineuropatia desmielinizante inflamatória aguda, foi descrita em 73 pacientes após a COVID-19, inclusive após casos assintomáticos da doença. A média de idade foi de 55 anos, mas variou de 11 a 94 anos. Cerca de 70% dos casos responderam bem à terapia convencional.[13] Outra publicação revisou a ocorrência da SGB especificamente na faixa etária pediátrica, tendo encontrado oito casos já descritos na literatura.[14] As características clínico-laboratoriais, assim como os mecanismos patogênicos, não parecem diferir da SGB desencadeada por outros vírus.

O SARS-CoV-2 também vem sendo implicado no desenvolvimento de doenças autoimunes sistêmicas. Apesar de várias publicações reportarem casos de artralgia e artrite aguda em pacientes com COVID-19, o pouco tempo de seguimento desses casos não permite afirmar se os sintomas teriam evoluído para cronicidade. Existem também relatos de casos de vasculites de grande, médio e pequeno calibre em pacientes com COVID-19, a maior parte em indivíduos adultos, sendo questionável se o mecanismo envolvido estaria relacionado à ação direta do vírus sobre o endotélio ou se seria imunomediado.[6] Por fim, até março de 2021 haviam sido publicados apenas três relatos de casos de mulheres (18, 23 e 84 anos, respectivamente) em que o diagnóstico de lúpus eritematoso sistêmico foi estabelecido na vigência da infecção por SARS-CoV-2.[6]

Um aspecto muito peculiar da autoimunidade na COVID-19 e associado à evolução mais grave em adultos tem sido a presença de autoanticorpos reativos com interferons do tipo I, elementos relevantes na imunidade inata antiviral. Bastard et al., 2020, encontraram autoanticorpos IgG neutralizantes desses interferons em 101 de 987 pacientes (aproximadamente 10%) com quadros graves, enquanto nenhum dos 663 pacientes com quadros leves ou assintomáticos apresentava autoanticorpos com reatividade equivalente, sugerindo que esses autoanticorpos, ao bloquearem os interferons do tipo I, poderiam contribuir para a maior severidade da infecção.[15] Mais recentemente o mesmo grupo publicou um estudo mostrando que a COVID-19 é particularmente grave em portadores da APS-1 (*autoimmune polyendocrine syndrome*), decorrente de mutações bialélicas do gene *AIRE*, que caracteristicamente apresentam anticorpos anti-interferons do tipo I.[16] Entre 22 pacientes infectados com SARS-CoV-2, com idades entre 8 e 48 anos, 19 precisaram ser hospitalizados, dos quais 15 necessitaram de cuidados intensivos e 4 (18%) evoluíram para o óbito, observação que reforça o conceito de que a presença prévia de autoanticorpos bloqueadores de interferons do tipo I é um fator associado à evolução desfavorável da COVID-19.

Suscetibilidade e gravidade da COVID-19 em pacientes com doenças autoimunes preexistentes

Pacientes com doenças autoimunes podem ser potencialmente mais suscetíveis a infecções e/ou apresentar formas mais graves desses patógenos, tanto pelas alterações imunológicas inerentes à doença de base como ao uso de medicamentos imunossupressores utilizados no tratamento. Essa preocupação se faz presente na atual pandemia pelo SARS-CoV-2.

Em um estudo de metanálise, evidenciou-se que algumas doenças crônicas, como o lúpus eritematoso sistêmico (LES), podem mudar o programa epigenético do indivíduo, que passa a apresentar maior expressão do gene ECA-2, facilitando a invasão do SARS-CoV-2 nas células pulmonares.[17,18]

Além disso, pacientes graves com COVID-19, particularmente com SIM-P, podem ter um aumento exacerbado da produção de citocinas pró-inflamatórias, como o fator de necrose tumoral alfa (TNF alfa), interleucina (IL)-1, IL-6 e IL7, entre outras.[19,20] Essa resposta parece ser ainda mais acentuada nos pacientes com doenças crônicas, como o LES, piorando ainda mais a tempestade de citocinas, com consequente impacto prognóstico.[18,21]

Pacientes portadores de diabetes dos tipos 1 e 2 frequentemente cursam com descompensação de seus níveis glicêmicos durante a infecção pelo SARS-CoV-2, agravando o estado pró-inflamatório e pró-coagulante, com piora do prognóstico da COVID-19 nesses casos.[7]

Um estudo publicado pelo Hospital das Clínicas da Faculdade de Medicina da Universidade de São Paulo (HC-FMUSP) incluiu 66 crianças e adolescentes com COVID-19 confirmada, sendo que mais de 80% desses pacientes apresentavam ao menos uma condição crônica, com comprometimento imunológico de diversas naturezas. Dez por cento dos casos evoluíram com SIM-P. A taxa de óbitos na população estudada foi de 9%, sendo os óbitos estatisticamente mais frequentes no grupo que desenvolveu SIM-P, demonstrando a gravidade dessa complicação, especialmente em pacientes imunocomprometidos.[22]

Em pacientes com artrite idiopática juvenil (AIJ), os estudos apontam que essa população estaria mais propensa a adquirir infecções virais e bacterianas, e essa maior predisposição foi associada ao uso de doses de prednisona 10 mg/dia.[23] O uso de imunobiológicos, especificamente os medicamentos anti-TNF, apresentam resultados controversos sobre o assunto. Por sua vez, o registro alemão de doenças reumáticas pediátricas constatou que a atividade da doença medida pelo JADAS (*Juvenile Arthritis Disease Activity Score*) se revelou um fator de risco independente para processos infecciosos na análise multivariada.[24] Assim, diversas sociedades científicas nacionais e internacionais recomendam que a terapia imunossupressora dos pacientes com doenças reumáticas seja mantida durante a pandemia, uma vez que a suspensão do tratamento poderia levar a recidiva da doença inflamatória e aumentar o risco de contaminação e gravidade.[23,25]

Apesar dessas ponderações, os estudos iniciais sobre a COVID-19 em pacientes reumáticos, tanto em adultos como em crianças e adolescentes, não apontaram para maior gravidade da doença nessa população.[25-27] Avaliando dados provenientes do Centro de Pesquisa em Doenças Reumáticas de Milão, Favalli et al. contataram 530 pacientes, a maioria em uso de imunossupressores e/ou medicamentos biológicos, sendo 10% dos casos em crianças com AIJ. Apenas três pacientes adultos foram diagnosticados com COVID-19, todos em uso de imunobiológicos, sendo que apenas um deles necessitou de internação. Outros 10 casos que relataram contato com pessoas infectadas não apresentaram sintomas sugestivos da doença. Adicionalmente, cerca de 15% dos adultos e das crianças apresentaram sintomas leves sugestivos de infecção viral, que potencialmente poderiam corresponder a casos subclínicos de infecção por SARS-CoV-2.[28]

Confirmando essa impressão, um estudo alemão com 414 crianças e adolescentes com doenças reumáticas em uso de imunossupressores e/ou medicamentos biológicos detectou nove casos de pacientes que procuraram o pronto-socorro por sintomas infecciosos, sendo a COVID-19 constatada em apenas um caso de AIJ em uso de leflunomide, que evoluiu sem gravidade.[29]

Por fim, estudo realizado pela Unidade de Reumatologia Pediátrica do Instituto da Criança e do Adolescente do HC-FMUSP entre março e outubro de 2020, incluindo pacientes com doenças reumáticas autoimunes e autoinflamatórias, identificou 61 casos de pacientes com sintomas de alerta para COVID-19. A infecção foi confirmada em 14 deles, o que corresponde a 2,2% do total de casos em seguimento na Unidade. Doze casos estavam em uso de imunossupressores e/ou biológicos e apenas um foi internado em enfermaria geral, sem necessidade de oxigênio. Comparando os pacientes confirmados com os 47 casos negativos para SARS-CoV-2, não houve diferença entre os grupos em termos de uso de hidroxicloroquina, imunossupressores ou corticosteroides.[30]

Um possível viés dos estudos que demonstraram baixa frequência e gravidade da COVID-19 nessas populações é justamente o fato de serem crianças e adolescentes com doenças autoimunes em uso de medicamentos imunossupressores. A preocupação dos pais e pacientes com a possibilidade de se infectarem e terem um quadro mais grave da doença pode estar relacionada a maior busca por informação e maior aderência às medidas de prevenção, como distanciamento social, uso de máscaras e higiene das mãos. A equipe médica deve buscar novas formas de suporte e atendimento, visando a que um menor número de pacientes compareça às consultas presenciais e implementando a telemedicina sempre que possível.[1]

COVID-19 e risco de recidiva das doenças autoimunes

As patologias autoimunes habitualmente evoluem intercalando períodos de atividade e remissão. Recidivas costumam ter desencadeantes multifatoriais, sendo que quadros infecciosos estão frequentemente relacionados à ativação dessas doenças. Dessa maneira, é legítima a preocupação sobre a possibilidade da COVID-19 ser um desencadeante da atividade da doença, assim como o estresse emocional decorrente da pandemia.[1]

Poucos estudos analisaram o risco de recorrência nos pacientes com doenças autoimunes em face da infecção pelo SARS-CoV-2. De modo geral, pacientes com doenças reumáticas prévias podem recidivar na vigência da COVID-19, especialmente os pacientes lúpicos. No entanto, deve ser salientado que a semelhança entre os sintomas do SARS-CoV-2 e do LES pode tornar difícil a distinção entre as duas situações.[6]

Persistência do vírus SARS-CoV-2 nas secreções dos pacientes com doenças autoimunes

Muito se tem discutido a respeito da persistência e viabilidade do SARS-CoV-2 em diversas secreções. Observou-se, por exemplo, que a mediana de detecção do vírus por RT-PCR nas secreções respiratórias é de mais de 30 dias. Vários fatores têm sido implicados na persistência mais prolongada do vírus nessas secreções, como gênero masculino, presença de febre, necessidade de intubação orotraqueal e gravidade do quadro, porém os resultados ainda são controversos. Estudos avaliando a detecção do vírus nas fezes demonstrou que a presença dos SARS-CoV-2 é significantemente mais longa nas fezes do que nas secreções respiratórias. O mesmo padrão é observado em crianças após COVID-19. No entanto, o potencial infeccioso do vírus nessas secreções permanece incerto, uma vez que a detecção por RT-PCR não significa necessariamente que o vírus esteja viável para replicação.[31]

A partir dessas observações, o Centers for Disease Control and Prevention (CDC) alterou suas recomendações sobre o isolamento de pacientes convalescentes da COVID-19, deixando de ser definida pela positividade dos testes de RT-PCR em secreção respiratória e passou a se basear na sintomatologia do caso. Assim, o CDC considera que casos leves a moderados podem suspender as medidas de precaução após 10 dias do início dos sintomas e casos graves ou críticos, assim como, em casos de pacientes imunocomprometidos, deve-se esperar até 20 dias para essa liberação.[31]

No entanto, existe uma crescente preocupação no que se refere aos pacientes imunocomprometidos quanto à possibilidade de maior persistência do SARS-CoV-2 nesses indivíduos e consequente maior risco de surgimento de novas cepas. Estudos sugerem que o vírus pode permanecer por longos períodos nas secreções respiratórias de pacientes imunodeprimidos, com replicação comprovada. Publicação de Truong et al. avaliou essa questão em duas crianças e um adulto jovem com leucemia linfoblástica aguda em tratamento quimioterápico e evidenciou que uma das crianças apresentou a forma leve da COVID-19, com produção satisfatória de anticorpos neutralizantes.[32] O clareamento do vírus levou 46 dias, mas a capacidade de replicação se extinguiu desde os primeiros dias da infecção. Já os outros dois casos tiveram formas graves da doença, com baixa ou ausência de produção de anticorpos e presença de replicação do SARS-CoV-2 por até 144 e 162 dias, respectivamente.[32] Durante esse período, apesar de não ter sido evidenciado o surgimento de novas variantes, puderam ser observadas mutações em várias regiões do gene *spike,* identificadas por meio do sequenciamento genômico do vírus,[32] o que já havia sido evidenciado em pacientes adultos imunocomprometidos.[33,34] Os estudos alertam para o fato de que esse grupo de indivíduos pode permanecer com o vírus viável por longos períodos, favorecendo o aparecimento de novas variantes. Portanto, esses casos devem ser mais bem monitorados, reforçando a necessidade de medidas específicas de isolamento para essa população.[32]

Utilidade dos medicamentos imunomoduladores, imunossupressores e biológicos no tratamento da COVID-19

A fase de resposta imune da COVID-19 se caracteriza por um estado hiperinflamatório sistêmico, marcado pela tempestade de citocinas. Diante do melhor entendimento da patogênese da infecção, diversos medicamentos imunomoduladores e imunossupressores, habitualmente utilizados no controle de doenças autoimunes, passaram a ser testados no tratamento da COVID-19.

De acordo com uma recente revisão sobre o tema publicada por Nissen et al.,[33] o uso da dexametasona reduziu a mortalidade dos casos moderados a graves de COVID-19. Já o uso de inibidores da IL-6, uma das principais citocinas que se encontram elevadas nas infecções pelo SARS-CoV-2, esteve associado a um menor comprometimento cardiovascular e respiratório. Por fim, inibidores seletivos da Janus quinase (JAK)1 e JAK2 parecem reduzir a necessidade de oxigenação dos casos internados.[35]

Outras opções de medicamentos, como inibidores de IL1, bloqueadores de TNF e imunoglobulina intravenosa, parecem ser promissoras no combate à COVID-19, mas a falta de estudos padronizados em termo de dose, casuística e fase da doença ainda não permite conclusões mais substanciais. Diversos estudos estão em andamento e poderão trazer melhores informações sobre a utilidade dessas alternativas terapêuticas.[35]

Relevantes estudos com o uso da hidroxicloroquina no tratamento da COVID-19 falharam em demonstrar benefícios com esse medicamento que justificassem sua utilização.[35]

Vacinação contra o SARS-CoV-2 em pacientes com doenças autoimunes

Apesar de diversos laboratórios estarem desenvolvendo pesquisas para a utilização das vacinas anti-SARS-CoV-2 em crianças e adolescentes menores de 18 anos, até o presente momento não existem vacinas liberadas para essa faixa etária. Por vezes, os pediatras especialistas no atendimento de pacientes com doenças autoimunes acabam por acompanhar esses casos após os 18 anos de vida, nas clínicas de transição para a clínica médica.

De acordo com o documento publicado no *site* da Sociedade Brasileira de Reumatologia, as vacinas atualmente disponíveis no Brasil são seguras para aplicação em pacientes com doenças autoimunes e devem ser indicadas a depender da faixa etária, atividade da doença, uso de medicamentos imunossupressores e presença de comorbidades associadas.[36]

Conclusão

As crianças e adolescentes com doenças autoimunes formam um grupo muito particular de pacientes durante a pandemia atual. Apesar dos temores de que esses casos poderiam representar um grupo mais suscetível à infecção pelo SARS-CoV-2, em decorrência das alterações imunológicas inerentes à patologia de base ou às medicações utilizadas no tratamento, e de que poderiam desenvolver formas mais graves da COVID-19, os estudos preliminares não confirmaram essas hipóteses. Por outro lado, indivíduos imunocomprometidos podem albergar o vírus nas secreções respiratórias por mais tempo, permitindo mutações e o aparecimento de novas variantes. Até que estudos mais robustos e conclusivos sejam publicados, é fundamental que esses pacientes mantenham seu tratamento, evitando recidivas da doença, e que sigam as medidas de precaução para evitar o contágio pelo vírus.

Referências

1. Silva CA, Queiroz LB, Fonseca CB, et al. Spotlight for healthy and preexisting chronic diseases adolescents during COVID-19 pandemic. Clinics. 2020;75:e1931.
2. Tsankov BK, Allaire JM, Irvine MA, et al. Severe COVID-19 infection and pediatric comorbidities: a systematic review and meta-analysis. Int J Infect Dis. 2021;103:246-56.
3. Williams N, Radia T, Harman Ket al. COVID-19 severe acute respiratory syndrome coronavirus 2 (SARS-CoV-2) infection in children and adolescents: a systematic review of critically unwell children and the association with underlying comorbidities. Eur J Pediatr. 2021;180(3):689-97.
4. Disponível em: https://www.saude.sp.gov.br/resources/cve-centro-de-vigilancia-epidemiologica/areas-de-vigilancia/doencas-de-transmissao-respiratoria/coronavirus/2021/maio/coronavirus020521_situacao_epidemiologica.pdf (acesso maio 2021).
5. Galeotti C, Bayry J. Autoimmune and inflammatory diseases following COVID-19. Nat Rev Rheumatol. 2020;16(8):413-4.
6. Tang K, Hsu B, Chen D. Autoimmune and rheumatic manifestations associated with COVID-19 in adults: an updated systematic review. Front Immunol. 2021;12:645013.
7. Boddu SK, Aurangabadkar G, Kuchay MS. New onset diabetes, type 1 diabetes and COVID-19. Diabetes Metab Syndr. Nov-Dec 2020;14(6):2211-7.
8. Unsworth R, Wallace S, Oliver NS, et al. New-onset type 1 diabetes in children during COVID-19: multicenter regional findings in the U.K. Diabetes Care. 2020;43(11):e170-e1.
9. Brancatella A, Ricci D, Viola N, et al. Subacute thyroiditis after SARS-CoV-2 infection. J Clin Endocrinol Metab. 2020;105:2367-70.
10. Wahlster L, Weichert-Leahey N, Trissal M, et al. COVID-19 presenting with autoimmune hemolytic anemia in the setting of underlying immune dysregulation. Pediatr Blood Cancer. 2020;67(9):e28382.
11. Kaur H, Mason JA, Bajracharya M, et al. Transverse myelitis in a child with COVID-19. Pediatr Neurol. 2020;112:5-6.
12. Henriques-Souza AMM, Melo ACMG, Madeiro BACS, et al. Acute disseminated encephalomyelitis in a COVID-19 pediatric patient. Neuroradiology. 2021;63(1):141-5.
13. Abu-Rumeileh S, Abdelhak A, Foschi M, et al. Guillain-Barré syndrome spectrum associated with COVID-19: an up-to-date systematic review of 73 cases. J Neurol. 2021;268(4):1133-70.
14. Manji HK, George U, Mkopi NP, et al Guillain-Barré syndrome associated with COVID-19 infection. Pan Afr Med J. 2020;35(2):118.

15. Bastard P, Rosen LB, Zhang Q, et al. Autoantibodies against type I IFNs in patients with life--threatening COVID-19. Science. 2020;370(6515):eabd4585.

16. Bastard P, Orlova E, Sozaeva L, et al. Preexisting autoantibodies to type I IFNs underlie critical COVID-19 pneumonia in patients with APS-1. J Exp Med. 2021;218(7):e20210554.

17. Pinto BGG, Oliveira AER, Singh Y, et al. ACE2 expression is increased in the lungs of patients with comorbidities associated with severe COVID-19. J Infect Dis. 2020;222(4):556-63.

18. Sawalha AH, Zhao M, Coit P, et al. Epigenetic dysregulation of ACE2 and interferon-regulated genes might suggest increased COVID-19 susceptibility and severity in lupus patients. Clin Immunol. 2020;215:108410.

19. Safadi MAP, Silva CA. The challenging and unpredictable spectrum of COVID-19 in children and adolescents. Rev Paul Pediatr. 2021;39:e2020192.

20. Diorio C, Henrickson SE, Vella LA, et al. Multisystem inflammatory syndrome in children and COVID-19 are distinct presentations of SARS-CoV-2. J Clin Invest. 2020;130(11):5967-75.

21. Korakas E, Ikonomidis I, Kousathana F, et al. Obesity and COVID-19: immune and metabolic derangement as a possible link to adverse clinical outcomes. Am J Physiol Endocrinol Metab. 2020;319(1):E105-E9.

22. Pereira MFB, Litvinov N, Farhat SCL, et al. Severe clinical spectrum with high mortality in pediatric patients with COVID-19 and multisystem inflammatory syndrome. Clinics (Sao Paulo). 2020;75:e2209.

23. Licciardi F, Giani T, Baldini L, et al. COVID-19 and what pediatric rheumatologists should know: a review from a highly affected country. Pediatr Rheumatol Online J. 2020;18(1):35.

24. Becker I, Horneff G. Risk of serious infection in juvenile idiopathic arthritis patients associated with TNF-inhibitors and disease activity in the German BIKER registry. Arthritis Care Res. 2017;69(4):552-60.

25. Ferraccioli ES, Gremese E, Ferraccioli G. Morbidity and mortality from COVID-19 are not increased among children or patients with autoimmune rheumatic disease-possible immunologic rationale: comment on the article by Henderson et al. Arthritis Rheumatol. 2020;72(10):1772-4.

26. Lu X, Zhang L, Du H, et al. SARS-CoV-2 infection in children. N Engl J Med. 2020;382:1663-5.

27. Yildiz M, Haslak F, Adrovic A, et al. The frequency and clinical course of COVID-19 infection in children with juvenile idiopathic arthritis. Clin Exp Rheumatol. 2020;38(6):1271-2.

28. Favalli EG, Ingegnoli F, Cimaz R, et al. What is the true incidence of COVID-19 in patients with rheumatic diseases? Ann Rheum Dis. 2021;80(2):e18.

29. Koker O, Demirkan FG, Kayaalp G, et al. Does immunosuppressive treatment entail an additional risk for children with rheumatic diseases? A survey-based study in the era of COVID-19. Rheumatol Int. 2020;40(10):1613-23.

30. Ihara BP, Strabelli CA, Simon JR, et al. Laboratory-confirmed pediatric COVID-19 in patients with rheumatic diseases: a case series in a tertiary hospital. Lupus. 2021;30(5):856-60.

31. Zapor M. Persistent detection and infectious potential of SARS-CoV-2 virus in clinical specimens from COVID-19 patients. Viruses. 2020 3;12(12):1384.

32. Truong TT, Ryutov A, Pandey U, et al. Increased viral variants in children and young adults with impaired humoral immunity and persistent SARS-CoV-2 infection: a consecutive case series. EBioMedicine. 2021;67:103355.

33. Avanzato VA, Matson MJ, Seifert SN, et al. Case study: prolonged infectious SARS-CoV-2 shedding from an asymptomatic immunocompromised cancer patient. Cell. 2020;183(7):1901-12.e9.

34. Choi B, Choudhary MC, Regan J, et al. Persistence and evolution of SARS-CoV-2 in an immunocompromised host. N Engl J Med. 2020; 383:2291-3.

35. Nissen CB, Sciascia S, Andrade D, et al. The role of antirheumatics in patients with COVID-19. Lancet Rheumatol. 2021 Mar 30. doi:10.1016/S2665-9913(21)00062-X.

36. Disponível em: http://www.reumatologia.org.br/downloads/pdf/SBR-Força-Tarefa-Vacinas--COVID-19.pdf (acesso maio 2021).

16

MANEJO DAS GESTANTES E RECÉM-NASCIDOS E COVID-19

Rossana Pulcineli Vieira Francisco
Vera Lúcia Jornada Krebs

Introdução

Desde o início da pandemia, a COVID-19 tem sido estudada na população obstétrica para que se conheçam as consequências da doença e se previnam desfechos adversos no binômio materno-fetal. As publicações iniciais descrevendo casos de COVID-19 não apontaram maior morbidade e mortalidade materna em comparação à população geral.[1] Entretanto, estudos posteriores mostraram maior probabilidade de necessidade de admissão a unidades de terapia intensiva (UTIs) e de ventilação mecânica e de óbito.[2]

No Brasil, analisando os dados do Sistema de Informação de Vigilância Epidemiológica da *Influenza* (SIVEP-Gripe) no período de março de 2020 a 5 de maio de 2021, observa-se que ocorreram 1.031 óbitos maternos, divididos em 680 óbitos de gestantes e 351 de puérperas, com mortalidade mais elevada no segundo trimestre (214/1.873 – 11,4%) e durante o puerpério (351/1.862 –18,9%).[3]

Em relação aos recém-nascidos (RN), a maioria dos que adquirem a infecção por SARS-CoV-2 apresenta sintomas leves ou moderados, embora haja relato de choque, insuficiência respiratória grave e óbito.[1] Em metanálise de 74 estudos com 176 neonatos com exame de RT-PCR em *swab* de orofaringe positivo para SARS--CoV-2 ou IgM sérico positivo, 45% foram assintomáticos.[4] O vírus não tem sido identificado em líquido amniótico, placenta ou sangue de cordão umbilical. Kirtsman et al.[5] relataram um RN com *swab* de orofaringe positivo para SARS-CoV-2 no primeiro dia de vida, com detecção do vírus na placenta. Os autores destacam que, embora a infecção congênita possa ter ocorrido nesse RN, é difícil excluir a possibilidade de contaminação do neonato por secreções maternas, mesmo quando o parto é cesáreo.

Os dados existentes sugerem que a transmissão da COVID-19 para o neonato ocorra principalmente através de gotículas de cuidadores infectados ou por contato com material biológico contaminado. Pode ocorrer infecção tardia em RNs de mães infectadas.[6,7] Dong et al.[8] detectaram RNA do vírus SARS-CoV-2 em leite materno, porém não há relato de transmissão da doença através do aleitamento.

Manejo da gestante

Neste momento da pandemia é muito importante que todas as gestantes sejam orientadas para manter suas consultas de pré-natal, garantindo uma boa assistência médica. Caso apresentem qualquer sintoma associado à COVID-19, devem ser testadas no momento oportuno (terceiro ao sétimo dia de início dos sintomas).[9]

Quando é realizado o diagnóstico de COVID-19, a gestante precisa ser monitorada em relação à gravidade dos sintomas. Gestantes com sintomas leves devem utilizar apenas sintomáticos e permanecer em isolamento domiciliar. A única recomendação adicional é a utilização do Ozeltamivir®, pelo risco, mesmo que remoto, de concomitância da infecção pelo H1N1 e SARS-Cov-2. É muito importante que durante o tempo de isolamento domiciliar (10 dias) a gestante seja monitorada diariamente para que, caso ocorra piora do quadro clínico com necessidade de internação, esta seja realizada no momento correto.[9]

Indica-se a internação de gestantes caso seja observado desconforto respiratório caracterizado por uso de musculatura acessória, tiragem intercostal, batimento de asa de nariz, taquipneia (FR $\geq$ 24 ipm) e/ou saturação de O_2 < 95% em ar ambiente ou caso se observem intercorrências clínicas e obstétricas mesmo com sintomas gripais leves.[9]

Durante a internação, deve-se utilizar Ozeltamivir®, conforme justificado acima e avaliar a necessidade de utilização de enoxaparina para prevenção de tromboembolismo venoso. Em casos em que ocorra necessidade de uso de oxigênio, o uso de corticoide e antibióticos (quando confirmada pneumonia bacteriana associada à COVID-19).[9]

É importante ressaltar que são várias as modificações gravídicas que podem interferir no manejo da COVID-19 na gestação. Uma das alterações mais relevantes para o bem-estar fetal relaciona-se à gasometria arterial de gestantes (Tabela 16.1).[10]

Note-se que os valores de PaO_2 são mais elevados e os de PCO_2 mais baixos que na população geral. Considera-se que, mesmo para garantir as trocas materno-fetais, a PaO_2 deve ser superior a 70-75 mmHg (correspondendo a uma saturação de O_2 acima maior ou igual a 95%) e a PCO_2 inferior a 45 mmHg.

TABELA16.1. Valores de referência da gasometria arterial em gestantes.[10]

PARÂMETRO	VALORES DE REFERÊNCIA
Pressão parcial de oxigênio no sangue arterial (PaO_2)	100-110 mmHg
Pressão parcial de dióxido de carbono no sangue arterial ($PaCO_2$)	27-32 mmHg
pH	7,39-7,45
Bicarbonato	16-22 mEq/L

Fonte: Elaborado pelo autor do capítulo.

É importante também o conhecimento de que, durante a internação em UTI, se ocorrer necessidade de ventilação mecânica ou de pronação de gestantes esta deve ser realizada para benefício da gestante e de seus filhos. Estudo realizado por Oliveira et al., 2017, que avalia os parâmetros hemodinâmicos maternos e a cardiotocografia fetal, aponta para a segurança da posição prona para gestantes.[11]

Quanto à indicação do parto, é importante que se considere o quadro clínico materno e fetal para que se decida sobre a necessidade de interrupção prematura da gestação.

Manejo do recém-nascido

No RN, a detecção viral pode ser obtida em materiais estéreis, como sangue, trato respiratório inferior, líquor, ou não estéreis, como *swab* nasofaríngeo, saliva ou fezes. Recomenda-se sempre que possível analisar amostras estéreis. Na presença de exame positivo em sangue de cordão umbilical, é necessária confirmação, devido à possibilidade de contaminação na coleta ou durante o parto. A OMS[12] recomenda a realização precoce de exame neonatal de RT-PCR, antes de completar 24 horas de vida, com pesquisa de SARS-CoV-2 em *swab* nasofaríngeo, acompanhada da pesquisa em placenta e sangue de cordão umbilical.

Em 2021, a OMS[12] propôs a categorização do tempo de transmissão de SARS-CoV-2 da mãe para o feto ou RN baseada em três parâmetros: **(a)** evidência de infecção materna em qualquer tempo na gestação (*in utero*), no momento do nascimento (intraparto) ou pós-natal precoce (até 28 dias de vida); **(b)** resultado dos exames para avaliar a exposição fetal/neonatal ao SARS-CoV-2; **(c)** resultado dos exames para avaliar a persistência de SARS-CoV-2 e a resposta imune no feto/neonato. Foram estabelecidas quatro categorias: **(1)** confirmada: evidência sugestiva e exames positivos; **(2)** possível: evidência sugestiva mas sem confirmação; **(3)** improvável: há pouco suporte para o diagnóstico, mas este não pode ser completamente descartado; **(4)** indeterminada: não foram realizados testes. É recomendado que a presença ou ausência de infecção neonatal pelo SARS-CoV-2 seja determinada pelo resultado dos testes virológicos em material estéril e não estéril e/ou pela sorologia. Devido à inespecificidade dos sintomas clínicos no RN, estes não foram considerados na categorização. Considera-se diagnóstico definitivo de contaminação *in utero* a existência de um teste positivo próximo ao nascimento, confirmado por um segundo exame. Já o diagnóstico de contaminação intraparto requer teste negativo próximo ao nascimento, com teste positivo nos primeiros dias de vida, confirmado por segundo exame.

Nos Quadros 16.1, 16.2 e 16.3 são apresentadas as categorias da transmissão da infecção por SARS-CoV-2 da mãe para o feto ou RN e os exames indicados em cada período de exposição.

QUADRO 16.1. Categorias de transmissão *in utero* de SARS-CoV-2 e exames indicados no recém-nascido.

CATEGORIA	EVIDÊNCIA EXPOSIÇÃO *IN UTERO*	PERSISTÊNCIA VIRAL/RESPOSTA IMUNE
Confirmada	Um ou mais dos seguintes testes positivos para SARS-CoV-2 com < 24 horas: RT-PCR amostra estéril (líquido amniótico, sangue) Placenta (RT-PCR, isoimunização) RT-PCR amostra não estéril (trato respiratório superior, fezes) Sorologia (IgM, IgA)	Um ou mais dos seguintes testes positivos para SARS-CoV-2 com 24-48 horas: RT-PCR amostra estéril
Possível	Um ou mais dos seguintes testes positivos com < 24 horas: RT-PCR amostra estéril Placenta (RT-PCR, isoimunização, imuno-histoquímico, microscopia) RT-PCR amostra não estéril Sorologia (IgM, IgA)	Um ou mais dos seguintes testes positivos com 24-48 horas: RT-PCR amostra estéril OU Sorologia positiva (IgM, IgA) com idade 24 horas a < 7dias
Improvável	Um ou mais dos seguintes testes positivos para SARS-CoV-2 com < 24 horas: · RT-PCR amostra estéril placenta (RT-PCR, isoimunização, imuno-histoquímico, microscopia · RT-PCR amostra não estéril · Sorologia (IgM, IgA)	Todos os seguintes testes negativos com 24-48 horas: RT-PCR amostra estéril ou amostra não estéril OU Sorologia negativa (IgM, IgA) com 24 horas ou < 7dias
	Todos os testes acima negativos	Um ou mais dos seguintes testes positivos para SARS-CoV-2 com 24-48 horas: RT-PCR amostra estéril ou amostra não estéril OU Sorologia positiva (IgM, IgA) com 24 horas a < 7 dias
Indeterminada	Um ou mais dos seguintes testes positivos para SARS-CoV-2 com idade < 24 horas: RT-PCR amostra estéril placenta (RT-PCR, isoimunização, imuno-histoquímico, microscopia) RT-PCR amostra não estéril Sorologia (IgM, IgA)	Todos os seguintes testes negativos com idade 24-48 horas: RT-PCR amostra estéril ou amostra não estéril OU Sorologia negativa (IgM, IgA) com 24 horas ou < 7d

Fonte: Elaborado pelo autor do capítulo.

QUADRO 16.2. Categorias de transmissão intraparto de SARS-CoV-2 e exames indicados no recém-nascido.

CATEGORIA	AUSÊNCIA DE EXPOSIÇÃO FETAL *IN UTERO*	EXPOSIÇÃO INTRAPARTO COM PERSISTÊNCIA VIRAL/RESPOSTA IMUNE
Confirmada	Foi realizado pelo menos 1 teste para SARS-CoV-2 com idade < 24 horas e o resultado é negativo RT-PCR amostra estéril, placenta (RT-PCR isoimunização, imuno-histoquímico, microscopia) RT-PCR amostra não estéril Sorologia (IgM, IgA)	Um ou mais dos seguintes testes positivos com idade 24-48 h: RT-PCR amostra estéril RT-PCR amostra não estéril corroborado por PCR positivo em segundo teste com > 48 horas a 7 dias OU Sorologia positiva (IgM, IgA) com 7-14 dias, corroborada por sorologia positiva até 10 dias após o primeiro resultado positivo
Possível	Ausência de exames para verificar exposição fetal	Um ou mais dos seguintes testes positivos com idade 24-48 horas: RT-PCR amostra estéril RT-PCR amostra não estéril corroborado por PCR positivo em segundo teste com > 48 horas a 7 dias OU Sorologia positiva (IgM, IgA) com 7-14 dias, corroborada por sorologia positiva até 10 dias após o primeiro resultado positivo
Improvável	Ausência de exames para verificar exposição fetal	Um ou mais dos seguintes testes positivos com idade 24-48 h: RT-PCR amostra estéril com RT-PCR negativo em segundo teste com > 48 horas a 7 dias RT-PCR amostra não estéril RT-PCR negativo em segundo teste com > 48 horas a 7 dias OU Sorologia positiva (IgM, IgA) Na idade de 7-14 dias, com sorologia negativa em segundo teste até 10 dias após o primeiro resultado positivo
	Todos os testes acima negativos	Um ou mais dos seguintes testes positivos para SARS-CoV-2 com 24-48 horas: RT-PCR amostra estéril ou amostra não estéril OU Sorologia positiva (IgM, IgA) com 24 horas a < 7 dias
Indeterminada	Um ou mais dos seguintes testes positivos para SARS-CoV-2 com idade < 24 horas: RT-PCR amostra estéril Placenta (RT-PCR, isoimunização, imuno-histoquímico, microscopia) RT-PCR amostra não estéril Sorologia (IgM, IgA)	Todos os seguintes testes negativos com idade 24-48 horas: RT-PCR amostra estéril ou amostra não estéril OU Sorologia negativa (IgM, IgA) com 24 horas ou < 7 dias

Fonte: Elaborado pelo autor do capítulo.

QUADRO 16.3. Categorias de transmissão pós-natal precoce de SARS-CoV-2 (> 48 horas a 28 dias) e exames indicados no recém-nascido.

CATEGORIA	AUSÊNCIA DE EXPOSIÇÃO *IN UTERO*/INTRAPARTO	EXPOSIÇÃO PÓS-NATAL COM PERSISTÊNCIA VIRAL/RESPOSTA IMUNE
Confirmada	Pelo menos 1 teste com < 48 horas foi feito e tem resultado negativo (todos os testes com < 48 horas devem ser negativos) RT-PCR amostra estéril Placenta (RT-PCR, isoimunização, imuno-histoquímico, microscopia, *swab*) RT-PCR amostra não estéril Sorologia (IgM, IgA) negativa na idade < 14d	Um ou mais dos seguintes testes positivos para SARS-CoV-2 com idade ≥ 48 horas: RT-PCR amostra estéril RT-PCR amostra não estéril positivo corroborado por segundo teste positivo em até 10 dias OU Sorologia positiva (IgM, IgA) com idade > 14 dias corroborada por segunda sorologia positiva em até 10 dias após a primeira
Possível	Ausência de exames para verificar exposição fetal	Um ou mais dos seguintes testes positivos para SARS-CoV-2 com idade ≥ 48 horas: RT-PCR amostra estéril RT-PCR amostra não estéril positivo corroborado por segundo teste positivo em até 10 dias OU Sorologia positiva (IgM, IgA) com idade > 14 dias corroborada por segunda sorologia positiva em até 10 dias após a primeira
Improvável	Ausência de exames para verificar exposição fetal	Um ou mais dos seguintes testes positivos para SARS-CoV-2 com idade ≥ 48 horas: RT-PCR amostra não estéril com RT-PCR negativo em um segundo teste até 10 dias após o primeiro OU Sorologia positiva (IgM, IgA) com idade > 14 dias e uma segunda sorologia negativa em até 10 dias após a primeira
Indeterminada	Ausência de exames para verificar exposição fetal	Um ou mais dos seguintes testes positivos para SARS-CoV-2 com idade ≥ 48 horas: RT-PCR amostra não estéril sem um segundo teste para corroborar OU Sorologia positiva (IgM, IgA) com idade > 14 dias sem uma segunda sorologia para corroborar

Fonte: Elaborado pelo autor do capítulo.

Os dados atuais sugerem que somente 1,6% a 2% dos RN de mães com exame positivo para SARS-CoV-2, próximo ao parto, apresentaram teste positivo na idade de 1 a 3 dias após o nascimento.[13] Portanto, a reanimação neonatal deve seguir as rotinas já estabelecidas no serviço, sem recomendações específicas para o RN de mãe com COVID-19. Todos os médicos devem usar equipamento de proteção individual (EPI). Como na reanimação neonatal existe potencialmente a necessidade de procedimentos geradores de aerossóis (ventilação sob pressão positiva, aspiração, intubação traqueal, necessidade de O_2 em fluxo maior que 2 L/min, pressão positiva contínua nas vias aéreas, ventilação invasiva), deve ser minimizado o risco de infecção nessas situações.

O transporte do RN de mãe com exame positivo para SARS-CoV-2 da sala de parto até a unidade neonatal deve ser feito em incubadora, por profissional com EPI, seguindo trajeto previamente estabelecido e com exposição mínima de outros profissionais.

Na situação de RN assintomático e mãe com exame positivo para SARS-CoV-2, o RN poderá ser encaminhado ao alojamento conjunto se a mãe assim o desejar. Deve ser seguida pela mãe a orientação quanto à etiqueta da tosse, higienização de mãos, uso de máscara cirúrgica para rotinas do RN e amamentação, mantendo-se a distância mínima de 1,8 m entre o berço do RN e a cama da puérpera.

Se o RN apresentar algum sintoma clínico, deverá permanecer em quarto de isolamento respiratório e de contato. A possibilidade de infecção por SARS-CoV-2 deve ser considerada, sendo indicada a coleta de RT-PCR em *swab* nasofaríngeo e, se possível, de outros exames para verificar a exposição viral intraútero e no período periparto (RT-PCR em amostra estéril, exame de placenta, sorologia). O tratamento deve ser feito de acordo com o quadro clínico e seguindo os protocolos assistenciais do serviço.

Aleitamento materno

O leite da mãe com COVID-19 pode fornecer ao RN anticorpos protetores contra a infecção. Não há evidências de transmissão de SARS-CoV-2 através do leite materno. Portanto, a amamentação deve ser mantida, desde que a mãe assim o deseje e tenha condições clínicas adequadas.

Devem ser observados os cuidados de prevenção de transmissão do vírus através de gotículas respiratórias que incluem lavar as mãos por pelo menos 20 segundos antes de tocar o RN, usar máscara facial e evitar falar ou tossir durante a amamentação. A máscara deve ser trocada a cada mamada ou se houver tosse ou espirro. Em caso de opção pela extração do leite, devem ser observadas as orientações de limpeza da bomba e dos acessórios.

Referências

1. Chen H, Guo J, Wang C, et al. Clinical characteristics and intrauterine vertical transmission potential of COVID-19 infection in nine pregnant women: a retrospective review of medical records. Lancet. 2020;395:809-15.

2. Zambrano LD, Ellington S, Strid P, et al. Update: characteristics of symptomatic women of reproductive age with laboratory-confirmed SARS-CoV-2 infection by pregnancy status: United States, January 22-October 3, 2020. MMWR Morb Mortal Wkly Rep. 2020;69(44):1641-7.

3. Brasil. Ministério da Saúde. Departamento de informática. Disponível em: https://opendatasus.saude.gov.br/dataset/bd-srag-2020 (acesso maio 2021).

4. Raschetti R, Vivanti AJ, Vauloup-Fellous C, Let al. Synthesis and systematic review of reported neonatal SARS-CoV-2 infections. Nat Commun. 2020;11(1):5164.

5. Kirtsman M, Diambomba Y, Poutanen S, et al. Probable congenital SARS-CoV-2 infection in a neonate born to a woman with active SARS-CoV-2 infection. CMAJ. 2020;192(24):E647-E50.

6. Zeng L, Xia S, Yuan W, et al. Neonatal early-onset infection with SARS-CoV-2 in 33 neonates born to mothers with COVID-19 in Wuhan, China. JAMA Pediatr. 2020;174(7):722-5.

7. Coronado Munoz A, Nawaratne U, McMann D, et al. Late-onset neonatal sepsis in a patient with COVID-19. N Engl J Med. 2020;382(19):e49.

8. Dong L, Tian J, He S, et al. Possible vertical transmission of SARS-CoV-2 from an infected mother to her newborn. *JAMA*. 2020;323(18):1846-8.

9. Brasil. Ministério da Saúde. Secretaria de Atenção Primária à Saúde. Departamento de Ações Programáticas e Estratégicas. Manual de recomendações para a assistência à gestante e puérpera frente à pandemia de COVID-19/Ministério da Saúde, Secretaria de Atenção Primária à Saúde. – Brasília: Ministério da Saúde, 2020.

10. Lim VS, Katz AI, Lindheimer MD. Acid-base regulation in pregnancy. Am J Physiol. 1976;231:1764.

11. Oliveira C, Lopes MA, Rodrigues AS, et al. Influence of the prone position on a stretcher for pregnant women on maternal and fetal hemodynamic parameters and comfort in pregnancy. Clinics. 2017;72(6):325-32.

12. WHO. Definition and categorization of the timing of mother-to-child transmission of SARS-CoV-2: scientific brief, 8 February 2021. Disponível em: WHO/2019-nCoV/mother-to-child_transmission/2021;8(2):1.

13. Sankaran D, Nakra N, Cheema R, et al. Perinatal SARS-CoV-2 infection and neonatal COVID-19: a 2021 update. NeoReviews. 2021;22(5):22-5-e1001.

17

TRATAMENTO MEDICAMENTOSO DA COVID-19

Camila Sanson Yoshino de Paula
Ana Paula de Carvalho Panzeri Carlotti

Introdução

O tratamento medicamentoso da doença causada pelo SARS-CoV-2, a COVID-19, inclui medicações direcionadas ao patógeno (antivirais, plasma convalescente e anticorpos monoclonais contra o SARS-CoV-2) e terapêuticas dirigidas ao hospedeiro (agentes anti-inflamatórios e imunomoduladores).

As medicações direcionadas ao vírus têm, possivelmente, maior eficácia quando administradas na fase inicial da doença, em que há replicação viral, enquanto as terapêuticas imunomoduladoras/anti-inflamatórias podem ser benéficas nas fases mais tardias, caracterizadas pela resposta inflamatória exagerada ao vírus e lesão tecidual.

Medicações antivirais

Remdesivir

O Remdesivir é uma pró-medicação, análoga à adenosina. Tem sua ação na transcrição do RNA viral, bloqueando a transcrição reversa e, portanto, inibindo a síntese viral.[1]

O conhecimento prévio sobre sua atividade antiviral contra o vírus Ebola e outros coronavírus, como o SARS-CoV-1 e MERS-CoV, incentivaram um grupo de pesquisadores americanos a compilar algumas publicações com o Remdesivir para o tratamento da COVID-19.[2] O primeiro ensaio clínico randomizado, duplo-cego e placebo-controlado realizado com 236 adultos na China não demonstrou diferença significativa entre o grupo controle e o que recebeu a medicação quanto à: melhora clínica, taxa de mortalidade com 28 dias e negativação do SARS-CoV-2 em nasofaringe por método molecular.[3] Entretanto, em uma revisão publicada em dezembro de 2020 que reúne as principais publicações sobre o Remdesivir para tratamento da COVID-19, observa-se que já existem alguns estudos que demonstraram impacto do uso da medicação na melhora clínica, no tempo de ventilação mecânica e na taxa de mortalidade,[4-6] com dois desses artigos incluindo crianças acima de 12 anos de idade.

Diante dessas evidências clínicas, o Remdesivir foi aprovado pela Food and Drug Administration (FDA) para o tratamento da COVID-19 em pacientes adultos e pediátricos hospitalizados que requerem oxigênio suplementar. No entanto, o Remdesivir não é recomendado rotineiramente para pacientes que requerem ventilação mecânica, em virtude da falta de pesquisas demonstrando benefício nesse estágio avançado da doença. A dose recomendada é:

- Pacientes adultos e pediátricos > 40 kg: 200 mg IV no dia 1, seguido por 100 mg IV nos dias 2-5;
- Pacientes pediátricos < 40 kg: 5 mg/kg IV no dia 1, seguido por 2,5 mg/kg IV nos dias 2-5.

A administração da medicação deve ser feita por infusão IV prolongada, em 30 a 120 minutos. A duração do tratamento pode ser estendida por até 10 dias se não houver melhora clínica significativa até o quinto dia.

Os efeitos adversos da medicação incluem anemia, elevação transitória das transaminases, hipoalbuminenia, hiperglicemia, hipocalemia, constipação, náuseas e lesão renal aguda. Não é recomendado para pacientes com taxa de filtração glomerular < 30 mL/min/1,73 m^2 ou pacientes em diálise, ou aqueles com concentrações plasmáticas aumentadas de alanina aminotransferase (ALT) ou aspartato aminotransferase (AST) (> 5 vezes o limite superior do normal).

Ribavirina

A Ribavirina é um análogo da guanina e age inibindo a replicação viral através de vários mecanismos. Possui diversos efeitos adversos importantes, entre eles: anemia hemolítica e distúrbios eletrolíticos.[1]

Devido à possibilidade de ação antiviral para SAR-CoV-1 e MERS-CoV, inicialmente se acreditou em sua ação para a COVID-19. Embora se tenha confirmado sua atividade *in vitro* contra o SARS-CoV-2, um estudo retrospectivo com adultos internados em um hospital na China não identificou redução na taxa de mortalidade ou no tempo de negativação da detecção do SARS-CoV-2 por método molecular em pacientes que receberam Ribavirina.[7]

Devido a seus importantes efeitos adversos e à ausência de evidência científica comprovando sua eficácia, a Ribavirina não é indicada para o tratamento da COVID-19.

Lopinavir/ritonavir

O Lopinavir é um inibidor de protease, e o Ritonavir um inibidor do citocromo P450 3A (que aumenta a meia-vida do Lopinavir). Atualmente, a combinação das duas medicações é conhecida por fazer parte do arsenal terapêutico para o tratamento da infecção pelo vírus da imunodeficiência humana (HIV). Seu mecanismo de ação envolve a inibição das proteases virais, levando a produção errática de proteínas importantes para o vírus e consequente formação de partículas virais não infectantes.[1]

Os principais efeitos adversos dessa medicação são: intolerância gastrointestinal, hiperlipidemia, hiperglicemia, elevação de transaminases e prolongamentos dos intervalos QT e PR.

Alguns estudos prévios demonstraram sua ação antiviral para SARS-CoV-1 e MERS-CoV, principalmente quando o lopinavir/ritonavir foi utilizado em associação a outras medicações como ribavirina e interferon.[8] Entretanto, para SARS-CoV-2, um estudo controlado randomizado com 199 adultos hospitalizados não demonstrou melhora clínica ou melhora na mortalidade em 28 dias entre o grupo que recebeu a medicação e o grupo que recebeu apenas tratamento não medicamentoso.[9] Um outro grupo de pesquisadores também não encontrou melhora clínica em pacientes adultos que fizeram uso do medicamento quando comparados aos grupos com uso de outro antiviral ou que não fizeram uso de medicação.[10] Assim, o lopinavir/ritonavir não deve ser considerado como medicação para tratamento da COVID-19.

Agentes antimaláricos (Cloroquina e Hidroxicloroquina)

A Cloroquina e a Hidroxicloroquina agem inibindo a função dos lisossomos pelo aumento de pH do meio. Possuem também ação na glicosilação de proteínas virais, na replicação do ácido nucleico e liberação do vírus pela célula. Por possuírem atividade imunomoduladora, são bastante utilizadas na artrite reumatoide e no lúpus eritematoso sistêmico. Os efeitos adversos das medicações podem ser graves como arritmias e retinopatia. Por ser derivada da Cloroquina, a Hidroxicloroquina apresenta menor toxicidade.[1]

Desde o início da pandemia, diversos estudos foram realizados com a Cloroquina/Hidroxicloroquina (associados ou não a azitromicina) para tratamento da COVID-19. Em uma revisão sistemática e metanálise publicada recentemente (2021), foram analisados 11.932 adultos que receberam Hidroxicloroquina, 8.081 pacientes que receberam a combinação de Hidroxicloroquina e Azitromicina e 12.930 adultos no grupo controle. Após a análise, concluiu-se que a Hidroxicloroquina em monoterapia não tem eficácia na doença e que a associação de Hidroxicloroquina com Azitromicina aumenta o risco de mortalidade devido a seus potenciais eventos adversos.[11]

Com base nessas evidências, a Cloroquina e a Hidroxicloroquina (em associação ou não a Azitromicina) não devem ser utilizadas para o tratamento da COVID-19.

Agentes antibacterianos (Azitromicina)

A Azitromicina é um antibiótico macrolídeo cujo mecanismo de ação é a inibição da síntese proteica bacteriana através da ligação da medicação à subunidade 50S do ribossomo. Entre seus efeitos adversos está o prolongamento do intervalo QT com possibilidade de arritmias.[1]

Devido a seus possíveis efeitos imunomoduladores e antivirais, cogitou-se seu uso em associação à hidroxicloroquina para o tratamento da COVID-19.

Até o momento, a ação antiviral da Azitromicina para a infecção por SARS-CoV-2 não foi estabelecida. Alguns estudos não demonstraram impacto da Azitromicina em sua associação a Hidroxicloroquina. Além disso, poucos estudos avaliaram a eficácia clínica da Azitromicina em monoterapia.[12]

Assim, a Azitromicina não é indicada como tratamento para a COVID-19.

Agentes anti-helmínticos

Ivermectina

A Ivermectina é um antiparasitário que atua nos receptores GABA, levando a um bloqueio entre o neurônio e o músculo do parasita e, consequentemente, movimentos incoordenados, dificuldade de alimentação e morte do parasita. Acredita-se que a Ivermectina também tenha alguma ação antiviral ao inibir a internalização de proteínas importantes para a replicação viral (como a IMP /β1).[13]

Além do efeito antiviral, a Ivermectina foi considerada candidata para o tratamento da COVID-19 por agir no receptor transmembrana CD147 (receptor que, junto com o receptor da enzima conversora de angiotensina 2, tem papel importante na ligação da proteína *spike* do SARS-CoV-2 à célula hospedeira). Além disso, há algumas hipóteses de que a medicação poderia ter outros efeitos contra o SARS-CoV-2, como: atuar como ionóforo (transportando íons através da camada lipídica da membrana celular), ação no receptor P2X4 (com modulação da quimiotaxia de neutrófilos e secreção de quimiocinas) e efeito anti-inflamatório.[13]

Embora alguns estudos (com Ivermectina em monoterapia ou em associação a outras medicações) tenham demonstrado benefício na redução da taxa de mortalidade na COVID-19, ainda não há resultados de ensaios clínicos com desenhos de estudos bem definidos.[1,13]

Atualmente existem diversos ensaios clínicos em andamento[13] para compreender melhor o papel da medicação na infecção pelo SARS-CoV-2. Assim, até o momento, a Ivermectina não está indicada para o tratamento da COVID-19.

Nitazoxanida

A Nitazoxanida é um antiparasitário que possui também ação em mecanismos regulatórios da replicação viral.[1]

Alguns estudos *in vitro* demonstraram ação da medicação para o MERS-CoV e outros coronavírus. Em relação a infecções pelo SARS-CoV-2, ainda existem poucas publicações para definir seu papel como monoterapia ou em associação a outras medicações. Um estudo brasileiro controlado por placebo, duplo cego, com adultos demonstrou redução da carga viral de SARS-CoV-2 em pacientes que receberam a medicação nos primeiros três dias de sintomas; entretanto, não se observou eficácia na resolução de sintomas após o tratamento. Além disso, o tratamento não demonstrou eficácia nos desfechos secundários da doença.[14]

Outras publicações também não observaram diferença na resolução de sintomas com o uso da Nitazoxanida.[1]

Atualmente, ensaios clínicos com a Nitazoxanida em monoterapia ou em associação a outras medicações estão sendo realizados. Até o momento, a Nitazoxanida não é indicada para o tratamento da COVID-19.

Plasma convalescente

O plasma convalescente é obtido de um indivíduo recuperado de uma doença infecciosa causada por um agente específico. Seus principais efeitos adversos estão relacionados a sua transfusão: febre, exantemas, eventos respiratórios ou alérgicos.[15]

É um tratamento conhecido há algumas décadas e foi utilizado para tratamento das infecções pelo SARS-CoV-1, MERS e *influenza* H5N1. Sua eficácia para a infecção pelo SARS-CoV-2 permanece controversa e ainda não há evidência cientifica de ensaios clínicos randomizados.

Uma recente revisão sistemática (2021) com 45 artigos avaliados (sendo metade deles relatos de casos) e 22.260 pacientes (com idades de 4 a 100 anos) concluiu que o plasma convalescente pode ter impacto na melhora clínica, *clearance* viral e redução de mortalidade, principalmente em pacientes com 10 dias de doença.[15] Entretanto, esses dados devem ser avaliados com muito cuidado, já que entre esses estudos avaliados havia apenas 4 ensaios clínicos randomizados que, avaliados separadamente, não demonstraram evidência significativa na redução da mortalidade. Além disso, novos estudos são necessários para avaliar dose e tempo de tratamento.

Anticorpos monoclonais contra o SARS-CoV-2

O FDA aprovou o uso emergencial dos anticorpos monoclonais, bamlanivimabe e a combinação casirivimabe mais imdevimabe, em pacientes em tratamento ambulatorial com alto risco de progressão da doença. Essa decisão do FDA foi baseada em dois ensaios randomizados controlados que sugerem que os anticorpos monoclonais anti-SARS-CoV-2 podem reduzir o número de visitas a departamentos de emergência ou hospitalizações em pacientes com quadros leves ou moderados de COVID-19. No entanto, o número relativamente pequeno de participantes e o baixo número de eventos clínicos durante esses estudos, incluindo hospitalizações ou visitas ao departamento de emergência, tornam difícil tirar conclusões definitivas sobre a eficácia desses anticorpos.

Em crianças, no entanto, o uso rotineiro dos anticorpos monoclonais contra o SARS-CoV-2 não é recomendado, considerando a apresentação da doença geralmente leve na faixa etária pediátrica e os potenciais efeitos adversos relacionados à infusão, particularmente anafilaxia.[16]

Anti-inflamatórios e imunomoduladores

Tocilizumab

O Tocilizumab é um anticorpo monoclonal que inibe o receptor de membrana da interleucina-6 (IL-6). É utilizado no tratamento de artrite idiopática juvenil, artrite reumatoide e outras doenças inflamatórias crônicas e autoimunidades.[1]

Além de ser uma medicação imunossupressora, outros efeitos adversos são: alteração de enzimas hepáticas, neutropenia, trombocitopenia, úlceras orais, cefaleia, entre outros.[1]

A COVID-19 é caracterizada por uma produção exacerbada de citocinas inflamatórias, principalmente interleucina-6, interleucina-10 e fator de necrose tumoral (TNF-). Assim, é possível que o uso de Tociluzumabe interfira no prognóstico da doença. Entretanto, uma revisão sistemática recente com 5.776 pacientes adultos concluiu que ainda não há evidência clínica para eficácia e segurança do uso da medicação como tratamento da COVID-19.[17]

Ensaios clínicos estão sendo realizados atualmente, e, até o momento, não há indicação de uso de Tocilizumab para tratamento da COVID-19.

Interferon

Os interferons são importantes na resposta imunológica viral humana. Os tipos e β são produzidos pela maioria das células, e o interferon λ é produzido por células *natural killer* e células T.[1]

Até o momento, algumas publicações em adultos demonstraram que há a possibilidade de que essa medicação seja eficaz na melhora clínica e redução de gravidade da COVID-19.[1] Porém, novos estudos são necessários para definir real eficácia e segurança do interferon nesses pacientes.

Atualmente, o interferon não é indicado para tratamento da COVID-19.

Imunoglobulinas

Não há indicação de tratamento da COVID-19 com imunoglobulina endovenosa não específica para SARS-CoV-2. Porém, pacientes com síndrome inflamatória multissistêmica (SIM-P) pós-COVID-19, principalmente aqueles com doença de Kawasaki, devem receber esse tratamento. Nos casos SIM-P com espectro clínico de doença de Kawasaki, os pacientes também devem receber ácido acetilsalicílico e ser manejados conforme os *guidelines* de Kawasaki.

Em publicação recente, pesquisadores demonstraram melhor prognóstico com resolução mais rápida da febre e redução de complicações (disfunção ventricular esquerda e suporte hemodinâmico) com o uso de imunoglobulina associado a Metilprednisolona em crianças com diagnóstico de SIM-P. Apesar de esse estudo ter sido observacional, esses dados propõem a condução de novos ensaios clínicos para melhor compreensão do impacto dessa associação no tratamento da SIM-P.[18]

Corticosteroides

São medicações anti-inflamatórias e imunossupressoras. Seus principais efeitos adversos são: osteoporose, retardo do crescimento, glaucoma, catarata, hipertensão, infecções, hiperglicemia, entre outros.

Em estudo recentemente publicado (2021) do *The RECOVERY Collaborative Group*, observou-se que o uso de Dexametasona por 10 dias levou à redução de mortalidade em 28 dias em pacientes em ventilação mecânica ou recebendo oxigenoterapia. Entretanto, não houve benefício da medicação naqueles pacientes sem necessidade de suporte respiratório. Além disso, foi observado também que a Dexametasona prescrita a pacientes em oxigenoterapia reduziu a necessidade de ventilação mecânica e o uso da m em pacientes já em suporte ventilatório diminuiu o tempo de necessidade de ventilação.[19]

O National Institutes of Health (NIH)[20] recomenda o uso de Dexametasona para pacientes adultos com necessidade de oxigênio suplementar.

Para crianças com quadros graves ou críticos de COVID-19, ciclos de 3 a 5 dias de Metilprednisolona (1 mg/kg/dia, dose máxima: 40 mg/dia) ou Dexametasona (0,15 mg/kg/dia, dose máxima: 6 mg/dia) podem reduzir o processo inflamatório por inibir a transcrição de algumas citocinas. Entretanto, não há indicação de uso de corticoides em casos leves ou moderados.[21]

Os corticoides também são indicados em casos moderados e graves de SIM-P (em associação com a imunoglobulina intravenosa).[22] As doses recomendadas são:

- **SIM-P (casos moderados):** Metilprednisolona (2 mg/kg/dia) ou Prednisolona/Prednisona (2 mg/kg/dia, dose máxima 60 mg/dia, dividida em 2 doses por 5 dias e com diminuição da dose ao longo de 2-3 semanas). O corticoide deve ser prescrito nas primeiras 24 horas do diagnóstico.
- **SIM-P (casos graves):** Metilprednisolona (pulsoterapia 30 mg/kg/dia por 3 dias, dose máxima: 1 g/dia, seguida de 2 mg/kg/dia com dose máxima de 60 mg/dia, dividida em 2 doses por 5 dias e, então, diminuição da dose ao longo de 2-3 semanas).

Pacientes já em uso crônico de corticoides não devem ter seus tratamentos descontinuados sem a recomendação do médico responsável pelo seguimento clínico.

Anticoagulação

A profilaxia para tromboembolismo venoso em pacientes adultos com COVID-19 com Heparina ou Enoxaparina (heparina de baixo peso molecular) é sugerida pelo National Institutes of Health (NIH).[23]

Para pacientes na faixa etária pediátrica, a literatura atual[24,25] recomenda o uso de profilaxia antitrombótica para crianças internadas que preencham dois ou mais dos seguintes critérios:

- Admissão em unidade de terapia intensiva.
- Diagnóstico de síndrome inflamatória multissistêmica.
- Fatores de risco para tromboembolismo venoso, como uso de cateter, imobilidade, terapia com estrogênio, gestação, malignidade, doença autoimune, doença falciforme, obesidade, síndrome nefrótica, doença cardíaca, história pessoal ou familiar de trombose, trombofilia hereditária e diabetes.

As doses recomendadas são:

- **Pacientes clinicamente estáveis:** Enoxaparina (peso 40 kg: 1 mg/kg/dose, uma vez ao dia; peso 40-80 kg: 40 mg/dia).
- **Pacientes com alto risco de trombose ou com trombose já diagnosticada:** Enoxaparina 1 mg/kg/dose, duas vezes ao dia.
- **Pacientes clinicamente instáveis e/ou com insuficiência renal:** heparina não fracionada 10 UI/Kg/hora (meta: TTPA 40-70 segundos).

Pacientes clinicamente estáveis já em uso de anticoagulação profilática ou terapêutica devem manter a anticoagulação na mesma dose.

Referências

1. Tarighi P, Eftekhari S, Chizari M, et al. A review of potential suggested drugs for coronavirus disease (COVID-19) treatment. European Journal of Pharmacology. 2021;895:173890.
2. Aleissa MM, Silverman EA, Paredes Acosta LM, et al. New perspectives on antimicrobial agents: Remdesivir treatment for COVID-19. Antimicrob Agents Chemother. 2020;65(1):e01814-20.
3. Wang Y, Zhang D, Du G, et al. Remdesivir in adults with severe COVID-19: a randomised, double-blind, placebo-controlled, multicentre trial. Lancet. 2020;395(10236):1569-78.
4. Beigel JH, Tomashek KM, Dodd LE, et al. Remdesivir for the treatment of COVID-19: final report. N Engl J Med. 2020;383(19):1813-26.
5. Goldman JD, Lye DCB, Hui DS, et al. Remdesivir for 5 or 10 days in patients with severe COVID-19. N Engl J Med. 2020;383(19):1827-37.

6. Spinner CD, Gottlieb RL, Criner GJ, et al. Effect of Remdesivir vs standard care on clinical status at 11 days in patients with moderate COVID-19: a randomized clinical trial. JAMA. 2020;324(11):1048-57.

7. Tong S, Su Y, Yu Y, et al. Ribavirin therapy for severe COVID-19: a retrospective cohort study. Int J Antimicrob Agents. 2020;56(3):106114.

8. Yao TT, Qian JD, Zhu WY, et zl. A systematic review of lopinavir therapy for SARS coronavirus and MERS coronavirus: a possible reference for coronavirus disease-19 treatment option. Journal of Medical Virology. 2020;92(6):556-63.

9. Cao B, Wang Y, Wen D, et al. A trial of lopinavir: ritonavir in adults hospitalized with severe COVID-19. N Engl J Med. 2020;382(19):1787-99.

10. Li Y, Xie Z, Lin W, et al. Efficacy and safety of Lopinavir/Ritonavir or Arbidol in adult patients with mild/moderate COVID-19: an exploratory randomized controlled trial. Med. 2020;1:105-113.e4.

11. Fiolet T, Guihur A, Rebeaud ME, et al. Effect of hydroxychloroquine with or without azithromycin on the mortality of coronavirus disease 2019 (COVID-19) patients: a systematic review and meta-analysis. Clinical Microbiology and Infection. 2021;27:19-27.

12. Echeverría-Esnal D, Martin-Ontiyuelo C, Navarrete-Rouco E, et al. Azithromycin in the treatment of COVID-19: a review. Expert Rev Anti Infect Ther. 2021;19(2):147-63.

13. Kaur H, Shekhar N, Sharma S, et al. Ivermectin as a potential drug for treatment of COVID-19: an in-sync review with clinical and computational attributes. Pharmacol Reports. 2021;1:1-14.

14. M Rocco PR, Silva PL, Cruz FF, et al. Early view early use of nitazoxanide in mild COVID-19 disease: randomised, placebo-controlled trial. Eur Respir J. 2021;14:2003725.

15. Wang Y, Huo P, Dai R, et al. Convalescent plasma may be a possible treatment for COVID-19: a systematic review. Int Immunopharmacol. 2021;91:107262.

16. Wolf J, Abzug MJ, Wattier RL, et al. Initial guidance on use of monoclonal antibody therapy for treatment of coronavirus disease 2019 in children and adolescents. JPIDS.2021;(3)1-6.

17. Cortegiani A, Ippolito M, Greco M, et al. Rationale and evidence on the use of tocilizumab in COVID-19: a systematic review. Pulmonology. 2021;27: 52-66.

18. Ouldali N, Toubiana J, Antona D, et al. Association of intravenous immunoglobulins plus methylprednisolone vs immunoglobulins alone with course of fever in multisystem inflammatory syndrome in children. JAMA. 2021;325(9):855-64.

19. Group RC, Horby P Lim WS, et al. Dexamethasone in hospitalized patients with COVID-19. N Engl J Med. 2021;384(8):693-704.

20. National Institutes of Health NIH. Corticosteroids – COVID-19 treatment guidelines. Disponível em: https://www.covid19treatmentguidelines.nih.gov/immunomodulators/corticosteroids/ (acesso fev 2021).

21. Niehues T, Neubert J. Pediatrics. In: Kamps BS, Hoffmann C. COVID reference. Steinhauser Verlag; 2021;423-50.

22. Mahmoud S, Fouda EM, Kotby A, et al. The "golden hours" algorithm for the management of the multisystem inflammatory syndrome in children (MIS-C). Glob Pediatr Health. 2021;8:2333794X21990339.

23. National Institutes of Health NIH. Antithrombotic therapy – COVID-19 treatment guidelines. Disponível em: https://www.covid19treatmentguidelines.nih.gov/antithrombotic-therapy/ (acesso fev 2021).

24. Carneiro JDA, Ramos GF, de Carvalho WB, et al. Proposed recommendations for antithrombotic prophylaxis for children and adolescents with severe infection and/or multisystem inflammatory syndrome caused by SARS-CoV-2. Clinics (Sao Paulo). 2020;75:e2252.

25. Loi M, Branchford B, Kim J, et al. COVID-19 anticoagulation recommendations in children. Pediatr Blood Cancer. 2020;p.e28485.

18

ABORDAGEM MULTIPROFISSIONAL NA CRIANÇA E RECÉM-NASCIDO COM COVID-19. REABILITAÇÃO PARA CRIANÇAS E ADOLESCENTES APÓS A COVID-19

Ana Lúcia Capelari Lahoz
Carla Marques Nicolau
Carla Regina Tragante
Cíntia Johnston
Maria Lúcia Barbosa Maia dos Santos
Patrícia Zamberlan

Introdução

A COVID-19 é um adoença recente ainda sem tratamento específico, na qual a transmissão da infeção ocorre por inalação de gotículas e aerossóis infectadas ou contato direto com superfícies contaminadas.[1,2] Essa doença em sua forma mais grave é menos prevalente na população pediátrica, com baixa taxa de mortalidade, tendo baixa taxa de hospitalização principalmente em unidade de terapia intensiva (UTI).[1]

A assistência hospitalar, especialmente em cuidados intensivos, ao neonato e a criança/adolescente com suspeita ou COVID-19 positivo exige abordagem multiprofissional. A eficiência dessa assistência/cuidado depende do conhecimento e das habilidades da equipe multiprofissional (tais como médicos, enfermeiros, farmacêuticos clínicos, fisioterapeutas, nutricionistas, psicólogos, fonoaudiólogos, entre outros), cujos esforços integrados resultam em um cuidado mais seguro e efetivo aos pacientes, assim como prima pela biossegurança da equipe.

Assistência de enfermagem

Assistência de enfermagem à criança e ao adolescente

As crianças/adolescentes são tão propensas às infecções virais quanto os adultos, mas a frequência de doença com infecção moderada e grave é menor.[3] A frequência de internação de crianças em UTI, até o momento, é baixa.[4] Mas crianças com infecção moderada e grave podem desenvolver síndrome respiratória aguda grave (SRAG), não SRAG e síndrome multissistêmica inflamatória da criança (MIS-C). Aquelas com SRAG internadas em unidade de terapia intensiva pediátrica (UTIP) geralmente irão necessitar de: oxigenoterapia convencional ou de alto fluxo, ventilação não invasiva (VNI) e/ou ventilação mecânica (VM) invasiva (VMi).[2]

Nesse contexto, o manejo ideal da relação enfermeiro-paciente (1:1) é essencial para garantir a qualidade e segurança do cuidado da assistência de enfermagem. Existe associação entre a relação enfermeiro:paciente inadequada com maior mortalidade e taxa de infecção dos pacientes.[5] O tempo gasto na assistência ao paciente com SARS-CoV-2 é maior em comparação aos outros, decorrente da necessidade de uso de equipamentos de proteção individual (EPI) nível 3.

Diretrizes recentes[6] classificam os procedimentos relacionados ao manejo das vias aéreas e ventilação [cânula nasal de alto fluxo, pressão positiva contínua nas vias aéreas (CPAP), VNI, ventilação com bolsa-máscara e broncoscopia] como "alto risco de contaminação do profissional de saúde" e do ambiente. Essas intervenções geram aerossóis que aumentam o risco de transmissão viral. Os principais cuidados aos pacientes internados em UTI com diagnósticos de COVID-19 são:

- Todo paciente com suspeita e/ou COVID-19 positivo deve ser internado em leito de isolamento com pressão negativa; não havendo essa possibilidade, deve-se destinar um quarto privativo com porta fechada e bem ventilado (com janelas abertas) OU, preferencialmente, unidades de coorte.
- Na entrada do quarto de isolamento ou área de coorte, devem ser disponibilizadas dispensador de preparação alcoólica a 70% e lavatório/pia com dispensador de sabonete líquido, suporte para papel toalha, lixeira com tampa e abertura sem contato manual. EPI nível 3, mobiliário para guarda e descarte dos EPIs.
- O profissional deve utilizar máscara cirúrgica durante a assistência e máscara N95 quando for realizar procedimentos geradores de aerossóis.
- Manter sistema fechado de aspiração traqueal para os pacientes intubados, com troca a cada 72 horas ou se sujidade.
- Evitar desconexão desnecessária do circuito para reduzir uma potencial disseminação viral.
- Quando for necessário, abrir o circuito ventilatório (p. ex.: ventilação manual de emergência, conexão de aparelho de VM portátil, troca de partes quebradas do circuito ventilatório). Recomenda-se: realizar a ação com dois profissionais de saúde; colocar o aparelho de VM em pausa expiratória; pinçar a cânula intratraqueal; realizar o procedimento no menor tempo possível.
- **Planejamento adequado do transporte de paciente:** se intubado, manter o sistema fechado de aspiração e aspirar somente quando necessário; avaliar a necessidade de aspiração das vias aéreas antes do transporte. Para paciente em uso de outros dispositivos de oxigenoterapia, é obrigatório o uso de máscara cirúrgica. O profissional deve utilizar máscara cirúrgica durante transporte e máscara N95 quando for realizar procedimentos que gerem aerossóis.
- **Balança de uso individual:** é imprescindível para o paciente em uso de fralda, devido à eliminação do vírus pelas fezes, assim como a manutenção de um *hamper* na antessala do isolamento.
- **Cuidados com dispositivos:** quando há necessidade de acesso vascular, deve-se evitar punção de veia jugular devido ao maior risco de contaminação do profissional, priorizando a punção de membros superiores.
- **Aspectos relacionados a humanização:** nem todo paciente UTIP está

intubado ou sedado, devido à COVID-19. Sugere-se oferecer materiais para desenhos às crianças, pois por meio desse recurso elas podem exteriorizar sentimentos e pensamentos. Sugere-se a aplicação de escalas de ansiedade de acordo com a faixa etária, visando direcionar os cuidados, assim como disponibilizar recursos digitais para interação com familiares e a criança durante hospitalização.

- **Cuidado centrado na criança e família:** paciente/família devem ser orientados quanto aos motivos do isolamento e restrições de acompanhantes/visitantes.
- **Atenção ao paciente adolescente:** conversar com o adolescente sem a presença do acompanhante diariamente para verificar possíveis alterações comportamentais oriundas do processo de hospitalização, principalmente se o paciente apresenta doença de base; direcioná-lo aos cuidados de psicologia, quando necessário.

Assistência de enfermagem ao recém-nascido

A escassez de dados e evidências sobre a transmissibilidade da COVID-19 durante a gestação, no parto e para o recém-nascido (RN), até esse momento não foram suficientes para um consenso sobre como ocorre a transmissão vertical.[7] Alguns estudos[8,9] relataram a infecção em RNs nos primeiros dias de vida, que foram submetidos ao controle rigoroso das medidas de prevenção de infecção e a separação da mãe ainda na sala de parto, sugerindo a possibilidade da transmissão vertical.

No entanto, RNs de mães com suspeita ou COVID-19 positivo podem adquirir a infecção após o parto. Sendo assim, a equipe multiprofissional envolvida tem o novo e grande desafio de evitar a infecção do RN após o nascimento, na sala de parto, na UTI neonatal e no alojamento conjunto, e concomitantemente, evitar a infecção dos profissionais de saúde.[10]

Cuidados na sala de parto

O planejamento antecipado das salas de parto para a gestante, neste contexto, é importante para garantir um atendimento adequado e seguro. A anamnese da gestante antes do parto deve ser minuciosa com busca ativa dos sinais e sintomas sugestivos de infecção pelo novo coronavírus.

O preparo da equipe por meio de simulações dos fluxos de trabalhos, capacitação para utilização dos EPIs durante todo o processo de recepção, reanimação, estabilização e transporte do RN, proporciona maior agilidade e segurança do atendimento ao RN, e reduz o risco de contaminação pelo SARS-CoV-2.

O atendimento do RN deve ser realizado, preferencialmente, em sala separada da sala de parto. Não sendo possível, a estação de reanimação deverá manter-se a uma distância de pelo menos 2 m da mãe. Os materiais e equipamentos necessários para a recepção e reanimação do RN devem estar previamente testados e de fácil acesso antes do início do parto.[11]

O número de profissionais na sala de parto e na sala de reanimação deve ser limitado, incluindo somente os profissionais com maior capacitação/habilidade.[12,13] Todos os profissionais deverão estar paramentados com EPI nível 3, para garantir a biossegurança dos profissionais, caso seja necessária a realização de procedimentos geradores de aerossóis/gotículas.

O clampeamento do cordão deverá ser realizado em momento oportuno de acordo com as diretrizes de reanimação. O contato pele a pele e a amamentação na primeira hora de vida podem continuar a ser realizados na sala de parto para mães confirmadas ou suspeitas de COVID-19 **após os cuidados de higiene e medidas de prevenção de contaminação, como limpeza da parturiente (banho no leito), troca de máscara, touca, camisola e lençóis**. O RN pode ser secado com o cordão intacto, não sendo necessário banho.[14]

Cuidados no transporte

O transporte do RN para a UTI neonatal ou alojamento conjunto deverá ser realizado em incubadora de transporte com a equipe paramentada com EPI nível 3. A transição dos cuidados do RN entre as equipes do centro obstétrico e da UTI neonatal por meio de uma comunicação efetiva e precisa proporciona a adequação e a segurança na admissão na unidade, sem risco para o paciente e para o profissional. O RN deverá ser admitido em sala de isolamento na UTI, ou em quarto privativo com a mãe, caso haja condição clínica e espaço físico adequado na instituição para esse alojamento.[14]

Cuidados na UTI neonatal[15]

- O isolamento do RN de mães com suspeita ou confirmação de COVID-19 na UTI neonatal deve ser evitado, a menos que a condição clínica do RN justifique a admissão na UTI ou a mãe não tenha condições clínicas de recebê-lo.
- O RN deverá ser mantido em incubadora na sala de isolamento com precaução de contato, gotículas e/ou aerossóis de acordo com o tipo de procedimento a ser realizado.
- Os RNs sintomáticos e assintomáticos nascidos de mães com suspeita ou confirmação de COVID-19, independentemente dos sintomas da mãe,

devem ter o teste realizado por volta das 24 horas de idade. Se os resultados do teste inicial forem negativos ou não estiverem disponíveis, o teste deve ser repetido com 48 horas de idade.

- Todos os RNs de mães com suspeita ou confirmação de infecção devem ser considerados como tendo suspeita de infecção por SARS-CoV-2 quando os resultados dos testes não estiverem disponíveis.
- A entrada da mãe ou do pai na UTI neonatal deve ser realizada a triagem diária de presença de sintomas de infecção por COVID-19, e de preferência assinada por ambos sobre a veracidade das informações.

Cuidados no alojamento conjunto

- Acredita-se, com base nas evidências até o momento, que o risco de infecção do RN pela COVID-19, permanecendo separado ou em alojamento conjunto com a mãe com a realização das medidas de prevenção recomendadas, seja o mesmo.[13-15]
- No caso de mãe com suspeita clínica ou confirmada da COVID-19, clinicamente estável e RN assintomático, este poderá permanecer em alojamento conjunto em quarto privativo com precaução de contato e gotículas, respeitando a distância de 2 m entre o leito da mãe e o berço do RN.
- Recomenda-se a suspensão de visitas, e a manutenção de acompanhante único, regular, assintomático e sem contato domiciliar de pessoa com síndrome gripal ou infecção respiratória comprovada pela COVID-19. Para essa função o acompanhante deverá ser orientado quanto à higienização das mãos e ao uso de equipamentos de proteção visando a sua proteção e do RN.
- O aleitamento materno deverá ser promovido com utilização das precauções recomendadas como uso de máscaras e higienização das mãos.
- A permanência do RN com a mãe fortalece o vínculo e traz muitos benefícios para o RN. Entretanto, é de suma importância conversar com a mãe com suspeita clínica ou confirmada da COVID-19 para saber se ela se sente confortável com a permanência do RN no quarto e aceita realizar todas essas recomendações. Devemos respeitar a decisão materna.

Cuidados para a alta hospitalar

- A alta hospitalar é a partir de 48-72 horas, caso o RN tenha critérios clínicos de alta.

- Orientar a mãe ou responsável sobre os sinais de alerta para observação do RN em casa (má aceitação alimentar; vômitos ou distensão abdominal; dificuldade respiratória; piora da intensidade da icterícia; diminuição de diurese; palidez; cianose).
- Orientações de isolamento domiciliar.
- Orienta-se o acompanhamento do RN por meio de teleconsulta ou por telefone.

Cuidados de fisioterapia

Cuidados em pediatria

O fisioterapeuta como parte integrante da equipe multiprofissional em UTI também assiste aos pacientes suspeitos ou COVID-19 positivo, nestas principais intervenções: auxilia na manutenção da via aérea pérvia (auxílio na intubação traqueal, passagem de máscara laríngea, desobstrução das vias aéreas), assim como na programação dos parâmetros ventilatórios do suporte ventilatório (invasivo e não invasivo), na monitoração da mecânica respiratória, no desmame ventilatório e na extubação traqueal. Somando, atua na prevenção e no tratamento de complicações respiratórias decorrentes da retenção de secreção nas vias aéreas e de atelectasias pulmonares, assim como na avaliação, prevenção e tratamento da síndrome da imobilidade do leito e na preservação da funcionalidade dos pacientes durante a hospitalização e após a alta hospitalar.[1]

Diversas intervenções de domínio do fisioterapeuta que possam ser necessárias aos pacientes com COVID-19 podem gerar aerossóis e gotículas. Dessa forma, é recomendado que o paciente esteja em quarto privativo (preferencialmente com pressão negativa ou em unidade de coorte) durante a assistência de fisioterapia; recomenda-se paramentação com EPI nível 3.[16]

Oxigenoterapia nasal de alto fluxo (ONAF), ventilação não invasiva e ventilação mecânica invasiva

A ONAF e a VNI podem ser indicados em quadros clínicos que cursem com insuficiência ventilatória aguda (IVA), de graus leves a moderados, visando à manutenção da via área pérvia, as trocas gasosas e o repouso do diafragma, assim como evitar (sempre que possível) os riscos inerentes à intubação inratraqueal.[16,17]

A escolha da interface da VNI deve respeitar a que melhor se adapte à face da criança, preferencialmente usar máscara facial (naso-oral) ou facial total (*full face*) ou capacete (*helmet*); priorizar o uso de interfaces não ventiladas, minimizando o escape de gás; aplicar proteção na pele (principalmente na ponte nasal) do paciente para evitar úlcera dermatológica por pressão nos pontos de apoio da interface no rosto da criança e orelhas. É recomendação mandatória o uso de filtros bacteriológicos/virais (HMEF) próximo à interface do paciente; não havendo esse modelo de filtro, recomenda-se o uso de filtro HEPA (*high efficiency particulate air*) no ramo expiratório do circuito do paciente e HME (*heat moisture exchange*) entre a interface e o circuito, pois a umidificação ativa deve ser evitada nesses casos clínicos.[2,17]

Tanto a indicação de ONAF quanto a de VNI não devem atrasar a intubação traqueal, sendo necessária a monitoração contínua dos pacientes nesses suportes ventilatórios; a decisão de intubação ou não do paciente deve ser tomada em equipe multiprofissional (médicos, fisioterapeutas e enfermeiros) entre 60-90 minutos após o uso desses dispositivos, segundo a condição clínica de cada paciente; podem ser aplicados o índice ROX (para pacientes em ONAF) e o escore HACOR (para pacientes em VNI) para auxiliar na tomada de decisão. Entretanto, até o momento, apresentam nível de evidência baixo em pediatria (para aplicação em crianças abaixo de 7 anos de idade), pautados por estudos de casos e relatos de casos clínicos.[18]

Se a condição clínica da criança/adolescente exigir a intubação traqueal e o uso de VMI, recomendam-se os mesmos cuidados com o filtro HEPA no ramo expiratório e o uso de HME para umidificação entre a cânula orotraqueal e o circuito de VMI. A preferência é pelo filtro HMEF (*heat moisture exchange filter*) entre a cânula traqueal e o Y do circuito do aparelho de VMi. A umidificação aquecida restringe-se àqueles pacientes com secreção espessa e/ou risco de formação de rolhas.[18]

Visando reduzir a dispersão de aerossóis, é necessário insuflar o balonete intratraqueal (*cuff*) e monitorar essa pressão para mantê-la à pressão entre 20-30 cmH_20 (de acordo com a pressão arterial média – PAM do paciente); objetivos: evitar a despressurização do sistema com perda de aeração pulmonar, evitar a aerolização de partículas da via aérea do paciente, garantir uma análise mais fidedigna da mecânica respiratória do paciente, evitar lesões da mucosa das vias aéreas por pressão excessiva na traqueia e/ou por atrito em cânulas muito soltas nas vias aéreas. O balonete deve ser mantido insuflado durante todo o período em que o paciente estiver em VMI, havendo necessidade de mensurações periódicas ou sempre que observado escape de ar/gases acima de 8-10%.[18]

Para a aspiração das vias aéreas recomenda-se o uso de sistema fechado de aspiração, evitando desconexão do paciente do aparelho de VMi, despressurização do sistema, assim como dispersão de aerossóis para o ambiente; o fisioterapeuta deve estar paramentado com EPI nível 3 para essa ação.[18,19]

Fisioterapia respiratória

Durante a fase inicial da doença, em que o paciente apresenta falência respiratória hipoxêmica, não há evidências cientificas até o momento de que as intervenções de fisioterapia respiratória convencional possam modificar o curso da doença ou trazer benefícios ao paciente, devendo, portanto, ser evitadas.[16,20]

A fisioterapia respiratória convencional está indicada para pacientes com COVID-19 que cursem com aumento da secreção nas vias aéreas, atelectasias pulmonares ou para aqueles que apresentam doenças crônicas de base que possam aumentar o risco de complicações respiratórias.[16,19,20]

A escolha pela intervenção de desobstrução das vias aéreas e de remoção de secreção dependerá da idade da criança e de sua possibilidade de colaboração com as intervenções.[16,18,19]

Para os pacientes com fraqueza muscular e tosse ineficaz, o uso da tosse assistida ou de equipamento de insuflação/exsuflação mecânica, que aumenta o fluxo expiratório simulando a tosse, podem ser indicado, assim como os coletes de vibração torácica (p. ex.: *Expector®*).[18]

Pacientes com infecção grave, devido à COVID-19, e com comorbidades apresentam maior risco de permanecerem internados por um maior período de tempo, aumentando o risco de evoluírem com complicações decorrentes do imobilismo no leito (p. ex.: fraqueza muscular, limitações articulares, alterações neurológicas, redução da funcionalidade). Sendo a mobilização precoce e os exercícios importantes de serem iniciados tão logo o paciente esteja estável clinicamente, atendendo a critérios específicos em relação ao suporte ventilatório, uso de medicações vasoativas e alterações hematológicas importantes.[21,22]

Os exercícios e mobilizações que podem ser indicados são similares aos realizados com pacientes não COVID-19 internados em UTI. Sugere-se seguir os critérios e atividades crescentes de acordo com a melhora clínica, estabilidade hemodinâmica, idade e desenvolvimento neuropsicomotor (DNPM) predito para o paciente.[16,19,22]

Inicia-se com movimentos passivos e, posteriormente, na presença do despertar diário, somam-se movimentos ativo-assistidos, de acordo com o DNPM, com inclusão e progressão nos níveis de mobilização da criança, sempre com segurança, de forma lúdica. Deve-se ter atenção para a segurança do paciente, evitando a perda de cateteres e a extubação não planejada; todas as atividades/intervenções devem acontecer com o paciente em quarto privativo até o término do seu período de isolamento.[16,19,22]

A duração e o tipo de exercício devem ser ajustados à tolerância da criança, reforçando o cuidado em evitar SpO_2 menor que 94% e otimizando o suporte de oxigênio quando necessário. Atividades aeróbias como sentar e levantar da cadeira, subir e descer degrau, marcha estacionária, caminhar em volta da cama, dentre outras, são boas estratégias. Caso o paciente esteja com dificuldade de sair do leito, exercícios para os membros superiores com bastão, bola, faixa elástica, pesos ou cicloergômetro são ótimas alternativas.[22]

O posicionamento funcional é parte importante dos cuidados de fisioterapia, desde o início do tratamento do paciente com COVID-19, objetivando a melhora da oxigenação, do padrão respiratório e da mecânica respiratória, evitando também alterações osteoneuromusculares e deformidades físicas e funcionais. O posicionamento funcional, para crianças abaixo das crianças anos de idad e, contribui para o seu DNPM a curto, médio e longo prazos.[16,19,21]

Sugere-se o incentivo à prática de exercícios físicos após a alta hospitalar. Em decorrência da necessidade de isolamento social, a telerreabilitação pode ser uma estratégia viável, desde que avaliação presencial consiga ser realizada antes do início das atividades/tratamento. Recomenda-se envolver a família no processo de recuperação funcional da criança/adolescente.

Cuidados para o recém-nascido (RN) em sala de parto e na UTI neonatal[23,24]

Cuidados respiratórios

Os cuidados respiratórios para os RNs em sala de parto podem gerar aerossóis e gotículas, sendo potencial a contaminação do ambiente e dos profissionais de saúde. Sendo assim, a assistência de fisioterapia ao RN, filho de mãe suspeita ou diagnosticada com COVID-19, deve ser voltada para evitar a infecção do RN após o nascimento e/ou dos profissionais de saúde.

Ventilação manual

A ventilação manual (antes ou após a intubação traqueal) não foi associada ao aumento do risco de transmissão viral em recém-nascidos. Entende-se que a ventilação manual com bolsa-máscara de um RN com peso de 3 kg, por exemplo, com um volume corrente (VC) entre 15 e 18 mL (16-20 vezes menor do que os adultos), gera um pequeno volume de ar, com uma dispersão de aproximadamente 1,5 a 1,8 cm de distância do RN. Assim, parece ser desnecessário, em cuidados respiratórios neonatais, evitar ventilação manual unicamente com o propósito de evitar a dispersão viral por meio do ar.

Filtros de barreira

Para evitar a dispersão viral durante a ventilação manual, recomenda-se o uso de filtros bacterianos/virais (p. ex.: HMEF). Historicamente, a utilização desses filtros na prática neonatal não é frequente, assim sua segurança e eficácia nessa faixa etária é pouco documentada e existem poucos modelos disponíveis.

No período neonatal, o critério principal na escolha do tipo de dispositivo deve ser de minimizar a dispersão de aerossóis potencialmente contaminados para o meio ambiente e não de proporcionar a umidificação e o aquecimento passivo do gás. Assim, a recomendação é que o dispositivo tenha a função principal de filtro respiratório viral/bacteriano.

Os profissionais devem estar cientes de que cada tipo de dispositivo possui características inerentes de espaço morto, resistência e desempenho, com grande variação entre os fabricantes. Por exemplo, a adição de um filtro pode aumentar o volume do dispositivo e reduzir a eficiência aumentando os vazamentos na máscara/interface. Recomenda-se cautela ao improvisar equipamentos, pois interpor um filtro modelo adulto adiciona aproximadamente 40 mL de espaço morto ao sistema ventilatório, podendo contribuir para trocas gasosas ineficazes. Os filtros menores adicionam aproximadamente 10 mL de espaço morto, o que pode ser prejudicial para um RN prematuro, por exemplo, por um período prolongado.

No aparelho mecânico manual (peça T), recomenda-se instalar o filtro entre a peça T e a máscara facial/cânula traqueal. Caso haja necessidade de ventilação manual, adequar filtro de barreira do tipo HEPA específico para população neonatal (se houver) na saída expiratória do balão autoinflável. Em muitos ressuscitadores manuais não se consegue encaixar o filtro na saída expiratória. Para esses casos, recomenda-se o uso de filtro HMEF específico para população neonatal, entre a cânula intratraqueal e o ressuscitador manual.

Diversos aparelhos de VM, com sistema de microprocessamento, utilizam sensores de pressão internos na saída (ramo inspiratório) e chegada (ramo expiratório) do gás para realizar o autoajuste da pressão, de acordo com a complacência e a resistência do circuito. A instalação do filtro pode interferir nesse ajuste. Assim, sempre que instalar ou substituir o filtro no ramo expiratório do circuito, realizar a calibração do equipamento antes de conectar ao paciente. Normalmente, o filtro deve ser substituído a cada 8 a 12 horas, seguindo as normas do fabricante e do CCIH institucional.

Uma vez que nenhum caso COVID-19 positivo em RNs com peso < 1.000 g tenha sido descrito na literatura, pode ser preferível não usar filtros ao aplicar ventilação com bolsa-máscara, visando evitar possível hipercapnia.

Aspiração das vias aéreas

Recomenda-se a aspiração traqueal por meio de sistema fechado de aspiração, visando reduzir os riscos de aerolização. Entretanto, até o momento não há estudos científicos com grau de evidência forte quanto aos riscos de contaminação do ambiente e dos profissionais de saúde envolvidos na aspiração de vias áreas por sistema fechado comparativamente com sistemas abertos em neonatologia.

Suporte respiratório não invasivo

A VNI, aplicada por meio de um nível contínuo de pressão nas vias aéreas (p. ex.: CPAP por fluxo contínuo; *infantflow*® ou CPAP por fluxo variável) ou no modo *bilevel* (dois níveis de pressão; p. ex.: NIPPV, SNIPPV, entre outros), é importante estratégia de suporte ventilatório em RN com pneumonia e SDRA precoce. Ambos parecem ser seguros em RNs, desde que em ambiente de isolamento e com a equipe multiprofissional em uso de EPI nível 3.

A ONAF também pode ser aplicada em RN; não existem dados na literatura até o momento que comparem o nível de dispersão viral entre CPAP, VNI e ONAF em neonatologia.

Suporte ventilatório invasivo

Neonatos com suspeita ou confirmação de infecção pelo SARS-CoV-2 e, com quadro clínico que necessite de VMi, devem ser colocados sob precauções de isolamento. Os RNs, geralmente, são intubados com cânulas sem balonete devido aos riscos de lesão das vias aéreas superiores, podendo ocasionar vazamentos de ar/gás ao redor do tubo, gerando dispersão de aerossóis. Entretanto, devido ao pequeno VC usado, a magnitude da dispersão é provavelmente menor do que em crianças maiores ou do que em pacientes adultos. Um sistema de aspiração fechado deve ser usado e um filtro hidrofóbico, colocado na válvula de exalação.

Até este momento não existem descrições na literatura que determinem um modo específico de ventilação para tratar a doença respiratória ocasionada pela COVID-19 em neonatos.

Cuidados de fisioterapia quanto ao DNPM

As interações mãe-bebê, que são bem estabelecidas para influenciar fortemente os resultados do neurodesenvolvimento de médio e longo prazo, estão em risco particular durante a pandemia, tanto devido ao estresse materno quanto às mudanças nas políticas de saúde que levam à diminuição dessa interação durante o período do pós-parto imediato. Além do estresse psicológico, também existem riscos atualmente desconhecidos para os neonatos nascidos de mães com infecções por SARS-CoV-2 em vários estágios da gravidez. Portanto, é imperativo desenvolver estratégias preventivas que protejam os RNs também do ponto de vista do seu DNPM.

O acompanhamento do DNPM desses RNs de risco, com investigação/avaliação específica e precoce de alterações no DNPM e/ou no comportamento dos RNs é importante para a detecção precoce de possíveis desvios assim como para o tratamento precoce, visando à funcionalidade e à qualidade de vida da criança a curto, médio e longo prazos.

Cuidados nutricionais

Neonatos de mães COVID-19 positivo no centro obstétrico e na sala de parto

Os benefícios do leite materno para o RN e lactente são bem documentados. Segundo as considerações e recomendações da Organização Mundial da Saúde (OMS), do Ministério da Saúde (MS) e da Sociedade Brasileira de Pediatria (SBP), as mães infectadas pelo coronavírus provavelmente colonizaram seus filhos, transmitindo a eles anticorpos protetores pelo leite. Dessa forma, é recomendada a manutenção da amamentação, desde que a mãe deseje amamentar e esteja em condições clínicas para fazê-lo. Para tanto a puérpera deve ser orientada a aderir às medidas apresentadas a seguir, com o propósito de reduzir o risco de transmissão do vírus (da mãe para o lactente e vice-versa) por gotículas respiratórias durante o contato com a criança e a amamentação:[25]

- Lavagem das mãos antes de iniciar a amamentação e/ou ordenhar o leite.
- Uso de máscara facial (cobrindo completamente nariz e boca) durante as mamadas; evitar falar ou tossir durante a amamentação. Trocar a máscara imediatamente em caso de tosse ou espirro, ou a cada nova mamada.
- Em caso de opção pela extração do leite, é recomendada, preferencialmente, a extração manual. Entretanto, se for utilizada uma bomba extratora, ela deverá ser de uso exclusivo da mãe; realizar a higiene e desinfecção da bomba extratora com frequência, de acordo com as especificações do fabricante.
- Mães internadas com suspeita ou diagnóstico da COVID-19 não devem extrair o leite materno no banco de leite humano (BLH). As demais podem realizar a ordenha nesse local, desde que respeitadas as normas de distanciamento e de higiene.
- A ordenha pode ser realizada no apartamento, desde que a mãe seja devidamente orientada quanto aos procedimentos. Após a retirada do frasco de leite ordenhado no apartamento, deve-se higienizá-lo com álcool a 70%, antes de levá-lo ao BLH.
- O leite ordenhado deve ser utilizado em até 12 horas ou ser pasteurizado e congelado no BLH, seguindo o fluxo normal de recomendação da Rede Nacional de BLH.

Crianças e adolescentes

As crianças e adolescentes com suspeita ou confirmação da COVID-19, especialmente aquelas com comorbidades e que são mais suscetíveis à subnutrição, devem ser monitoradas pela equipe de nutrição. O plano de cuidados nutricionais, guiado pela avaliação nutricional, é considerado um aspecto importante no tratamento desses pacientes, seja na UTI ou na enfermaria.

Triagem nutricional

A triagem nutricional deve ser realizada nas primeiras 24 horas da admissão do paciente, com o objetivo de identificar o risco que a criança ou adolescente apresenta para subnutrir durante a internação e, assim, instituir uma intervenção nutricional precoce, se necessária.

De modo geral, a triagem nutricional é realizada pelo nutricionista, em entrevista com o responsável pelo paciente, preferencialmente a distância (via telefone ou chamadas de vídeo). No caso da entrevista presencial, recomenda-se o uso de EPIs estabelecidos por protocolos institucionais, e que devem seguir as recomendações da Agência Nacional de Vigilância Sanitária (ANVISA). A depender do protocolo institucional, outro profissional (p. ex.: enfermeiro, técnico de enfermagem, médico, fisioterapeuta, farmacêutico, entre outros), desde que devidamente treinado, pode aplicar o questionário ao responsável pelo paciente. Várias são as ferramentas disponíveis para a triagem nutricional de crianças. Sugere-se a ferramenta *StrongKids*, que é de rápida e fácil aplicação.

Avaliação antropométrica

A mensuração de dados de peso, altura, perímetro cefálico e circunferência do braço tem sido desencorajada, para reduzir o número de profissionais em contato com o paciente infectado (no caso, o nutricionista), bem como reduzir o consumo de EPIs. Sendo assim, a classificação nutricional pode ser inferida por meio dos dados referidos pelo responsável pelo paciente ou registrados em prontuário do paciente por outros profissionais de saúde.

Anamnese alimentar

A avaliação da ingestão alimentar permite identificar a necessidade de implementar a terapia nutricional enteral (TNE), por suplemento oral (SO) ou por sondas, no caso de a alimentação convencional ser insuficiente para atender às demandas nutricionais do paciente. A anamnese alimentar pode ser realizada presencialmente, desde que o nutricionista esteja paramentado ou, preferencialmente, por via remota.

Necessidades nutricionais

O padrão ouro para a determinação das necessidades de energia é a calorimetria indireta. Entretanto, recomenda-se a não realização do procedimento nesses pacientes, pelo risco de disseminação do vírus, especialmente se não houver as medidas de segurança exigidas. Na ausência desse método, existem equações para sua estimativa. A equação recomendada para a estimativa das necessidades calóricas de crianças e adolescentes internadas por COVID-19 é a de *Schofield* (Quadro18.1).[26] O cálculo das necessidades nutricionais de pacientes com excesso de peso deve considerar o peso ideal e não o peso atual ou habitual. Para aqueles que apresentam magreza, segundo o IMC para idade (IMC/I), pode-se considerar um acréscimo calórico visando à recuperação do estado nutricional.

A fim de evitar um balanço nitrogenado negativo, crianças de todas as idades devem receber oferta proteica mínima de 1,5 g de proteína/kg/dia. A oferta adequada, de acordo com as *Dietary Reference Intakes* (*DRIs*), de vitaminas e minerais é sempre recomendada.

QUADRO 18.1. Equação para estimar o requerimento energético de crianças e adolescentes.

IDADE (ANOS)	GÊNERO	EQUAÇÃO
0-3	Masculino	TMB = (59,48xP) - 30,33 TMB = (0,167xP) + (1517,4xE) - 617,6
	Feminino	TMB = (58,29xP) - 31,05 TMB = (16,25xP) + (1023,2xE) - 413,5
3-10	Masculino	TMB = (22,7xP) + 505 TMB = (19,6xP) + (130,3xE) + 414,9
	Feminino	TMB = (20,3xP) + 486 TMB = (16,97xP) + (161,8xE) + 371,2
10-18	Masculino	TMB = (13,4xP) + 693 TMB = (16,25xP) + (137,2xE) + 515,5
	Feminino	TMB = (17,7xP) + 659 TMB = (8,365xP) + (465xE) + 200

P: peso (kg); E: estatura (m).

Fonte: Schofield WN. Predicting basal metabolic rate, new standards and review of previous work. Hum Nutr Clin Nutr. 1985;39(Suppl.1):5-41 (*Schofield*, 1985).

Terapia nutricional

A COVID-19 causa uma série de sintomas que prejudicam a aceitação alimentar, como falta de ar, náuseas e vômitos, disgeusia e anosmia, assim como febre, que pode aumentar as demandas de energia. Assim, frequentemente, a terapia nutricional (TN) é necessária, devendo ser instituída com base em protocolos institucionais (Figura 18.1) e seguindo as boas práticas da terapia nutricional enteral (TNE) e da terapia nutricional parenteral (TNP). O manejo nutricional desses pacientes pode pautar-se no conhecimento existente sobre a TN em outras condições clínicas.

Publicações recentes[27-29] têm pontuado alguns aspectos importantes da TN em pacientes com COVID-19, e que podem ser extrapolados para a pediatria:

1. **Tempo de início da TN:** recomenda-se iniciar a nutrição enteral (NE) de forma precoce nas primeiras 24 a 36 horas após a admissão na UTI ou, 12 horas após a intubação intratraqueal, até mesmo em pacientes com choque circulatório que, via de regra, parecem tolerar bem a NE trófica.

2. **Via de administração:** a NE é a via preferida à NP para a oferta de nutrientes aos pacientes. SO devem ser usados sempre que possível para atender às demandas do paciente com ingestão alimentar insuficiente. No caso da necessidade de utilização de sonda, recomenda-se o uso da sonda em posição gástrica (utilizada rotineiramente em pediatria). Os pacientes que necessitam da sonda pós-pilórica, por intolerância após o uso de procinéticos, devem ser submetidos à colocação no leito com técnicas que não requerem uso de endoscopia. Quanto à infusão da dieta, recomenda-se, fortemente, a modalidade contínua para reduzir o contato do profissional com o paciente infectado (que acontece várias vezes na administração intermitente), e consequente exposição ao vírus.

   Antes do aparecimento dos sintomas respiratórios, alguns pacientes apresentam sintomas gastrointestinais (p. ex.: diarreia, náusea, vômito, desconforto abdominal) e, em alguns casos, sangramento. Para esses pacientes, a introdução da NP está indicada, assim como a NP periférica está indicada para aqueles cuja TNE não é capaz de suprir as demandas nutricionais, como nos casos de intolerância. A transição para NE é sugerida com a melhora ou o desaparecimento dos sintomas gastrointestinais.

3. **Progressão e monitoração da TN:** a TN, especialmente a NE, deve ser iniciada em pequenos volumes, com progressão lenta, de modo a atingir 67% a 70% das necessidades nutricionais na primeira semana. As dietas poliméricas padrão devem ser a primeira opção de escolha, sem nenhuma evidência para o uso rotineiro das dietas imunomoduladoras. Nos casos em que houver intolerância, as dietas oligoméricas podem ser uma opção.[26] Não é recomendada a avaliação do resíduo gástrico para avaliação da tolerância à NE, a fim de reduzir o risco de transmissão da COVID-19 ao profissional de saúde.

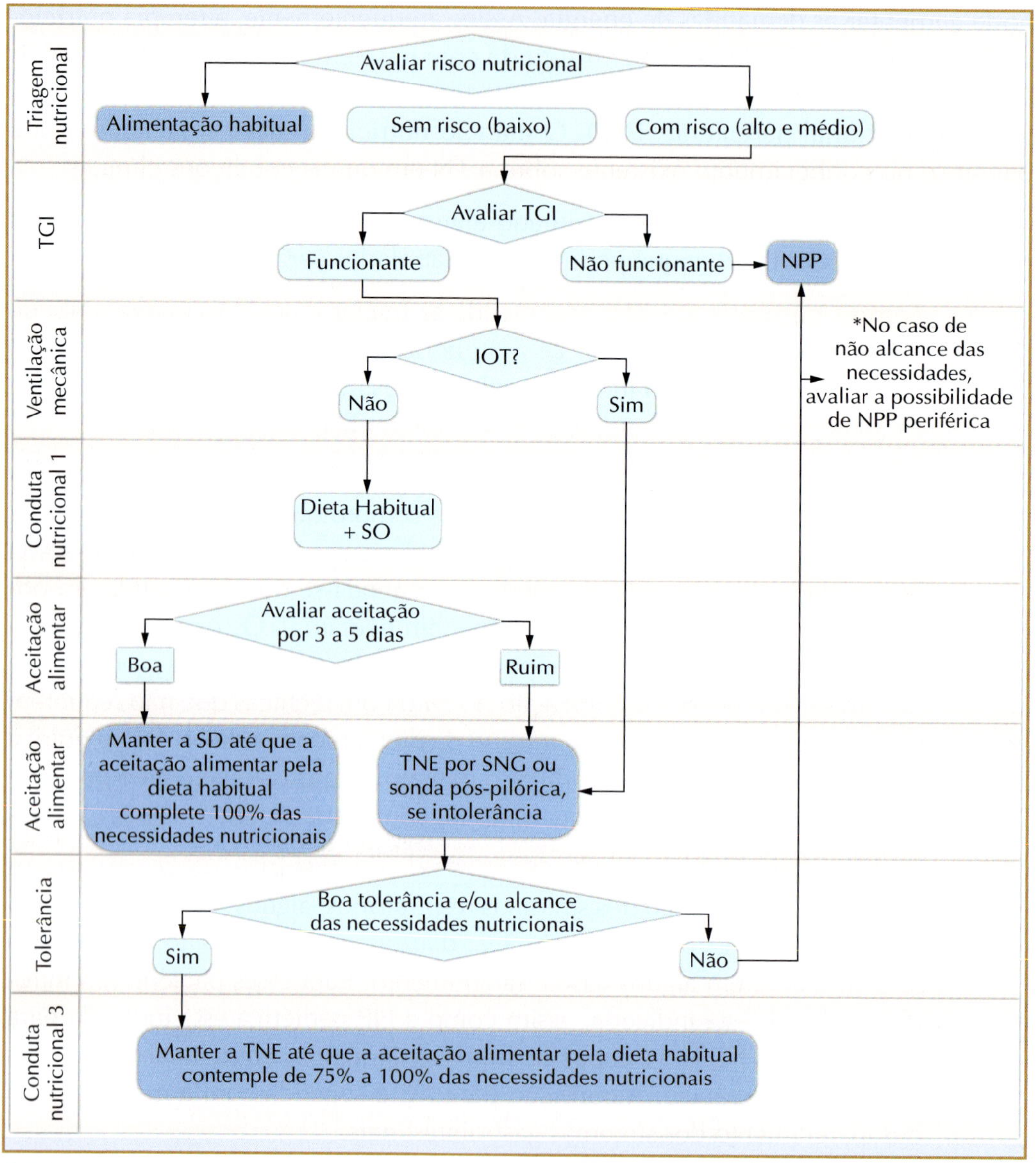

FIGURA 18.1. Algoritmo de indicação de terapia nutricional para crianças e adolescentes com COVID-19. IOT: intubação orotraqueal; NPP: nutrição parenteral; SNG: sonda nasogástrica; SO: suplemento oral; TGI: trato gastrointestinal; TNE: terapia nutricional enteral.

Fonte: Adaptado de Gandolfo AS, Zamberlan P, Silva APA, Pinelli DPS, Feferbaum R. Algoritmos de nutrição enteral na pediatria (Série de publicações ILSI Brasil: força-tarefa de nutrição da criança; v.6). São Paulo: ILSI Brasil-International Life Sciences Institute do Brasil; 2017.

Referências

1. Rimensberger PC, Kneyber MCJ, Deep A, et al. Caring for ritically ill children with suspected or proven coronavirus disease 2019 infection: recommendations by the scientific sections. Collaborative of the European Society of Pediatric and Neonatal Intensive Care. Ped Crit Care Med. 2021;22(1):56-67.

2. Carlotti APCP, de Carvalho WB, Johnston C, Gilio AE, de Sousa Marques HH, Ferranti JF, et al. Update on the diagnosis and management of COVID-19 in pediatric patients. Clinics (Sao Paulo). 2020;30(75):e2353.

3. Ye G, Pan Z, Pan Y, et al. Clinical characteristics of severe acute respiratory syndrome coronavirus 2 reactivation. J Infect. 2020;80(5):e14-7.

4. Hellewell J, Abbott S, Gimma A, et al. Centre for the Mathematical Modelling of Infectious Diseases COVID-19 Working Group. Feasibility of controlling COVID-19 outbreaks by isolation of cases and contacts. Lancet. 2020;8(4):e488-96.

5. Aiken LH, Sloane DM, Bruyneel L, et al. Nurse staffing and education and hospital mortality in nine European countries: a retrospective observational study. Lancet. 2014;383(9931):1824-30.

6. Respiratory Care Committee of Chinese Thoracic Society Expert consensus on preventing nosocomial transmission during respiratory care for critically ill patients infected by 2019 novel coronavirus pneumonia. Zhonghua Jie He He Hu Xi Za Zhi. 2020;43:288-96.

7. Bellos I, Pandita A, Panza R. Maternal and perinatal outcomes in pregnant women infected by SARS-CoV-2: a meta-analysis. Eur J Obstet Gynecol Reprod Biol. 2021;256:194-204.

8. Zimmermann P, Curtis N. COVID-19 in children, pregnancy and neonates: a review of epidemiologic and clinical features. Pediatr Infect Dis J. 2020;39(6):469-77.

9. Chandrasekharan P, Vento M, Trevisanuto D, et al. Neonatal resuscitation and postresuscitation care of infants born to mothers with suspected or confirmed SARS-CoV-2 infection. Am J Perinatol. 2020;37(8):813-24.

10. Ashokka B, Loh MH, Tan CH, et al. Care of the pregnant woman with coronavirus disease 2019 in labor and delivery: anesthesia, emergency cesarean delivery, differential diagnosis in the acutely ill parturient, care of the newborn, and protection of the healthcare personnel. Am J Obstet Gynecol. 2020;223(1):66-74.

11. Sociedade Brasileira de Pediatria. Programa de Reanimação Neonatal [homepage on the internet]. Recomendações para assistência ao recém-nascido na sala de parto de mãe com COVID-19 suspeita ou confirmada. Atualização. Disponível em: https://www.sbp.com.br/fileadmin/user_upload/22422b-NAlerta-Assist_RN_SalaParto_de_mae_com_COVID-19.pdf (acesso abr 2021).

12. Centers for Disease Control and Prevention (CDC). Evaluation and management considerations for neonates at risk for COVID-19. Disponível em: https://www.cdc.gov/coronavirus/2019-ncov/hcp/caring-for-newborns.html (acesso dez 2020).

13. Brasil. Ministério da Saúde. Secretaria de Atenção Primária à Saúde. Departamento de Ações Programáticas Estratégicas. Atenção à saúde do recém-nascido no contexto da infecção pelo novo coronavírus (SARS-CoV-2). Nota Técnica n. 14/2020-COCAM/CGCIVI/DAPES/SAPS/MS.

14. Yeo KT, Oei JL, De Luca D, et al. Review of guidelines and recommendations from 17 countries highlights the challenges that clinicians face caring for neonates born to mothers with COVID-19. Acta Paediatr. 2020;109(11):2192-207.

15. Dumitriu D, Emeruwa UN, Hanft E, et al. Outcomes of neonates born to mothers with severe acute respiratory syndrome coronavirus 2 infection at a large medical center in New York City. JAMA Pediatr. 2021;175(2):157-67.

16. Thomas P, Baldwin C, Bisset B, et al. Physiotherapy management for COVID-19 in the acute hospital setting: clinical practice recommendations. J Physiother 2020;66(2):73-82.

17. Rimensberger PC, Kneyber MCJ, Deep A, et al. Caring for critically ill children with suspected or proven coronavirus disease 2019 infection: recommendations by the scientific sections. Collaborative of the European Society of Pediatric and Neonatal Intensive Care. Ped Crit Care Med. 2021;22(1):56-67.

18. Bataglini D, Robba C, Caiffa S, et al. Chest physiotherapy: an important adjvant in critically ill mechanically ventilated patients with COVID-19 2020; 282:1-10.

19. Ferranti JF, Rodriguez IS, Motta E, et al. Beyond ventilatory support: challenges in general practice and in the treatment of critically ill children and adolescents with SARS-CoV-2 infection. Rev Assoc Med Bras (1992). 2020;66(4):521-7.

20. Righetti RF, Onoue MA, Politi FVA, et al. Physiotherapy care of patients with coronavirus disease 2019 (COVID 19): a Brazilian experience. Clinics. 2020;75:1-18.

21. Spruit MA, Holland AE, Singh SJ, et al. COVID-19: interim guidance on rehabilitation in the hospital and post-hospital phase from European Respiratory Society and American Thoracic Society – coordinated international task force. Eur Respir J. 2020;56:1-13.

22. Lahoz ALC, Johnston C, Zamberlan P, et al. Success of multiprofessional management of non-invasive ventilation: positive COVID-19 pediatric case report. Int Phys Med Rehab J. 2020;5(6):244-8.

23. Carvalho WB, Gibelli MAC, Krebs VLJ, Calil VMLT, Nicolau CM, Johnston C. Neonatal SARS--CoV-2 infection. Clinics (Sao Paulo). 2020;75:e1996.

24. Carvalho WB, Gibelli MABC, Krebs VLJ, et al. Expert recommendations for the care of newborns of mothers with COVID-19. Clinics (Sao Paulo). 2020;75:e1932.

25. Brasil. Ministério da Saúde. Fundação Oswaldo Cruz. Rede Brasileira de Bancos de Leite Humano. Recomendação Técnica n. 03/20.160420. Assunto: recomendações para acolhimento e manejo clínico em aleitamento materno de gestantes, puérperas e lactantes assintomáticas ou sintomáticas de COVID-19 pelo Banco de Leite Humano. Documento Brasília: Ministério da Saúde; 2020. Disponível em: https://rblh.fiocruz.br/covid-19-recomendacao-tecnica--no0320160420 (acesso mar 2021).

26. Marino LV, Valla FV, Tume LN, et al. Considerations for nutrition support in critically ill children with COVID-19 and paediatric inflammatory multisystem syndrome temporally associated with COVID-19. Clin Nutr. 2021;40:895-900.

27. Martindale R, Patel JJ, Taylor B, et al. Nutrition therapy in critically ill patients with coronavirus disease (COVID-19). JPEN J Parenter Enteral Nutr. 2020;10:1002-1930. doi:10.1002/jpen.1930.

28. Mulherin DW, Walker R, Holcombe B, et al. ASPEN report on nutrition support practice processes with COVID-19: the first response. Nutr Clin Pract. 2020;35:783-91.

29. Barazzoni R, Bischoff SC, Breda J, et al. ESPEN expert statements and practical guidance for nutritional management of individuals with SARS-CoV-2 infection. Clin Nutr. 2020;39:1631-8.

19

SÍNDROME PÓS-RECUPERAÇÃO E COMPLICAÇÕES A MÉDIO E LONGO PRAZOS DA COVID-19 PEDIÁTRICA

Maria Fernanda Bádue Pereira
Clovis Artur Almeida da Silva

Introdução

O espectro clínico da COVID-19 pediátrica é muito amplo, variando de pacientes assintomáticos a gravemente enfermos. A doença é mais leve em crianças e adolescentes comparada aos adultos, e mortes são extremamente raras. Na fase aguda da doença, os sinais e sintomas mais comuns em crianças escolares e adolescentes são: febre, tosse, cefaleia, dor na garganta, mialgia, dispneia, conjuntivite, náusea, dor abdominal, vômito e diarreia.[1]

Manifestações clínicas persistentes ou recorrentes pelo SARS-CoV-2 podem ocorrer após a fase aguda da doença em adultos, destacando-se: fadiga, dispneia, dor no peito, distúrbios cognitivos e artralgia. Impacto nos parâmetros de qualidade de vida relacionada à saúde (QVRS) têm também sido observados em adultos após a COVID-19.[2] De fato, dano celular, resposta imune inata exacerbada, com produção de múltiplas citocinas pró-inflamatórias e estados pró-coagulante são fenômenos induzidos pela infecção pelo SARS-CoV-2, que podem contribuir para essas sequelas a médio e longo prazos.[2]

Em pediatria, uma das principais complicações descritas são casos graves de uma nova síndrome inflamatória multissistêmica pediátrica (SIM-P) associada à COVID-19.[1,3] Denominada dessa forma por ocorrer tardiamente, em média 2 a 6 semanas após a infecção inicial pelo SARS-CoV-2.[3]

Um estudo realizado no Hospital das Clínicas da Faculdade de Medicina da Universidade de São Paulo (HCFMUSP) demonstrou que a SIM-P ocorreu em 9% das crianças e dos adolescentes diagnosticados com a COVID-19.[1] Os principais sinais e sintomas da SIM-P são febre e acometimento de dois órgãos e sistemas[1,3] A definição, fisiopatologia e manejo da SIM-P foram abordados em capítulo específico deste livro.

Após a fase aguda da doença, as crianças e adolescentes sobreviventes da COVID-19 ou aqueles com SIM-P podem ter agressões isoladas ou concomitantes em vários órgãos e sistemas. A definição de fase aguda tem sido presença de sinais, sintomas, ou alterações específicas até 3 a 4 semanas após a infecção inicial, período no qual foi identificada a presença de vírus em órgãos e sistemas.[2,4]

Síndrome pós-recuperação da COVID-19 pediátrica

A definição de síndrome pós-recuperação da COVID-19 está sendo consolidada com o avançar da pandemia e com seguimento prospectivo dos pacientes pediátricos sobreviventes da COVID-19.

A persistência dos sinais e/ou sintomas ou desenvolvimento de sequelas além de 4 semanas a partir do início dos sintomas agudos de COVID-19 tem sido sugerida como COVID-19 pós-aguda ou síndrome pós-recuperação da COVID-19.[2]

A partir de estudos em adultos, essa condição é dividida em duas categorias: **(1) COVID-19 subaguda ou persistente:** inclui sintomas e/ou anormalidades presentes de 4 a 12 semanas após a COVID-19 aguda; e **(2) síndrome crônica ou pós-COVID-19:** inclui sinais e sintomas com anormalidades persistentes além de 12 semanas do início da COVID-19 aguda, não estando associada a outros diagnósticos.[2]

As principais morbidades de acordo com órgãos e sistemas afetados na síndrome pós-recuperação da COVID-19 são descritas a seguir.

No sistema respiratório os sinais e sintomas persistentes podem ser dispneia progressiva, diminuição da capacidade de exercício físico e hipóxia. Nos exames complementares desses pacientes foram observados capacidade de difusão reduzida e distúrbio pulmonar restritivo nas provas de função pulmonar, assim como opacidades em vidro fosco e alterações fibróticas na imagem pulmonar.[2]

Os sinais e sintomas cardiovasculares persistentes podem incluir palpitações, dispneia e dor no peito. Um aspecto relevante é que a médio e longo prazos pode ocorrer fibrose ou cicatriz miocárdica (detectável por ressonância magnética cardíaca), arritmias e disfunção autonômica. Crianças e adolescentes com complicações cardiovasculares durante infecção aguda ou aqueles que apresentam sintomas cardíacos persistentes devem ser acompanhados clinicamente, com avaliações de ecocardiograma bidimensional e eletrocardiograma seriados.[2] Atenção especial aos pacientes com SIM-P, nos quais o comprometimento cardiovascular pode ocorrer em até 80% dos casos, principalmente de artérias coronárias (dilatação e aneurismas), disfunção miocárdica, infarto agudo do miocárdio e pericardite.[1,2] Essas crianças e adolescentes devem realizar sistematicamente ecocardiograma e eletrocardiografia após 8 semanas do diagnóstico da SIM-P. Nos casos de SIM-P, a prescrição de ácido acetilsalicílico em dose antitrombótica (3-5 mg/kg/dia) deve ser mantido até no mínimo 8 semanas do quadro inicial. Esse medicamento deve ser suspenso após a ecocardiografia de controle sem alterações 8 semanas após o diagnóstico.[1,5,6]

Relatos e séries de casos observaram eventos tromboembólicos na fase pós-aguda da COVID-19 pediátrica. Entretanto, a duração do estado hiperinflamatório com indução de fenômenos tromboinflamatórios provocados pela infecção com SARS-CoV-2 é ainda desconhecida.[2,6]

Anormalidades neuropsiquiátricas persistentes incluem fadiga, mialgia, cefaleia, disautonomia e comprometimento cognitivo (névoa cerebral). Ansiedade, depressão e distúrbios do sono têm sido relatados em 30% e 40% dos adultos sobreviventes de COVID-19, semelhante a sobreviventes de outros coronavírus patogênicos.[2]

Quanto ao sistema gastrointestinal, excreção viral prolongada nas fezes pode ocorrer em COVID-19 pediátrica, mesmo após *swab* de nasofaringe negativo.

A COVID-19 tem o potencial de alterar o microbioma intestinal, incluindo aumento de organismos oportunistas e esgotamento de comensais benéficos.[2]

Em relação ao acometimento renal, a resolução da lesão renal aguda durante a COVID-19 aguda ocorre na maioria dos pacientes. No entanto, redução da taxa de filtração glomerular foi relatada em até 6 meses de acompanhamento em pacientes adultos, alguns deles necessitando de terapia renal substitutiva para a insuficiência renal, como diálise.[2]

Além disso, após hospitalização, crianças escolares e adolescentes com a COVID-19 podem apresentar fraqueza muscular, disautonomia, astenia e sedentarismo.[7]

Complicações a médio e longo prazos da COVID-19 pediátrica

Crianças e adolescentes sobreviventes da fase aguda da COVID-19 podem ter inflamação persistente, curso crônico da COVID-19, com agressões isoladas ou concomitantes de vários órgãos e sistemas, tornando essa doença uma potencial condição crônica. Esses comprometimentos podem ocorrer prospectivamente na saúde física ou mental, impactando aspectos da QVRS, prognóstico e podendo causar danos irreversíveis.

Além disso, a COVID-19 pediátrica pode induzir autoimunidade (com possibilidade de hipotireoidismo primário e diabetes *mellitus* tipo I), retardo no crescimento linear e desenvolvimento puberal atrasado, imunodeficiência secundária e apresentar polimorfismos genéticos na plasticidade cerebral impactando na reabilitação.[2] Entretanto, até o presente momento não há estudos longitudinais sistematizados que avaliaram todos esses aspectos em uma população pediátrica que sobreviveu à COVID-19, particularmente com condições crônicas e que foram hospitalizados.

Recentemente, estudos indicam que a ECA-2 (enzima conversora de angiotensina 2) é altamente expressa no pâncreas exócrino e nas ilhotas de Langerhans. Acometimento exócrino, com amilase e/ou lipase séricas elevadas, ocorrem em 1-2% e 17% dos pacientes com a COVID-19, respectivamente. O SARS-CoV-2 pode agredir as células β pancreáticas e com possibilidade de induzir diabetes *mellitus* tipo 1.[8,9] Além disso, pacientes adultos com a COVID-19 podem apresentar reduções de hormônios tireoidianos (T3 e T4). Estudos em autópsia mostraram uma importante destruição de células foliculares e parafoliculares da tireoide, assim como esse vírus poderia induzir autoimunidade órgão-específica, como tireoidite autoimune. Outro aspecto interessante é que os tecidos hipotalâmicos e hipofisários expressam ECA-2 e podem teoricamente ser alvos virais, podendo determinar hipofisite, lesão hipotalâmica e evolutivamente disfunção hipotálamo-hipófise. Esses aspectos podem determinar retardo no crescimento e puberdade atrasada em crianças escolares e adolescentes sobreviventes da COVID-19.[9]

Outro aspecto relevante é que, embora existam relatos de complicações neurológicas em indivíduos infectados pelo SARS-CoV-2, que ocorrem em 5% de adultos e 15% de crianças escolares e adolescentes, não há estudos avaliando o impacto prospectivo nas saúdes física e mental.[2] A invasão do sistema nervoso central pode se dar por diferentes formas, como transferência transináptica por neurônios infectados, entrada através do nervo olfatório, infecção do endotélio vascular ou migração de leucócitos através da barreira sangue-cérebro. Além do efeito direto do vírus, processos inflamatórios graves, que acometem crianças infectadas pelo vírus, também podem ter efeitos neuropsiquiátricos deletérios. Complicações neurológicas podem refletir efeitos neurotróficos do vírus, que pode invadir o cérebro e afetar o sistema renina-angiotensina (relevante para neuroproteção e cognição) e interagir com sistemas noradrenérgicos e dopaminérgicos.[10,11]

De fato, crianças escolares e adolescentes sobreviventes com a COVID-19 podem ter impacto físico e da QVRS relacionado à condição crônica (como fraqueza muscular, alterações da marcha com disautonomia, sedentarismo, obesidade/sobrepeso), assim como impacto na saúde mental (vivência do luto de familiares, problemas de relacionamento com pais e familiares, disfunções sexuais, violência, uso abusivo de álcool e drogas ilícitas, transtornos psicológicos/psiquiátricos, assim como estresse pelo impacto financeiro e educacional causado pela doença).[2,7]

Propostas de seguimento das crianças e adolescentes após a COVID-19

Crianças e adolescentes com quadro agudo assintomático ou leve: sugere seguimento clínico com consultas pediátricas de rotina, com avaliações de peso, estatura, desenvolvimento neuropsicomotor, estágio puberal de Tanner, calendário vacinal e incentivo à prática de esportes. Alterações comportamentais e das emoções, assim como no aprendizado escolar, devem também ser priorizadas prospectivamente. Exames complementares devem ser realizados apenas se o paciente apresentar alguma queixa específica ou alteração em exame físico.

Crianças e adolescentes com quadro agudo moderado, grave, crítico ou SIM-P: além das avaliações mencionadas, sempre adequar os exames complementares de acordo com as manifestações clínicas da fase aguda e queixas do paciente e de sua família.

Sugerem-se realizações dos seguintes exames laboratoriais para avaliações de órgãos e sistemas: hemograma completo, proteína C reativa, dímero-D, ferritina, desidrogenase lática, aspartato aminotransferase, alanina aminotransferase, ureia e creatinina séricas, triglicerídeos, creatinina fosfoquinase (CK), troponina T, TSH, T4 livre, glicemia de jejum e hemoglobina glicada. Caso os exames persistam alterados, devem ser repetidos a cada 4 a 8 semanas.

Ecocardiograma e eletrocardiograma devem ser realizados após 8 semanas do diagnóstico. Teste ergométrico é indicado, após eletrocardiograma e ecocardiograma, na criança ou no adolescente que praticar esporte competitivo ou naqueles que tiveram quadros graves, críticos ou SIM-P: Esporte pode ser liberado apenas se os exames estiverem normais e após 2 semanas para aqueles sem queixa clínica ou alteração do exame físico. A partir de 8 semanas, as avaliações devem ser individualizadas segundo o grau de alteração específica ainda persistente.

Esses aspectos reforçam que uma abordagem multidisciplinar longitudinal e individualizada deve ser priorizada para cada criança ou adolescente que sobreviveu à COVID-19. A equipe multiprofissional deve incluir infectologista pediátrico, pediatra e outros especialistas, fisiatra, fisioterapeuta, terapeuta ocupacional, educador físico, nutricionista, fonoaudióloga, psiquiatra, psicóloga, entre outros profissionais.[2,7]

Referências

1. Pereira MFB, Litvinov N, Farhat SCL, et al.; Pediatric COVID-19 HC-FMUSP Study Group. Severe clinical spectrum with high mortality in pediatric patients with COVID-19 and multisystem inflammatory syndrome. Clinics (Sao Paulo). 2020;75:e2209.
2. Nalbandian A, Sehgal K, Gupta A, et al. Post-acute COVID-19 syndrome. Nat Med. 2021;22.
3. Feldstein LR, Rose EB, Horwitz SM, et al. Multisystem inflammatory syndrome in U.S. children and adolescents. N Engl J Med. 2020.
4. Van Kampen JJA et al. Duration and key determinants of infectious virus shedding in hospitalized patients with coronavirus disease-2019 (COVID-19). Nat Commun. 2021;12,267.
5. Henderson LA, Canna SW, Friedman KG, et al. American College of Rheumatology clinical guidance for multisystem inflammatory syndrome in children associated with SARS-CoV-2 and hyperinflammation in pediatric COVID-19: version 2. Arthritis Rheumatol. 2021;73(4):e13-e29.
6. Carneiro JDA, Ramos GF, de Carvalho WB, et al. Proposed recommendations for antithrombotic prophylaxis for children and adolescents with severe infection and/or multisystem inflammatory syndrome caused by SARS-CoV-2. Clinics (Sao Paulo). 2020;75:e2252.
7. Rodriguez-Rubio M, Pinto NP. Manning JC, Kudchadkar SR. Post-intensive care syndrome in paediatrics: setting our sights on survivorship. Lancet Child Adolesc Health. 2020;4(7):486-488.
8. Patel KP, Patel PA, Vunnam RR, Hewlett AT, Jain R, Jing R, Vunnam SR. Gastrointestinal, hepatobiliary, and pancreatic manifestations of COVID-19. J Clin Virol. 2020.

9. Pal R, Banerjee M. COVID-19 and the endocrine system: exploring the unexplored. J Endocrinol Invest. 2020;43(7):1027-31.

10. Andersen KG, Rambaut A, Lipkin WI, Holmes EC, Garry RF. The proximal origin of SARS-CoV-2. Nat Med. 2020;26(4):450-2.

11. Zubair AS, McAlpine LS, Gardin T, Farhadian S, Kuruvilla DE, Spudich S. Neuropathogenesis and neurologic manifestations of the coronaviruses in the age of coronavirus disease 2019: a review. JAMA Neurol. 2020.

20

PROGRAMAS DE ATIVIDADE FÍSICA PARA CRIANÇAS E ADOLESCENTES APÓS A COVID-19

Camilla Astley
Bruno Gualano

COVID-19

Introdução

A quarentena e as demais medidas de distanciamento social são relevantes para reduzir a disseminação da COVID-19 e têm sido recomendadas por esferas governamentais (estaduais e municipais) no Brasil e pela World Health Organization (WHO). O fechamento de escolas e utilidades públicas afetou mais de 52 milhões de crianças e adolescentes brasileiros e o confinamento domiciliar prolongado e a necessidade de realizar as atividades de maneira remota aumentou significativamente o comportamento sedentário e o tempo gasto em atividades de tela.

Sabe-se que o comportamento sedentário (excesso de tempo sentado) e a inatividade física (baixa quantidade de atividade física em intensidade moderada a vigorosa) estão associados com a incidência de diversas condições, tais como doença arterial coronariana, infarto agudo do miocárdio, hipertensão arterial, diabetes *mellitus* tipo II e osteoporose, além de estar independentemente associada à mortalidade por todas as causas e contribuir para a obesidade infantil. Em adolescentes acometidos por alguma condição crônica, como doenças cardiovasculares, renais, endocrinológicas, oncológicas e neuromusculares, a inatividade física é um componente agravante do estado geral de saúde, podendo predispô-los à incidência de outras doenças crônicas e à piora do quadro clínico geral.

A infância e a adolescência são períodos críticos de maturação biológica e desenvolvimentos físico, afetivo, motor e comportamental. A prática regular de atividade física durante essa fase promove o desenvolvimento das capacidades físicas e coordenativas, desenvolvimento muscular e ósseo, e melhora da composição corporal e do perfil cardiometabólico, além de benefícios psicossociais.

Não é de hoje que enfrentamos outra pandemia insidiosa, a da inatividade física, que tem se agravado na pandemia. Além disso, mudanças nos hábitos alimentares têm sido observadas nesse período de crise sanitária (p. ex.: aumento de consumo de *fast-food*), o que poderia contribuir para o aumento da obesidade e de doenças como hipertensão e diabetes *mellitus* tipo II. Outro aspecto importante que tem sido documentado é o aumento na incidência de distúrbios psicológicos, como ansiedade e depressão, em decorrência do isolamento social.

O cenário é ainda mais preocupante quando avaliamos o impacto da pandemia na saúde geral de crianças e adolescentes com doenças crônicas preexistentes, já que estes podem apresentar maior risco de complicações relacionadas à COVID-19, exigindo medidas mais rígidas de distanciamento social. Para essa população, promover um estilo de vida ativo durante um período com tantas restrições de deslocamento representa um grande desafio.

Epidemiologia da inatividade física durante a pandemia da COVID-19

As principais diretrizes recomendam que jovens entre 5 e 17 anos se engajem em pelo menos 60 minutos de atividade física moderada a vigorosa por dia.[1] e informam que maiores volumes de atividade física diária e menor tempo gasto em comportamentos sedentários podem estar associados a melhores benefícios.

Mundialmente, estima-se que 80% de jovens entre 6-15 anos não atingem as recomendações diárias de atividade física para a idade.[2] Além disso, 1 a cada 5 crianças e adolescentes são obesas. Um estilo de vida sedentário é reconhecido como um importante fator de risco para obesidade, doenças cardiovasculares e está diretamente associada a morbimortalidade. No Brasil, cerca de 78% das crianças escolares e adolescentes passam pelo menos duas horas diárias diante da televisão e 2 em cada 3 crianças e 9 em cada 10 adolescentes são inativos.[3] Em linhas gerais, crianças e adolescentes com doenças crônicas são mais hipoativos e apresentam menores níveis de aptidão física que seus pares saudáveis.[4]

Uma pesquisa com 495 crianças e adolescentes do Brasil demonstrou que o fechamento de escolas e o confinamento em casa durante a pandemia da COVID-19 foram associados com uma redução da atividade física diária, sendo que apenas 2 em cada 10 participantes cumpriram as diretrizes durante a quarentena.[5]

Se os índices de inatividade física já eram preocupantes no período pré-pandêmico, agora estamos vivendo um cenário ainda mais desafiador, em que a oferta de atividades esportivas e recreacionais é limitada, ao mesmo tempo as pessoas mostram sinais de saturação para realizar atividades em formato online.

Benefícios gerais da atividade física

Antes de descrevermos os benefícios gerais da atividade física e do exercício físico, é importante conhecer a terminologia da área:

- **Atividade física:** qualquer movimento corporal produzido pela contração muscular que gere gasto energético acima dos valores de repouso.
- **Exercício físico:** atividade planejada, programada e estruturada, com o objetivo de promover alterações e/ou manutenção de uma ou mais capacidades físicas especificas.
- **Esporte:** fenômeno sociocultural que envolve regras definidas e competição, podendo ser amador ou profissional.
- **Comportamento sedentário:** todo comportamento com baixo gasto energético, como sentar e deitar, enquanto acordado.

Os benefícios da prática do exercício físico para a saúde já estão bem estabelecidos na literatura. De modo geral, a prática regular de atividade física promove melhoras na aptidão cardiorrespiratória, força e resistência muscular, fadiga, funcionalidade, dor, humor, qualidade do sono e qualidade de vida. Além disso, o exercício pode ser também uma interessante estratégia terapêutica, capaz de prevenir e tratar diversas doenças crônicas. Já a insuficiência de atividade física provoca o inverso verdadeiro, representando um fator de risco para a incidência de condições crônicas e agravamento de sintomas em pacientes com doenças preexistentes. Esse elo entre um estilo de vida inativo e sedentário e a presença de doença crônica é responsável por um círculo vicioso que culmina com a piora concomitante dos níveis de atividade física e da saúde geral do indivíduo (Figura 20.1).

Não surpreendentemente, a prática regular de atividade física é capaz de quebrar esse ciclo, beneficiando a saúde geral e o bem-estar do praticante. De fato, já há evidências de que a atividade física deve ser parte do tratamento de pacientes pediátricos com artrite idiopática juvenil, lúpus eritematoso sistêmico, dermatomiosite juvenil e fibromialgia.[4]

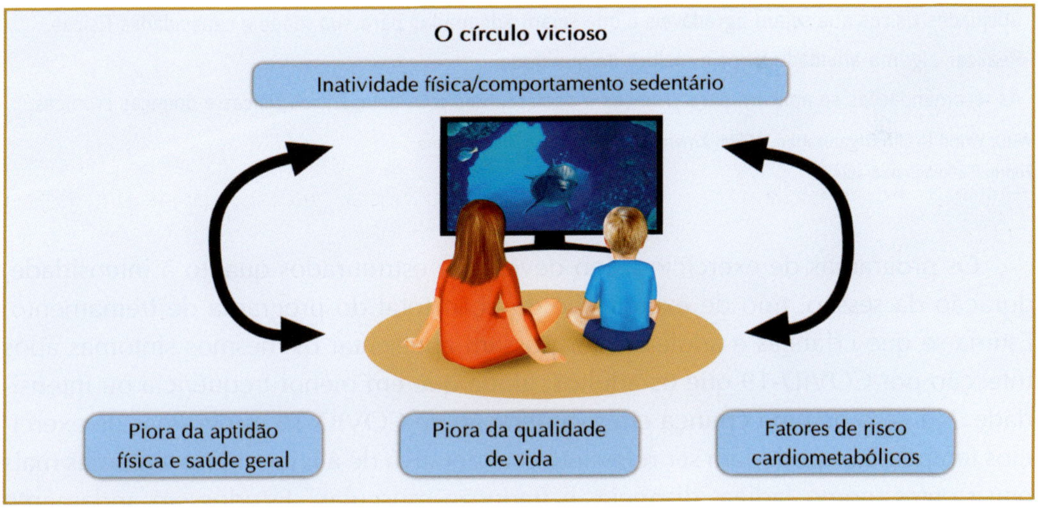

FIGURA 20.1. O círculo vicioso da inatividade física. A inatividade física e o comportamento sedentário podem levar à disfunção sistêmica e ao agravamento dos sintomas nas doenças crônicas. A piora no quadro clínico, por sua vez, torna o paciente mais inativo e sedentário.

Fonte: Elaborado pelo autor.

Recomendações de atividade física na pediatria, com ênfase na COVID-19

No ano de 2020, a WHO reformulou suas recomendações de atividade física para a população, e incluiu a redução do comportamento sedentário e a recomendação de atividade física para crianças e adolescentes vivendo com deficiência como parte de suas diretrizes[6] (Quadro 20.1).

A prevalência da inatividade física é um problema de saúde pública. Por isso é importante examinar sistematicamente se a criança é suficientemente ativa, entender barreiras e facilitadores à prática de atividade física, avaliar capacidades físicas e prescrever atividades estruturadas e não estruturadas.

QUADRO 20.1. Recomendações gerais da WHO 2020 e ACSM para atividade física.

Crianças e adolescentes de 5-17 anos devem se engajar pelo menos 60 minutos em atividades moderadas a vigorosas por dia. As atividades devem ser, em sua maior parte aeróbicas.
Atividades de intensidade vigorosa, assim como exercícios de fortalecimento muscular, devem ser realizados pelo menos 3 vezes por semana.
Crianças e adolescentes devem iniciar com pequenas quantidades de atividade física e aumentar gradualmente a frequência, intensidade e duração.
Prescrição de exercícios de força: 1-3 séries, 6-15 repetições, realizados 3 vezes por semana em dias não consecutivos. Deve-se iniciar com 1-2 séries de 10-15 repetições para exercícios de membros inferiores e superiores e que envolvam grandes grupos musculares.
É importante fornecer às crianças e adolescentes oportunidades seguras e incentivá-las a participar de atividades físicas que sejam agradáveis e que sejam adequadas para sua idade e capacidades físicas.
Realizar alguma atividade física é melhor do que nada.
As recomendações se aplicam para crianças e adolescentes com deficiências físicas e doenças crônicas.

WHO: World Health Organization; ACSM: American College of Sports Medicine.

Fonte: Elaborado pelo autor.

Os programas de exercício físico devem ser estruturados quanto à intensidade, duração da sessão, tipo de exercício e duração total do programa de treinamento. Estima-se que crianças e adolescentes possam apresentar os mesmos sintomas após infecção por COVID-19 que os adultos, ainda que em menor frequência ou intensidade. No caso de uma criança em recuperação de COVID-19, programas de exercícios terapêuticos poderiam ser relevantes na tentativa de aliviar alguns sintomas mais persistentes, como fadiga, dispneia, e fraqueza muscular.[7] Estudos em andamento poderão confirmar a eficácia do exercício nessa condição.

De acordo com as recomendações, crianças e adolescentes devem realizar 60 minutos de atividades moderadas a vigorosas por dia. O novo consenso da OMS afirma que realizar *alguma* atividade física por dia é melhor do que fazer *nenhuma* atividade, podendo trazer algum benefício à saúde. Embora as crianças estejam mais confinadas em casa, com aulas remotas e atividades externas suspensas ou limitadas, é fundamental que profissionais da saúde e pais encorajem a realização de atividades ao longo do dia, mesmo que de baixa intensidade. O tempo gasto diante da tela (televisão, celular, computador) cresceu sobremaneira. É importante, contudo, balancear o uso de dispositivos eletrônicos com momentos de lazer que envolvam movimento e gasto de energia. Programas de exercícios a serem realizados em casa podem ser uma boa opção para crianças mais velhas e adolescentes. Contudo, a viabilidade dessa modalidade de exercícios carece de investigação nessa faixa etária. Fatores como acesso à tecnologia, espaço domiciliar, motivação e acompanhamento profissional podem interferir na aderência. Em momentos de maior controle de transmissibilidade, a prática de atividade física em parques, praças e outros espaços ao ar livre é recomendada. As escolas são reconhecidamente ambientes propícios à prática de atividade física estruturada e lúdica, bem como de alimentação saudável. Por esse motivo – além de tantos outros que fogem do escopo do capítulo –, os governos devem priorizar a abertura segura de escolas. Crianças e adolescentes infectados por COVID-19 devem se abster de atividades físicas vigorosas durante o período de infecção. Após esse período, o retorno à prática deve ser indicado por médico especialista, tendo em conta a gravidade da doença, a resolução dos sintomas e possíveis sequelas. Para pacientes com doença grave e sequelas ou que desenvolveram a SIM-P, é possível que o exercício terapêutico possa conferir benefícios na recuperação, porém, até o presente momento, a viabilidade, segurança e eficácia dessa intervenção carecem de investigação.

O Quadro 20.2 traz recomendações gerais acerca da prática de atividade física para pacientes que tiveram COVID-19.

QUADRO 20.2. Recomendações gerais para prática de atividade física após a COVID-19.

O programa de exercícios após a COVID-19 deve ter como objetivo aliviar sintomas como dispneia, fadiga, ansiedade e depressão, dessa forma contribuindo para a melhora da funcionalidade e qualidade de vida do indivíduo.
Deve-se considerar a eventual condição crônica preexistente do paciente e seu nível atual e pretérito de atividade física.
Crianças e adolescentes assintomáticos devem seguir as recomendações gerais de atividade física para a idade.
Crianças e adolescentes sintomáticos, com doenças crônicas, que necessitaram de atendimento em UTI e/ou tiveram sequelas associadas à COVID-19 e SIM-P necessitam de liberação médica prévia (ver o próximo tópico para avaliação pré-participação).
O engajamento de crianças e adolescentes em programas de atividade física deve ser considerado parte do tratamento multidisciplinar.

Fonte: Elaborado pelo autor do capítulo.

Avaliação pré-participação em programas de exercícios após a COVID-19

O espectro clínico da COVID-19 pediátrica pode variar de pacientes assintomáticos aos gravemente enfermos, sendo estes infrequentes. Sinais e sintomas mais comuns são: febre, tosse, cefaleia, dor de garganta, dispneia, dor abdominal, vômito e diarreia.[7] Outras manifestações clínicas mais graves e incomuns foram relatadas, tais como: cardiovasculares, renais, trombóticas, cutâneas, olfativas, gustativas, neurológicas e oculares.

A síndrome inflamatória multissistêmica pediátrica (SIM-P), temporalmente associada à COVID-19, apresenta características clínicas semelhantes à síndrome de Kawasaki. Sinais e sintomas como febre persistente, elevados marcadores inflamatórios e acometimentos cardiovasculares têm sido observados em pacientes com SIM-P. Um estudo recente demonstrou que 93% da corte de crianças e adolescentes europeias com SIM-P apresentou envolvimento miocárdico, 40% choque, e 35% arritmia.[8]

O curso crônico da COVID-19 e da SIM-P torna essas condições similares a outras doenças crônicas não transmissíveis. Na população adulta, um número significante dos pacientes infectados pelo SARS-CoV-2 tem apresentado fadiga, inflamação crônica e redução da qualidade de vida. A COVID-19 passa a ser reconhecida como doença multissistêmica e requer o trabalho de uma equipe multidisciplinar tanto em sua fase aguda quanto na fase pós-infecção. Ainda assim, é preciso entender as necessidades do paciente relacionadas a sua possível condição crônica prévia, ambiente familiar, condições sanitárias, comportamentais e psicossociais.

A American Academy of Pediatrics (AAP) e o American College of Cardiology (ACC) recomendam a liberação médica prévia para o retorno das atividades físicas e esportivas para crianças e adolescentes recuperados da COVID-19, e a necessidade de ampla investigação quanto a sintomas cardíacos, como dores no peito, fadiga, falta de ar, palpitações e síncopes, detalhada no algoritmo da Figura 20.2. Após a liberação médica, o retorno às atividades deve ser gradual, não sendo necessário o retorno ao especialista, a menos que os sinais e sintomas cardíacos e pulmonares retomem as atividades.[9] Além disso, a AAP recomenda não retornar às atividades esportivas até que a criança consiga executar suas atividades diárias sem apresentar qualquer tipo de sintomas relacionados à COVID-19.[10]

Pessoas infectadas pelo SARS-CoV-2 devem ficar no mínimo 14 dias em repouso independentemente dos sintomas, e devem estar completamente assintomáticos ao retornar à prática. Recomenda-se que qualquer indivíduo que tenha testado positivo para a COVID-19 ou que possua histórico de complicações cardíacas apresente liberação médica prévia, avaliação eletrocardiográfica de 12 derivações em repouso e, se possível, avaliação de biomarcadores de injúria miocárdica. Crianças e adolescentes que tiveram apresentações graves como hipotensão e arritmias, que requereram intubação ou suporte de oxigenação externa, que sofreram com insuficiência renal ou cardíaca, ou que foram diagnosticados com SIM-P, devem seguir o protocolo de retorno à prática de miocardite, segundo o qual a participação no exercício deve ser proscrita de 3 a 6 meses, salvo liberação médica mediante normalidade de eletrocardiograma, ecocardiograma, monitor Holter de 24 horas, teste ergométrico e/ou ressonância magnética cardíaca. Apesar de a incidência de miocardites na população pediátrica ser baixa quando comparada à de adultos, é sabido que essa é a principal causa de morte súbita durante o exercício em atletas jovens, motivo pelo qual cuidados no retorno à prática esportiva devem ser tomados.

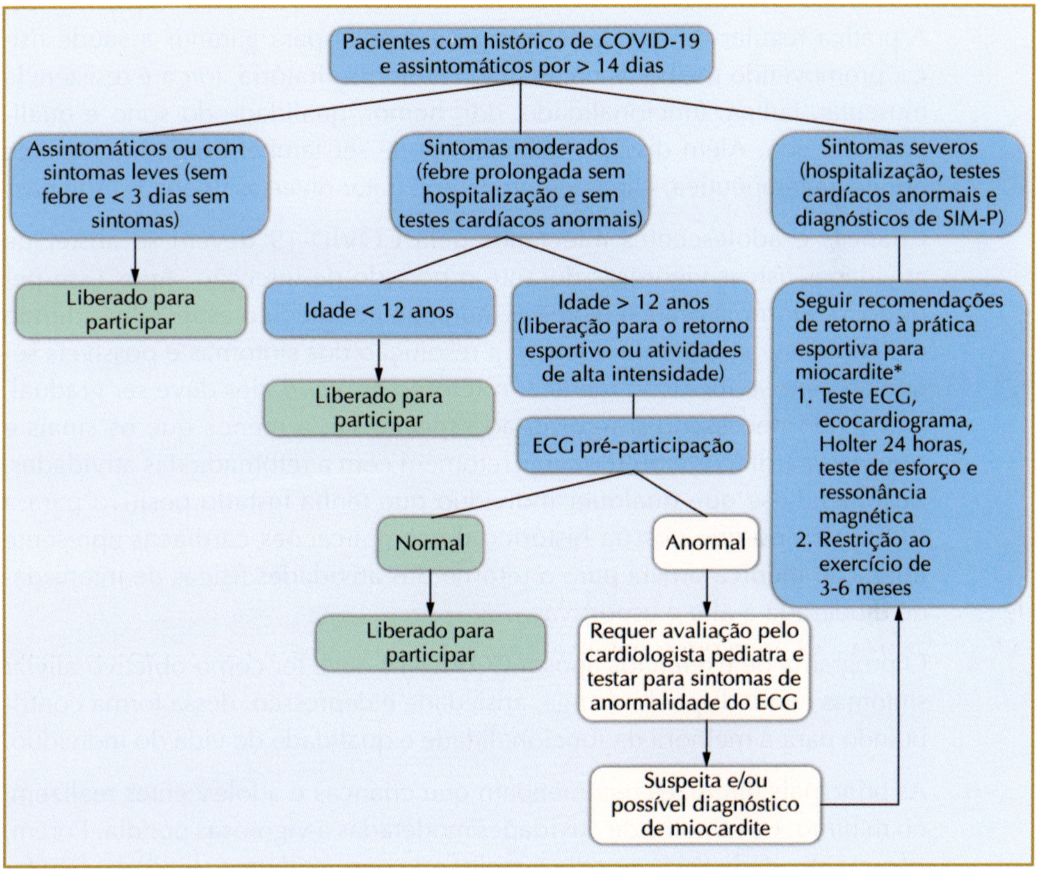

FIGURA 20.2. Recomendações do American College of Cardiology para o retorno à prática de atividade física e/ou esportiva após infecção pela COVID-19.[11]

Fonte: Elaborado pelo autor.

Como as sequelas de longo prazo da SIM-P ou COVID-19 grave ainda não são totalmente conhecidas, recomenda-se uma abordagem mais conservadora quando do retorno à prática esportiva para essas condições.

Considerações finais

- O comportamento sedentário (excesso de tempo sentado) e a inatividade física (baixa quantidade de atividade física em intensidade moderada à vigorosa) estão associados com a incidência de diversas doenças crônicas, e a quarentena e medidas de distanciamento social impostas durante a pandemia da COVID-19 aumentaram significativamente esses comportamentos das crianças e adolescentes. De forma independente, a inatividade física e o comportamento sedentário podem levar ao agravamento dos sintomas nas doenças crônicas.

- A prática regular de atividade física é essencial para garantir a saúde física, promovendo melhoras na aptidão cardiorrespiratória, força e resistência muscular, fadiga, funcionalidade, dor, humor, qualidade do sono e qualidade de vida. Além disso, o exercício pode ser também uma interessante estratégia terapêutica, capaz de prevenir e tratar diversas doenças crônicas.
- Crianças e adolescentes infectados pela COVID-19 devem se abster de atividades físicas vigorosas durante o período de infecção. Após esse período, o retorno à prática deve ser indicado por médico especialista, tendo em conta a gravidade da doença, a resolução dos sintomas e possíveis sequelas. Ante a liberação médica, o retorno às atividades deve ser gradual, não sendo necessário o retorno ao especialista, a menos que os sinais e sintomas cardíacos e pulmonares retomem com a retomada das atividades. Recomenda-se que qualquer indivíduo que tenha testado positivo para a COVID-19 ou que possua histórico de complicações cardíacas apresente liberação médica prévia para o retorno das atividades físicas de intensidade moderada a alta e esportivas.
- O programa de exercícios após a COVID-19 deve ter como objetivo aliviar sintomas como dispneia, fadiga, ansiedade e depressão, dessa forma contribuindo para a melhora da funcionalidade e qualidade de vida do indivíduo.
- As principais diretrizes recomendam que crianças e adolescentes realizem, no mínimo, 60 minutos de atividades moderadas a vigorosas por dia. Porém, *alguma* atividade física por dia é melhor do que *nenhuma* atividade. Limitar o tempo de tela e, portanto, o comportamento sedentário é importante.

Referências

1. Tremblay MS, Warburton DER, Janssen I, et al. New Canadian physical activity guidelines. Applied Physiology, Nutrition and Metabolism. 2011;36.

2. Hallal PC, Andersen LB, Bull FC, Gu et al. Global physical activity levels: Surveillance progress, pitfalls, and prospects. Lancet. 2012;380(9838):247-57.

3. Instituto Brasileiro de Geografia (IBGE) E. Pesquisa de orçamentos familiares 2008-2009: antropometria e estado nutricional de crianças, adolescentes e adultos no Brasil. Rio de Janeiro; 2010.

4. Gualano B, Bonfa E, Pereira RMR, et al. Physical activity for paediatric rheumatic diseases: standing up against old paradigms. Nat Rev Rheumatol. 2017;13(6):368-79. Disponível em: http://dx.doi.org/10.1038/nrrheum.2017.75 (acesso maio 2020).

5. López-Gil JF, Tremblay MS, Brazo-Sayavera J. Changes in healthy behaviors and meeting 24-h movement guidelines in Spanish and Brazilian preschoolers, children and adolescents during the COVID-19 lockdown. Children. 2021;8(2).

6. Bull FC, Al-Ansari SS, Biddle S, Boet al. World Health Organization 2020 guidelines on physical activity and sedentary behaviour. Br J Sports Med. 2020;54(24):1451-62.

7. Ludvigsson JF. Case report and systematic review suggest that children may experience similar long-term effects to adults after clinical COVID-19. A Acta Paediatr. 2021;110(3):914-21.

8. Valverde I, Singh Y, Sanchez-de-Toledo J, et al. Acute cardiovascular manifestations in 286 children with multisystem inflammatory syndrome associated with COVID-19 infection in Europe. Circulation. 2021;143(1):21-32.

9. AAP. COVID-19 interim guidance: return to sports and physical activity. 2021.

10. Phelan D, Kim JH, Chung EH. A game plan for the resumption of sport and exercise after coronavirus disease 2019 (COVID-19) infection. JAMA Cardiology, 2019;5(10). Disponível em: https://doi.org/10.1001/jamacardio.2020.2136 (acesso maio 2021).

11. Maron BJ, Udelson JE, Bonow RO, et al. Returning to play after coronavirus infection: pediatric cardiologists' perspective. J Am Coll Cardiol. 2015;66:2362-71.

21

IMPACTO NA SAÚDE MENTAL NAS CRIANÇAS E ADOLESCENTES NA PANDEMIA DA COVID-19

Caio Borba Casella
Luisa Sugaya
Guilherme V. Polanczyk

COVID-19

Introdução

O primeiro caso de infecção por SARS-Cov-2 foi identificado em Wuhan, China, em dezembro de 2020. Em pouco tempo o vírus espalhou-se pelo mundo, levando a Organização Mundial de Saúde (OMS) a declarar uma situação de pandemia em março de 2020.[1] Com o aumento dos casos, viu-se que crianças e adolescentes são menos comumente acometidos pela doença.[2,3] No entanto, elas sofrem de forma bastante significativa com danos colaterais à pandemia. As mudanças de rotina impostas pelas medidas para conter a transmissão viral, o isolamento social, o fechamento das escolas e parques e o aumento dos níveis de estresse intrafamiliar podem ter um grande impacto em sua saúde mental.

Com o sistema nervoso ainda em desenvolvimento, as crianças são mais vulneráveis a mudanças de curto e longo prazos provocadas por situações desafiadoras, tanto em termos fisiológicos quanto cognitivos e emocionais.[4] Eventos estressores persistentes nesse período podem levar a uma disfunção permanente do eixo hipotálamo-hipófise-adrenal, acarretando, por sua vez, prejuízos nas respostas imunológicas e endócrinas. Ocorrem alterações nos mediadores inflamatórios sistemicamente, incluindo em sistema nervoso central, que estão associadas a diversos quadros psicopatológicos, como depressão e ansiedade.[5] Dessa forma, é fundamental estudar o potencial impacto da pandemia na saúde mental das crianças e adolescentes.

Mudanças ambientais na pandemia

Com as restrições impostas para reduzir a transmissão do vírus, crianças e adolescentes passaram por mudanças profundas em suas rotinas. Em abril de 2020, quase 1,5 bilhão de alunos (correspondendo a cerca de 90% dos estudantes do mundo) tiveram suas escolas fechadas, sendo o Brasil um dos países com maiores durações desse fechamento.[6] Apesar de o ensino remoto ajudar a mitigar os prejuízos acadêmicos, em alguns casos ele tende a exacerbar ainda mais as desigualdades já existentes, uma vez que o acesso a ele é bastante desigual. Em especial nas comunidades mais carentes, a evasão escolar pode aumentar bastante.[7] Os prejuízos podem ir muito além do aspecto acadêmico, já que, com muita frequência, as instituições de ensino têm também um papel no fornecimento de refeições a seus alunos, ajudando a assegurar níveis nutricionais mínimos, de modo que seu fechamento pode intensificar a insegurança alimentar infantil.[8] Além disso, muitas escolas fornecem um suporte à saúde mental, além de contribuir para monitorar a exposição das crianças e adolescentes a comportamentos de risco e potenciais situações de abuso.[8,9] Nos EUA, por exemplo, mais de 13% dos adolescentes recebiam algum serviço de saúde mental em suas escolas antes da pandemia[10] e são as populações mais vulneráveis as que tendem a depender mais desse tipo de acesso.[11]

As medidas de distanciamento físico também prejudicam a socialização, restringindo as oportunidades de interações presenciais fora do ambiente doméstico. Isso é especialmente problemático na adolescência, período em que há uma grande sensibilidade aos reforçadores sociais e um aumento crescente da necessidade de interação com pares.[12] Estudos animais já evidenciaram alterações comportamentais e neurobiológicas causados pelo isolamento no período de desenvolvimento.[12] Esses impactos podem se dar por duas formas principais. O isolamento por si só é uma fonte de estresse, levando a adaptações fisiológicas diversas, como alterações do eixo hipotálamo-hipófise-adrenal. Além disso, priva o organismo do acesso a estímulos sociais fundamentais para o desenvolvimento.[12] Roedores "adolescentes" que passaram por períodos de isolamento apresentam maior tendência a buscar alimentos ou substâncias, como etanol, de forma compulsiva, apresentando assim maior risco de desenvolver adições. Além disso, os que são cronicamente isolados apresentam prejuízos cognitivos, como piora da atenção, resposta exacerbada ao estresse e maior agressividade.[12] Foram identificadas alterações em sistemas dopaminérgicos e serotoninérgicos, que estão envolvidos nos processos de motivação e recompensa.[12] Em relação a estudos com humanos, uma revisão identificou efeitos prolongados de períodos de isolamento social na infância e adolescência, com maior risco de episódios depressivos (e, possivelmente, de ansiedade) por até 9 anos.[13]

Durante a pandemia, em algumas situações os filhos precisam ser separados de um ou ambos os pais – como no caso de um deles estar isolado por conta de um diagnóstico de COVID-19. Em especial quando isso ocorre em idades mais precoces e por um tempo mais prolongado, essa separação pode aumentar bastante o risco de desenvolvimento de quadros psiquiátricos e de alterações nas relações de apego.[14] Um estudo realizado na Turquia[15] comparou três grupos – um em que tanto a criança quanto um dos pais tinham infecção por COVID-19, outro com crianças sem infecção que estavam separados de pais com COVID-19 e um terceiro grupo, controle. As crianças do segundo grupo apresentaram mais sintomas de ansiedade, mais cognições negativas (como desesperança e sensação de insegurança) e piores níveis de qualidade de vida. Por outro lado, não foram encontradas diferenças entre os níveis de ansiedade entre o primeiro e o terceiro grupos, ressaltando o efeito da separação dos pais para essa sintomatologia.

Com as crianças e adolescentes restritos a permanecer em casa por mais tempo, além da substituição das aulas presenciais pelo ensino remoto, também foi observado um aumento do tempo dedicado ao uso de eletrônicos e uma diminuição no tempo de prática de atividade física em muitos países.[16-22] Numa análise de 2.426 crianças e adolescentes de Shangai,[22] por exemplo, foi identificada uma redução do tempo médio de atividade física durante a pandemia de 540 minutos por semana para 105 minutos por semana, além de um aumento médio de 30 horas por semana de tempo de tela.

Diversos estudos já associaram redução da atividade física e maior uso de eletrônicos com piores resultados em saúde física e mental.[23-25] A realização de atividade física tem um efeito protetor contra depressão e ansiedade,[25] enquanto o uso excessivo de telas está associado a alterações de humor, pior desempenho acadêmico, prejuízos nas relações sociais, maiores índices de obesidade, além de atrasos no desenvolvimento, em especial quando esse excesso se dá nos primeiros anos de vida.[23,24] A OMS recomenda que crianças e adolescentes realizem pelo menos uma média de 60 minutos por dia de atividade física de intensidade moderada a intensa,[26] e a Academia Americana de Pediatria sugere que crianças de 2 a 5 anos não usem mais de uma hora por dia de tela e, as mais velhas, não mais do que duas horas.[23,27] Alguns países também desenvolveram algumas recomendações específicas para o período de pandemia, como o Canadá.[28] A adesão a essas recomendações parece estar associada a melhores resultados em saúde mental. Em um estudo espanhol, por exemplo,[29] os pré-escolares que mantiveram as recomendações da OMS quanto à atividade física durante o período de *lockdown* apresentaram menos sintomas internalizantes dos que os que não as mantiveram. No entanto, essas recomendações nem sempre são facilmente seguidas. Famílias com menor renda, com pais com maior idade, com práticas parentais inconsistentes, sem regras definidas quanto ao tempo de uso de eletrônicos e cujas mães trabalhavam tiveram maior dificuldade em mantê-las.[19,28]

Outra mudança a ser destacada no contexto da pandemia é o estado de saúde mental dos pais e cuidadores. Além de eles também terem sua rede social de suporte reduzida, por conta das orientações de distanciamento físico, outras fontes de estresse também se somaram nesse contexto pandêmico, como medo sobre a saúde pessoal e de pessoas próximas, incertezas econômicas e sobrecarga com o trabalho remoto associado ao suporte acadêmico que precisam dar aos filhos enquanto realizam aulas em casa.[30] Em um levantamento no Reino Unido, pais com crianças pequenas apresentaram maiores níveis de estresse durante a pandemia do que adultos sem filhos.[31] Por sua vez, a saúde mental dos pais e dos filhos está intimamente associada, provavelmente de forma bidirecional.[32,33] Maior preocupação parental com a pandemia esteve associada a maiores níveis de problemas comportamentais nos filhos, assim como reveses ocorridos com a família, como doença ou perda de emprego ou de renda.[34,35]

Maiores níveis de estresse e psicopatologia parental estão associados a práticas parentais mais punitivas e a menor responsividade à necessidade de seus filhos.[36] Em Singapura, pais que relataram maior impacto pelo COVID-19 em parâmetros como finanças e emprego apresentaram maiores níveis de estresse, o qual esteve associado a maior distanciamento de seus filhos e a práticas parentais mais coercivas e agressivas, como gritar com os filhos ou agredi-los fisicamente.[37] Situações de crise econômica costumam estar associadas a um aumento dos casos de violência doméstica e maus-tratos.[38,39] Tudo isso se torna ainda mais intenso em populações já vulneráveis, como minorias étnicas e com menor nível socioeconômico.[4,36]

No entanto, pelas restrições de circulação, a criança acaba tendo menos contato com potenciais redes de proteção, o que pode levar a uma subnotificação dos casos de maus-tratos. Ela não é mais vista proximamente por seus professores e também é menos levada a serviços de saúde, como consultas de puericultura de rotina, os quais muitas vezes identificariam situações de maus-tratos[36]. Isso poderia ajudar a explicar uma redução no número de casos de maus-tratos reportados em alguns locais,[40,41] ao contrário do que seria esperado.

Por outro lado, relações positivas entre pais e filhos têm um efeito protetor sobre a saúde mental das crianças e adolescentes, e a restrição em casa pode promover uma maior interação da família.[7,42] Os cuidadores têm um papel importante em servir como modelo de respostas de como lidar com situações de grandes desastres.[43] Pais que ensinaram crianças a lidar melhor com suas emoções negativas e conseguiram manter rotinas mais estáveis durante a pandemia conseguiram ajudar a diminuir o efeito do estresse sobre a sintomatologia infantil.[44]

Impacto na saúde mental de crianças e adolescentes

Sintomatologia

Diante das mudanças ambientais já descritas e da expectativa de aumento na ocorrência de transtornos mentais associados à pandemia de COVID-19, esforços significativos têm sido feitos no sentido de avaliar o impacto na saúde mental de crianças e adolescentes. Após um ano de a pandemia ter sido declarada, mais de uma centena de estudos foram publicados. Mas, apesar do crescente número de publicações, a interpretação dos resultados e a comparação entre diferentes estudos ainda exige cautela. Primeiro, é importante considerar que a crise imposta pela pandemia apresenta uma característica heterogênea, multifacetada e dinâmica. Embora ela tenha atingido a todos, diferentes locais foram impactados de formas distintas, em momentos diferentes, e medidas de restrições de intensidade e consequências variadas foram utilizadas. Segundo, é importante lembrar que a pandemia é um evento ainda em curso, cuja evolução é incerta. E, por fim, é necessário levar em consideração diferenças relativas à metodologia utilizada em cada estudo.

Até o momento, grande parte dos estudos publicados foi realizada durante a primeira onda de casos de COVID-19. Diante da necessidade de uma rápida aquisição de dados e respeitando a necessidade de distanciamento social, em sua maioria esses estudos foram feitos com amostras de conveniência, com base em questionários distribuídos por plataformas on-line e pelas redes sociais. Dessa forma, é importante lembrar que essas amostras não são representativas e seus achados podem não refletir as experiências da população em geral. Além disso, a maior parte dos estudos foi feita em países da Europa, Ásia e nos Estados Unidos, sendo necessários mais estudos em outras regiões.

Como esperado, os estudos indicam que, em face das mudanças trazidas pela pandemia, grande parte das crianças apresentou ao menos alguma alteração emocional ou comportamental.[45,46] Por exemplo, Orgiles et al.,[45] em estudo que avaliou 1.143 crianças na Itália e na Espanha durante o período de *lockdown,* identificou que 85,7% dos pais notaram mudanças no estado emocional ou comportamento, sendo dificuldade de concentração, tédio, irritabilidade, inquietude, ansiedade, e sentimento de solidão as alterações mais frequentes. De forma semelhante, outros estudos também identificaram frequências elevadas de sentimentos de medo e preocupações.[47] Entre elas, preocupações com prejuízos acadêmicos, com os relacionamentos com familiares e amigos, preocupações com a situação financeira da família e com a possiblidade de familiares e amigos adoecerem. Nesse contexto, níveis mais altos de estrese emocional,[48] piora da qualidade de vida[49] e piora na saúde mental em relação ao período anterior à pandemia[33] também foram relatados.

Apesar desses achados, o impacto da pandemia sobre a ocorrência de transtornos psiquiátricos ainda é incerto. Até o momento, a maior parte dos estudos buscou avaliar a ocorrência de sintomas de ansiedade, depressão e transtorno de estresse pós-traumático (TEPT), e os achados são variáveis. As menores taxas foram relatadas por Yue et al.,[4] que avaliaram 1.360 crianças na província de Jiangsu, China, e verificou que somente 7,5% apresentavam sintomas de ansiedade, 2,22% sintomas depressivos e 3,16% apresentavam sintomas de TEPT. De acordo com os autores, é possível que os baixos níveis de estresse psicológico estejam relacionados ao fato de a província de Jiangsu ter sido uma região pouco afetada pela pandemia de COVID-19. Já as taxas mais altas foram reportadas por Hou et al.,[50] que avaliaram 1.383 estudantes no fim do ensino médio, na província de Anhui, uma área rural da China. Nesse estudo foram observadas taxas de 71,5%, 54,5% e 85,5% de sintomas de depressão, ansiedade e TEPT, respectivamente; além de frequências de 31,3% e 7,5% de ideação e tentativas de suicídio.

Nos Estados Unidos, Murata et al.,[51] em estudo realizado entre abril e julho de 2020 com 583 adolescentes, também encontrou níveis elevados de sintomas: 55% dos adolescentes apresentaram sintomas moderados a severos de depressão, 48% de ansiedade, 45% de TEPT; e 38% de ideação ou comportamento suicida. Nesse estudo, a solidão foi fator preditor tanto de sintomas depressivos como de sintomas de ansiedade. Número de horas nas redes sociais e exposição a notícias relacionadas a COVID-19 foram um fator preditor de sintomas depressivos e de ideação suicida. Os autores ressaltam, no entanto, que o uso das redes sociais, ferramenta utilizada para o recrutamento dos participantes, pode ter influenciado os achados da pesquisa. Frequências intermediárias de sintomas ansiosos e depressivos foram reportadas em estudos realizados com crianças e adolescentes em outros países, como Alemanha (24,1%),[49] Índia (25,2%),[46] outras regiões da China (19-43% de sintomas ansiosos, e 19-38% de sintomas depressivos)[52,53] e Equador (16% de sintomas depressivos).[54]

Além dos quadros de ansiedade, depressão e TEP, os estudos também identificaram um aumento no número de crianças com outras alterações comportamentais clinicamente significativas.[32,39] Um exemplo é o estudo realizado por Ravens-Siebere et al.[49], com uma amostra representativa de crianças (7-17 anos) alemãs, em que 17,8% da amostra apresentou algum problema de saúde mental, 14,6% problemas de hiperatividade, 13,3% problemas emocionais, 11,5% problemas de relacionamentos com pares e 10% problemas de conduta; sendo todas as taxas significativamente maiores do que as encontradas em estudo realizado na Alemanha em período anterior à pandemia de COVID-19, utilizando as mesmas escalas e metodologia semelhante. Dados sobre outros quadros psicopatológicos são mais escassos, como dependência ou uso problemático da internet.[55,56]

Apesar de esses estudos indicarem um aumento de sintomas, o desenho transversal não permite atribuir mudanças à apresentação dos sintomas às dificuldades relacionadas a pandemia. Nesse contexto, estudos longitudinais com avaliações pré e pós-pandemia representam uma contribuição importante. Porém, os achados dos estudos já publicados são heterogêneos. Enquanto estudos realizados com adolescentes nos Estados Unidos e Austrália, encontraram um aumento de sintomas ansiosos e depressivos,[57-59] estudo realizado com adolescentes no Reino Unido observou aumento somente dos sintomas de depressão, sem mudança em relação aos sintomas de ansiedade e de problemas emocionais.[60] Já Penner et al.,[61] em estudo realizado nos Estados Unidos, avaliou uma amostra composta predominantemente por adolescentes hispânicos, e observou uma redução tanto de sintomas internalizantes, como de sintomas externalizantes. Nesse estudo, suporte familiar foi o fator associado de forma mais consistente à redução de sintomas.

Estudos longitudinais sobre outras faixas etárias são mais limitados. Porém, um estudo realizado no Canadá[62] verificou que, embora menos frequente entre crianças pré-escolares (66,1% vs. 70,25%), todas as faixas etárias apresentaram taxas significativas de piora de sintomas psicopatológicos. Esse mesmo estudo comparou a evolução dos sintomas de crianças com e sem psicopatologia prévia, e, embora os relatos de piora sejam mais frequentes entre aqueles com diagnósticos prévios, 37-41% de crianças previamente saudáveis apresentaram piora em sintomas de depressão, ansiedade, irritabilidade e desatenção durante o período de medidas restritivas.[62]

Além da comparação entre achados pré e pós-pandemia, alguns estudos longitudinais também acompanharam a evolução dos sintomas ao longo da pandemia. Esses estudos indicam uma variação nas taxas de sintomas ansiosos e depressivos em momentos em que as medidas restritivas estavam em curso e em momentos em que estavam suspensas.[63,64]

Apesar de avanços significativos, diante desse cenário complexo, ainda é difícil estimar o impacto da pandemia na saúde mental de crianças e adolescentes. Novos estudos serão fundamentais para determinar o impacto a curto e a longo prazos.

Fatores associados à piora da sintomatologia

Múltiplos fatores estressores já foram associados ao agravamento de sintomas psicopatológicos. Esses fatores incluem fatores individuais, fatores ambientais e fatores relacionados à pandemia. Entre os fatores individuais está a idade, enquanto as crianças menores podem ter menor capacidade de compreender a situação e com isso apresentar níveis maiores de ansiedade.[4,62] Os adolescentes podem ser mais suscetíveis a apresentarem quadros depressivos e ao estresse decorrente das medidas restritivas e ter mais dificuldade para lidar com demandas acadêmicas, fechamento da escola e afastamento dos amigos, uma vez que esse é um período em que o conflito entre pais e filhos costuma aumentar e o relacionamento com pares tem maior importância. Gênero feminino,[24] história de trauma,[65] presença de transtornos psiquiátricos prévios, doenças crônicas,[62,66] uso de eletrônicos e exposição excessiva a notícias sobre a pandemia[51] também são fatores que foram associados a um aumento de alterações psicopatológicas durante a pandemia. Entre os fatores ambientais estão incluídos fatores como psicopatologia parental, baixo suporte parental e baixo nível socioeconômico.[66] Entre os fatores relacionados à pandemia estão exposição individual ou de familiares a COVID-19, falecimento de amigos ou familiares e medidas restritivas para controle da disseminação do vírus. Estudos comparando populações em diferentes localidades sugerem um impacto maior na saúde mental em locais mais afetados pela COVID-19 e com restrições mais severas.[53,67]

Suicídio

O suicídio é, atualmente, uma das principais causas de morte entre jovens de 15-19 anos. Fatores estressores, como conflitos familiares, dificuldades acadêmicas, *bullying*, história de trauma e presença de transtornos psiquiátricos já foram descritos como fatores de risco para suicídio. Nesse contexto, o impacto da pandemia de COVID-19 na saúde mental das crianças e adolescentes gera preocupação quanto à possiblidade de um aumento nos casos de suicídio nessa população. No entanto, é também possível que, para algumas crianças, o fechamento das escolas traga uma diminuição de pressões acadêmicas e de conflitos com pares e que o maior convívio com familiares represente um fator protetor que possivelmente esteja relacionado a menores taxas de suicídio.

No momento, os dados sobre suicídio na pandemia ainda são bastante limitados. Mas esse cenário complexo fica evidente no estudo realizado por Tanaka et al. (2021),[68] que avaliou registros de suicídio ocorridos no Japão e identificou uma queda nos casos de suicídio de fevereiro a junho de 2020, seguida por um aumento no número de casos entre julho e outubro de 2020, sendo esse crescimento observado principalmente entre mulheres, crianças e adolescentes.

Embora Hill et al.[69] e Thompson et al.[70] tenham encontrado um aumento nas taxas de ideação e comportamento suicida em pacientes atendidos em uma unidade de pronto-socorro e uma unidade de internação, respectivamente, Mourouvaye et al.[71] encontraram uma diminuição no número de admissões decorrentes de comportamento suicida em um hospital de Paris, no período em que o *lockdown* foi estabelecido na França. Dessa forma, mais estudos são necessários para avaliar as taxas de suicídio durante a pandemia.

Populações com transtornos psiquiátricos prévios

No contexto da pandemia de COVID-19, crianças com transtornos psiquiátricos prévios se apresentam como uma população particularmente vulnerável a apresentar piora de seus sintomas.[62] Além disso, as medidas restritivas a e necessidade de isolamento social também impactaram de forma significativa o acesso a serviços de saúde e suporte social.

Além das crianças com transtornos de ansiedade e depressão prévios, um grupo particularmente afetado é o de crianças com transtornos do neurodesenvolvimento, incluindo transtorno do espectro autista (TEA), deficiência intelectual, transtorno de aprendizagem e transtorno de déficit de atenção e hiperatividade. Os dados mostram que a maior parte dessas crianças pode apresentar piora dos sintomas e da qualidade de vida.[72,73] A falta de acompanhamento adequado também pode levar a prejuízos a longo prazo, além de representar um aumento das demandas para as famílias, que já foi associada a um aumento dos níveis de estresse reportados pelos pais dessas crianças.[72]

Outro grupo que pode apresentar uma piora significativa dos sintomas são as crianças e adolescentes com transtorno obsessivo compulsivo. Embora seja um quadro menos estudado, os estudos evidenciam um agravamento dos sintomas e uma piora na evolução do tratamento durante a pandemia.[74,75]

Infecção por COVID-19 e o impacto sobre o cérebro

Embora sintomas neurológicos raramente ocorram em crianças com COVID-19, já foram descritos quadros de encefalopatia, convulsões, acidente vascular cerebral, síndrome de Guillan-Barré, alteração do olfato, entre outras.[76] Além disso, um estudo que avaliou 38 crianças com sintomas neurológicos encontrou alterações em exames de neuroimagem possivelmente associadas a infecção por SARS-Cov-2.[77] Evidências sugerem que o vírus, associado a fatores pró-inflamatórios, são capazes de atravessar a barreira hematoencefálica e entrar no sistema nervoso central.[78] Certamente o aumento na ocorrência de transtornos mentais não está associado a ação direta do vírus. No entanto, as consequências da infecção no SNC a curto e a longo prazos ainda não foram estabelecidas, e não é possível descartar a associação com sintomas psiquiátricos.

Dados do Brasil

O Brasil foi bastante impactado pela pandemia. Antes do final de abril de 2021, nosso país já contabilizava mais de 400 mil mortos.[79] Além disso, estima-se que a violência doméstica no país tenha aumentado de 40-50% na pandemia[80] e que o número de domicílios em situação de insegurança alimentar tenha aumentado em 54%.[81] Sendo assim, seria esperado um impacto significativo na saúde mental da população brasileira. Um levantamento realizado online com a população geral do país identificou altos níveis de sintomas de ansiedade (81,9%), depressivos (68%), irritabilidade (64,5%) e somáticos (62,5%), além de uma prevalência elevada de problemas de sono (55,3%).[82]

Estratégias para minimizar o impacto

Os esforços para mitigar o impacto da pandemia na saúde mental das crianças e adolescentes devem se dar em diversos níveis e iniciam-se na própria família.[83] Em situações de estresse, como grandes desastres, um ambiente familiar seguro tem papel fundamental. Rotinas relativamente estruturadas ajudam a transmitir um senso de previsibilidade para as crianças, o que pode contribuir para atenuar os sentimentos de ansiedade. Um estudo realizado na Califórnia[84] com 169 pré-escolares (idade média de 4,1 anos) mostrou que crianças cujas famílias mantiveram rotinas estruturadas tiveram melhores resultados quanto à saúde mental, mesmo quando os resultados foram balanceados para fatores como renda familiar e psicopatologia materna. É importante que a rotina abarque momentos de responsabilidade, como atividades escolares e domésticas, além de regularidade nos hábitos de sono, mas que também propicie momentos de lazer e de interação entre os membros da família. Os pais servem de modelo de como lidar com situações de estresse, e a prática de hábitos saudáveis por eles, incluindo a forma como se relacionam com eletrônicos e atividade física, influencia bastante seus filhos. É importante que eles escutem também as dúvidas de seus filhos e consigam trazer informações sobre a situação vivida em uma linguagem compatível com a fase de seu desenvolvimento.

As escolas também podem ter uma participação importante na promoção de saúde, como na contextualização sobre a situação da pandemia, conversando com os alunos, além de prover oportunidades de socialização e interação entre eles, mesmo no ambiente virtual, ajudando a formar um senso de conexão. A volta às aulas presenciais contribui para a retomada de rotinas, aumento de atividade física e redução do uso de eletrônicos. No entanto, essa volta pode ser uma fonte importante de estresse para um grupo de alunos, e é importante que os professores estejam atentos a potenciais sinais de sofrimento dos alunos. Intervenções universais realizadas nas escolas, como psicoeducação sobre manejo de estresse, também podem contribuir para diminuir a sobrecarga nos sistemas de saúde mental, que já estão defasados.[7]

O acesso a serviços especializados de saúde mental também deve ser ampliado para os indivíduos que apresentarem maior grau de sintomatologia. Já foi demonstrado que o uso de psicoterapia realizada remotamente (telepsicoterapia) é factível e efetiva na infância e adolescência.[38] As práticas de atendimento remoto têm um grande papel em situações de isolamento social e em ampliar o acesso de comunidades mais isoladas ou de pessoas com dificuldades de locomoção até os serviços de saúde. No entanto, nem sempre todos terão um acesso adequado a essa forma de tratamento – indo desde problemas com acesso à internet ou mesmo com a falta de um espaço com privacidade em casa. Protocolos de intervenção psicossocial no contexto pandêmico vêm sendo testados,[85] muitos usando tecnologias de atendimento remoto. Crianças em situação prévia de vulnerabilidade deverão receber atenção especial quanto a sua saúde mental e ao risco de maus-tratos.

Considerações finais

O impacto da pandemia na saúde mental das crianças e adolescentes encontra-se em curso e ainda não pode ser completamente caracterizado, ainda que os estudos disponíveis demonstrem altos níveis de sintomas internalizantes. As famílias ainda estão lidando com o luto de pessoas próximas e com os efeitos da recessão econômica. As desigualdades econômicas, que tornam as crianças mais vulneráveis a problemas de saúde mental, podem ser intensificadas pelo surgimento desses problemas, associados a lacunas na educação. Nesse sentido, o auxílio econômico do governo e o retorno gradual às atividades escolares presenciais, com os cuidados necessários para evitar a transmissão, podem ser medidas importantes de proteção às crianças e adolescentes.

Pontos-chave

1. A fase da infância e adolescência é um período de maior vulnerabilidade diante de situações de estresse.
2. Apesar de serem menos diretamente afetados pela infecção do COVID-19, o dano colateral associado à pandemia, como a desestruturação na rotina e o maior estresse intrafamiliar, tem um grande impacto na saúde mental das crianças e adolescentes
3. Levantamentos a respeito da psicopatologia associada à pandemia são bastante heterogêneos, mas parecem apontar para um aumento no grau de sofrimento psíquico, com intensificação de sintomas ansiosos e depressivos, além de maior risco de maus-tratos

4. A recuperação desse quadro deverá levar bastante tempo e precisará ser composta de diferentes níveis de intervenção, com abordagens intrafamiliares, na comunidade, como nas escolas, e com a população de maiores níveis de sintomatologia. O aumento na prática de telemedicina pode ter um impacto positivo nesse sentido.

Referências

1. McNeil Jr. DG. Coronavirus has become a pandemic, WHO says. The New York Times. 2021. Disponível em: https://www.nytimes.com/2020/03/11/health/coronavirus-pandemic-who.html (acesso maio 2021).
2. Lu X, Zhang L, Du H, et al. SARS-CoV-2 Infection in children. N Engl J Med. 2020;3.
3. Parri N, Lenge M, Buonsenso D. Children with COVID-19 in pediatric emergency departments in Italy. N Engl J Med. 2020;383(2):187-90.
4. Yue J, Zang X, Le Y, et al. Anxiety, depression and PTSD among children and their parent during 2019 novel coronavirus disease (COVID-19) outbreak in China. Curr Psychol. 2020;1-8.
5. de Figueiredo CS, Sandre PC, Portugal LCL, et al. COVID-19 pandemic impact on children and adolescents' mental health: biological, environmental, and social factors. Prog Neuropsychopharmacol Biol Psychiatry. 2021;106:110171.
6. UNESCO. Education: from disruption to recovery [Internet]. UNESCO. 2020 Disponível em: https://en.unesco.org/covid19/educationresponse (acesso maio 2021).
7. Hamoda HM, Chiumento A, Alonge O, et al. Addressing the consequences of the COVID-19 lockdown for children's mental health: investing in school mental health programs. Psychiatr Serv. 2021;27:202000597.
8. Kola L, Kohrt BA, Hanlon C, et al. COVID-19 mental health impact and responses in low--income and middle-income countries: reimagining global mental health. Lancet Psychiatry. 2021;24:S2215-0366(21)00025-0.
9. Ramadhan MHA, Putri AK, Melinda D, et al. Children's Mental health in the time of COVID-19: how things stand and the aftermath. malays. J Med Sci MJMS. 2020;27(5):196-201.
10. Lipari RN, Hedden S, Blau G, et al. Adolescent mental health service use and reasons for using services in specialty, educational, and general medical settings. In: The CBHSQ Report. Rockville (MD): Substance Abuse and Mental Health Services Administration (US); 2016 Disponível em: http://www.ncbi.nlm.nih.gov/books/NBK362074/ (acesso maio 2021).
11. Hertz MF, Barrios LC. Adolescent mental health, COVID-19, and the value of school-community partnerships. Inj Prev J Int Soc Child Adolesc Inj Prev. 2021 Feb;27(1):85-6.
12. Orben A, Tomova L, Blakemore S-J. The effects of social deprivation on adolescent development and mental health. Lancet Child Adolesc Health. 2020 Aug;4(8):634-40.

13. Loades ME, Chatburn E, Higson-Sweeney N, et al. Rapid systematic review: the impact of social isolation and loneliness on the mental health of children and adolescents in the context of COVID-19. J Am Acad Child Adolesc Psychiatry. 2020;59(11):1218-1239.e3.

14. Liu JJ, Bao Y, Huang X, et al. Mental health considerations for children quarantined because of COVID-19. Lancet Child Adolesc Health. 2020;4(5):347-9.

15. Kılınçel SE, Altun FT, Nuryüz Ö, et al. Effects of COVID-19 outbreak on children's mental health: a comparative study with children diagnosed and isolated from their parents. Psychiatry Investig. 2021;18(2):140-6.

16. Aguilar-Farias N, Toledo-Vargas M, Miranda-Marquez S, et al. Sociodemographic predictors of changes in physical activity, screen time, and sleep among toddlers and preschoolers in Chile during the COVID-19 pandemic. Int J Environ Res Public Health. 2021;18(1):176.

17. Caputo EL, Reichert FF. Studies of physical activity and COVID-19 during the pandemic: a scoping review. J Phys Act Health. 2020;1-10.

18. Dunton GF, Do B, Wang SD. Early effects of the COVID-19 pandemic on physical activity and sedentary behavior in children living in the U.S. BMC Public Health. 2020;20(1):1351.

19. Eyimaya AO, Irmak AY. Relationship between parenting practices and Children's screen time during the COVID-19 pandemic in Turkey. J Pediatr Nurs Care Child Fam. 2021;56:24-9 .

20. López-Bueno R, López-Sánchez GF, Casajús JA, et al. Health-related behaviors among school--aged children and adolescents during the Spanish COVID-19 confinement. Front Pediatr. 2020;8:573.

21. Moore SA, Faulkner G, Rhodes RE, et al. Impact of the COVID-19 virus outbreak on movement and play behaviours of Canadian children and youth: a national survey. Int J Behav Nutr Phys Act. 2020;17(1):85.

22. Xiang M, Zhang Z, Kuwahara K. Impact of COVID-19 pandemic on children and adolescents' lifestyle behavior larger than expected. Prog Cardiovasc Dis. 2020;63(4):531–2.

23. Council on Communications and Media. Media and Young Minds. Pediatrics [Internet]. 1º de novembro de 2016;138(5). Disponível em: https://pediatrics.aappublications.org/content/138/5/e20162591 (acesso maio 2021).

24. Duan L, Shao X, Wang Y, et al. An investigation of mental health status of children and adolescents in China during the outbreak of COVID-19. J Affect Disord. 2020;275:112-8.

25. Mittal VA, Firth J, Kimhy D. Combating the dangers of sedentary activity on child and adolescent mental health during the time of COVID-19. J Am Acad Child Adolesc Psychiatry. 2020;59(11):1197-8.

26. WHO. WHO guidelines on physical activity and sedentary behaviour. 2020 Disponível em: https://www.who.int/publications-detail-redirect/9789240015128 (acesso abr 2021).

27. Fakhouri THI, Hughes JP, Brody DJ, et al. Physical activity and screen-time viewing among elementary school-aged children in the United States from 2009 to 2010. JAMA Pediatr. 2013;167(3):223-9.

28. Guerrero MD, Vanderloo LM, Rhodes RE, et al. Canadian children's and youth's adherence to the 24-h movement guidelines during the COVID-19 pandemic: a decision tree analysis. J Sport Health Sci. 2020;9(4):313-21.

29. Alonso-Martínez AM, Ramírez-Vélez R, García-Alonso Y, et al. Physical activity, sedentary behavior, sleep and self-regulation in spanish preschoolers during the COVID-19 lockdown. Int J Environ Res Public Health. 2021;18(2):693.

30. Thorell LB, Skoglund C, de la Peña AG, et al. Parental experiences of homeschooling during the COVID-19 pandemic: differences between seven European countries and between children with and without mental health conditions. Eur Child Adolesc Psychiatry. 2021;1-13.

31. Pierce M, Hope H, Ford T, et al. Mental health before and during the COVID-19 pandemic: a longitudinal probability sample survey of the UK population. Lancet Psychiatry. 2020;7(10):883-92.

32. Di Giorgio E, Di Riso D, Mioni G, et al. The interplay between mothers' and children behavioral and psychological factors during COVID-19: an Italian study. Eur Child Adolesc Psychiatry. 2020;1-12.

33. Patrick SW, Henkhaus LE, Zickafoose JS, et al. Well-being of parents and children during the COVID-19 pandemic: a national survey. Pediatrics. 2020;146(4).

34. Gassman-Pines A, Ananat EO, Fitz-Henley J. COVID-19 and parent-child psychological well--being. Pediatrics. 2020;146(4):e2020007294.

35. Waller R, Powell T, Rodriguez Y, et al. The impact of the COVID-19 pandemic on children's conduct problems and callous-unemotional traits. Child Psychiatry Hum Dev. 2021;1-12.

36. Brown SM, Doom JR, Lechuga-Peña S, et al. Stress and parenting during the global COVID-19 pandemic. Child Abuse Negl 2020;110(2):104699.

37. Chung G, Lanier P, Wong PYJ. Mediating effects of parental stress on harsh parenting and parent-child relationship during coronavirus (COVID-19) pandemic in Singapore. J Fam Violence. 2020;1-12.

38. Fegert JM, Vitiello B, Plener PL, et al. Challenges and burden of the coronavirus 2019 (COVID-19) pandemic for child and adolescent mental health: a narrative review to highlight clinical and research needs in the acute phase and the long return to normality. Child Adolesc Psychiatry Ment Health. 2020;14:20.

39. Molnar BE, Scoglio AAJ, Beardslee WR. Community-level prevention of childhood maltreatment: next steps in a world with COVID-19. Int J Child Maltreatment Res Policy Pract. 2021;1-15.

40. Martinkevich P, Larsen LL, Græsholt-Knudsen T, et al. Physical child abuse demands increased awareness during health and socioeconomic crises like COVID-19. Acta Orthop. 2020;91(5):527-33.

41. Whelan J, Hartwell M, Chesher T, et al. Deviations in criminal filings of child abuse and neglect during COVID-19 from forecasted models: an analysis of the state of Oklahoma, USA. Child Abuse Negl. 2020;104863.

42. Cao Y, Huang L, Si T, et al. The role of only-child status in the psychological impact of COVID-19 on mental health of Chinese adolescents. J Affect Disord. 2021;282:316-21.

43. Russell BS, Hutchison M, Tambling R, et al. Initial challenges of caregiving during COVID-19: caregiver burden, mental health, and the parent-child relationship. Child Psychiatry Hum Dev. 2020;51(5):671-82.

44. Cohodes EM, McCauley S, Gee DG. Parental buffering of stress in the Time of COVID-19: family-level factors may moderate the association between pandemic-related stress and youth symptomatology. Res Child Adolesc Res Child Adolesc Psychopathol. 2021;1-14.

45. Orgilés M, Morales A, Delvecchio E, et al. Immediate psychological effects of the COVID-19 quarantine in youth from Italy and Spain. Front Psychol. 2020;11:579038.

46. Sama BK, Kaur P, Thind PS, et al. Implications of COVID-19-induced nationwide lockdown on children's behaviour in Punjab, India. Child Care Health Dev. 2021 Jan;47(1):128-35.

47. Buzzi C, Tucci M, Ciprandi R, et al. The psycho-social effects of COVID-19 on Italian adolescents' attitudes and behaviors. Ital J Pediatr. 2020;46(1):69.

48. AlAteeq DA, Aljhani S, Althiyabi I, et al. Mental health among healthcare providers during coronavirus disease (COVID-19) outbreak in Saudi Arabia. J Infect Public Health. 2020;13(10):1432-7.

49. Ravens-Sieberer U, Kaman A, Erhart M, et al. Impact of the COVID-19 pandemic on quality of life and mental health in children and adolescents in Germany. Eur Child Adolesc Psychiatry. 2021;1-11.

50. Hou TY, Mao XF, Dong W, et al. Prevalence of and factors associated with mental health problems and suicidality among senior high school students in rural China during the COVID-19 outbreak. Asian J Psychiatr. 2020;54:102305.

51. Murata S, Rezeppa T, Thoma B, et al. The psychiatric sequelae of the COVID-19 pandemic in adolescents, adults, and health care workers. Depress Anxiety. 2021;38:233-46

52. Chen F, Zheng D, Liu J, et al. Depression and anxiety among adolescents during COVID-19: a cross-sectional study. Brain Behav Immun. 2020;88:36-8.

53. Xie X, Xue Q, Zhou Y, et al. Mental health status among children in home confinement during the coronavirus disease 2019 outbreak in Hubei Province, China. JAMA Pediatr. 2020;174(9):898-900.

54. Asanov I, Flores F, McKenzie D, et al. Remote-learning, time-use, and mental health of Ecuadorian high-school students during the COVID-19 quarantine. World Dev. 2021;138:105225.

55. Dong H, Yang F, Lu X, et al. Internet addiction and related psychological factors among children and adolescents in China during the coronavirus disease 2019 (COVID-19) epidemic. Front Psychiatry. 2020;11:00751.

56. Lin MP. Prevalence of internet addiction during the COVID-19 outbreak and its risk factors among junior high school students in Taiwan. Int J Environ Res Public Health. 2020;17(22):8547.

57. Hawes MT, Szenczy AK, Klein DN, et al. Increases in depression and anxiety symptoms in adolescents and young adults during the COVID-19 pandemic. Psychol Med. 2021;(13):1-9.

58. Magson NR, Freeman JYA, Rapee RM, et al. Risk and protective factors for prospective changes in adolescent mental health during the COVID-19 pandemic. J Youth Adolesc. 2021;50(1):44-57.

59. Rogers AA, Ha T, Ockey S. Adolescents' perceived socio-emotional impact of COVID-19 and implications for mental health: results from a U.S.-based mixed-methods study. J Adolesc Health. 2021;68(1):43-52.

60. Bignardi G, Dalmaijer ES, Anwyl-Irvine AL, et al. Longitudinal increases in childhood depression symptoms during the COVID-19 lockdown. Arch Dis Child. 2020;(9):320372.

61. Penner F, Ortiz JH, Sharp C. Change in youth mental health during the COVID-19 pandemic in a majority Hispanic/Latinx US sample. J Am Acad Child Adolesc Psychiatry. 2021;60(4):513-23.

62. Cost KT, Crosbie J, Anagnostou E, et al. Mostly worse, occasionally better: impact of COVID-19 pandemic on the mental health of Canadian children and adolescents. Eur Child Adolesc Psychiatry. 2021;1-14.

63. Xiang M, Yamamoto S, Mizoue T. Depressive symptoms in students during school closure due to COVID-19 in Shanghai. Psychiatry Clin Neurosci. d 2020;74(12):664-6.

64. Zhang L, Zhang D, Fang J, et al. Assessment of mental health of Chinese primary school students before and after school closing and opening during the COVID-19 pandemic. JAMA Netw Open. 2020;3(9):e2021482.

65. Gotlib IH, Borchers LR, Chahal R, et al. Early life stress predicts depressive symptoms in adolescents during the COVID-19 pandemic: the mediating role of perceived stress. Front Psychol. 2020;11:603748.

66. Tso WWY, Wong RS, Tung KTS, et al. Vulnerability and resilience in children during the COVID-19 pandemic. Eur Child Adolesc Psychiatry. 2020;1-16.

67. Commodari E, La Rosa VL. Adolescents in quarantine during COVID-19 pandemic in Italy: perceived health risk, beliefs, psychological experiences and expectations for the future. Front Psychol. 2020;11:559951.

68. Tanaka T, Okamoto S. Increase in suicide following an initial decline during the COVID-19 pandemic in Japan. Nat Hum Behav. 2021;5(2):229-38.

69. Hill RM, Rufino K, Kurian S, Saxena J, Saxena K, Williams L. Suicide ideation and attempts in a pediatric emergency department before and during COVID-19. Pediatrics. 2021;147(3).

70. Thompson EC, Thomas SA, Burke TA, et al. Suicidal thoughts and behaviors in psychiatrically hospitalized adolescents pre- and post- COVID-19: a historical chart review and examination of contextual correlates. J Affect Disord Rep. 2021;4:100100.

71. Mourouvaye M, Bottemanne H, Bonny G, et al. Association between suicide behaviours in children and adolescents and the COVID-19 lockdown in Paris, France: a retrospective observational study. Arch Dis Child. 2020(22)-320628.

72. Masi A, Mendoza Diaz A, Tully L, et al. Impact of the COVID-19 pandemic on the well-being of children with neurodevelopmental disabilities and their parents. J Paediatr Child Health. 2021;(10)1111-15285.

73. Ueda R, Okada T, Kita Y, Ozawa Y, Inoue H, Shioda M, et al. The quality of life of children with neurodevelopmental disorders and their parents during the Coronavirus disease 19 emergency in Japan. Sci Rep. 1 2021;11(1):3042.

74. Nissen JB, Højgaard D, Thomsen PH. The immediate effect of COVID-19 pandemic on children and adolescents with obsessive compulsive disorder. BMC Psychiatry. 2020;20(1):511.

75. Tanir Y, Karayagmurlu A, Kaya , et al. Exacerbation of obsessive compulsive disorder symptoms in children and adolescents during COVID-19 pandemic. Psychiatry Res. 2020;293:113363.

76. Boronat S. Neurologic care of COVID-19 in children. Front Neurol. 2020;11:613832.

77. Lindan CE, Mankad K, Ram D, et al. Neuroimaging manifestations in children with SARS--CoV-2 infection: a multinational, multicentre collaborative study. Lancet Child Adolesc Health. 2021;5(3):167-77.

78. Ribeiro DE, Oliveira-Giacomelli Á, Glaser T, Arnaud-Sampaio VF, Andrejew R, Dieckmann L, et al. Hyperactivation of P2X7 receptors as a culprit of COVID-19 neuropathology. Mol Psychiatry. 2021;26(4):1044-59.

79. Watanabe P, Maia D. Brasil chega a 400 mil mortos por COVID-19 com inépcia do governo federal – 29/04/2021 – Equilíbrio e Saúde – Folha. Disponível em: https://www1.folha.uol.com.br/equilibrioesaude/2021/04/brasil-chega-a-400-mil-mortos-por-covid-com-inepcia-do--governo-federal.shtml (acesso maio 2021).

80. Campbell AM. An increasing risk of family violence during the COVID-19 pandemic: strengthening community collaborations to save lives. Forensic Sci Int Rep. 2020 Dec 1;2:100089.

81. Rede Penssan. Olhe para a fome [Internet]. 2021. Disponível em: http://olheparaafome.com.br/ (acesso maio 2021).

82. Goularte JF, Serafim SD, Colombo R, et al. COVID-19 and mental health in Brazil: psychiatric symptoms in the general population. J Psychiatr Res. 2021 Jan;132:32-7.

83. Singh S, Roy D, Sinha K, et al. Impact of COVID-19 and lockdown on mental health of children and adolescents: a narrative review with recommendations. Psychiatry Res. 2020;293:113429.

84. Glynn LM, Davis EP, Luby JL, et al. A predictable home environment may protect child mental health during the COVID-19 pandemic. Neurobiol Stress. 2021;14:100291.

85. Boldt K, Coenen M, Movsisyan A, et al. Interventions to ameliorate the psychosocial effects of the COVID-19 pandemic on children: a systematic review. Int J Environ Res Public Health. 2021;18(5).

22

VACINAS CONTRA COVID-19

Vera Bain
Thais Toledo Fink
Thais Vendramini

Introdução

Após mais de um ano de pandemia do SARS-CoV-2, diante de uma doença com potencial tão avassalador e arsenal terapêutico limitado, a estratégia da vacinação como forma de prevenção é de suma importância. Esforços para o desenvolvimento de uma vacina segura e eficaz estão em curso desde o começo da pandemia e resultaram em sua produção em tempo recorde.[1]

Etapas de desenvolvimento de vacinas

O desenvolvimento de vacinas dura em média de 10 a 15 anos e engloba as seguintes etapas de estudo[2] (Figura 22.1):

- **Fase pré-clínica:** nessa etapa candidatos são estudados em modelos animais com o objetivo de avaliar a toxicidade além de algum grau de resposta imunológica.
- **Fase clínica:** subdividida em 4 fases, que em geral acontecem subsequentemente e levam vários anos para sua completude. No caso do SARS-CoV-2 existiu um esforço global para acelerar esse processo na velocidade necessária para contenção da pandemia sem abdicar da rigidez dos protocolos de segurança.
    - **Fase 1:** vacinas aprovadas no estudo pré-clínico nesta etapa são administradas a um grupo restrito de adultos saudáveis que são monitorados para efeitos adversos locais e sistêmicos. Seu objetivo primário é a segurança, com critérios rígidos a serem atingidos. Essa avaliação costuma ser feita por comitês independentes, não envolvidos diretamente com a pesquisa. Como objetivo secundário tem-se o estabelecimento de dose e farmacodinâmica.
    - **Fase 2:** nessa fase o objetivo é ampliar o perfil de segurança, agora com enfoque na população-alvo do programa de vacinação. Com um maior número de participantes objetiva-se também a avaliação da imunogenicidade.
    - **Fase 3:** são estudos de eficácia, ou seja, relacionam a vacinação com algum desfecho clínico, em geral a prevenção de doença laboratorialmente confirmada. Nessa fase os sujeitos da pesquisa são randomizados cegamente em grupo vacinado e controle. Os estudos são mais longos e complexos em virtude da grande quantidade de participantes necessários. Após a fase 3 a vacina pode ser submetida a aprovação por agências internacionais como a Agência Nacional de Vigilância Sanitária (Anvisa), no caso do Brasil.

- **Fase 4:** desenvolve-se enquanto a população geral é submetida a vacinação, dessa forma o número de sujeitos de pesquisa se amplia, tornando possível perceber reações adversas mais raras, e verificar a eficácia real da vacina.

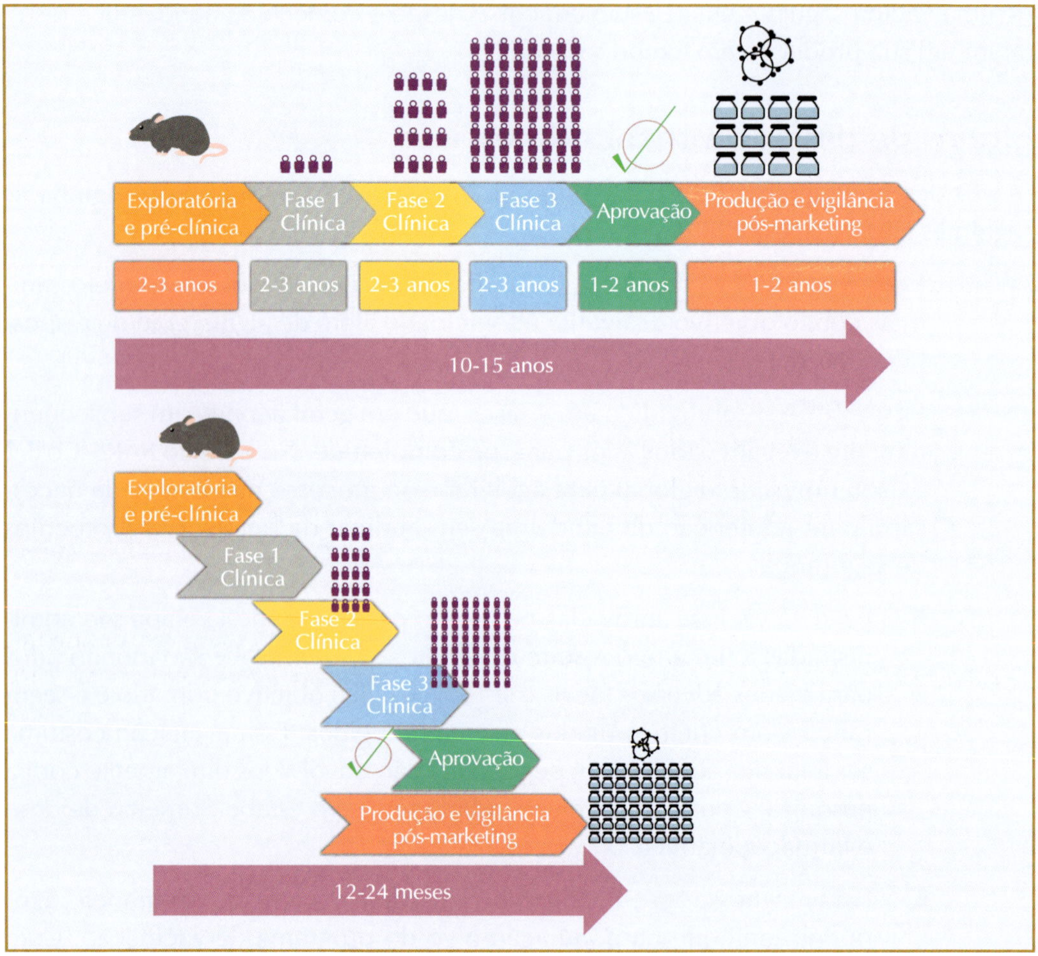

FIGURA 22.1. **(A)** Representa a forma tradicional de desenvolvimento de vacinas em fases subsequentes, com duração em anos abaixo. **(B)** Representa a forma acelerada de desenvolver vacinas e pandemias com fases combinadas, uma etapa de pré-aprovação e rápida manufatura do produto. O símbolo representa a quantidade em proporção de sujeitos em cada etapa da pesquisa.

Fonte: Adaptado de A review of the progress and challenges of developing a vaccine for COVID-19. Frontiers in Immunology. 2020.

Iniciativa da vacina COVID-19

As vacinas convencionais representaram uma reviravolta no combate a doenças infecciosas diversas. No entanto, pandemias limitam outros aspectos relevantes da produção de vacinas como o econômico, a disponibilidade de matéria-prima e a distribuição desses imunocomponentes.[3]

O impacto de epidemias anteriores, como do SARS e MERS, colocou os coronavírus no radar de pesquisadores de diversas partes do mundo como agentes potenciais de doenças relevantes. Todo esse esforço antecipado se mostrou de muita valia na situação atual. Além disso, experiências com outras epidemias, como o Ebola, geraram novas plataformas possíveis para o desenvolvimento de vacinas.[3]

Somado ao esforço técnico-científico, existem fundos globais de associação público-privada para financiamento desses esforços. A própria Organização Mundial de Saúde (OMS), em abril de 2020, deu início ao projeto ACT (*Access to* COVID-19 *Tools Accelerator*), tendo como pilar o programa COVAX, de estímulo tecnológico e financeiro ao desenvolvimento de vacinas para o SARS-CoV-2.[4]

Dessa forma, um processo que durava em média 10 anos, conseguiu ser executado em tempo recorde. Em um ano, segundo a OMS, temos 182 vacinas em estágio pré-clínico, 79 vacinas em fases clínicas e 7 vacinas em uso na população mundial.[4]

Alvos da resposta imune contra o SARS-CoV-2

O entendimento de correlatos imunes de proteção é uma das etapas pré-clínicas mais importantes do desenvolvimento de uma vacina. Esse conhecimento parte da compreensão das estruturas virais com potencial de gerar resposta imune adequada. No caso do SARS-CoV-2, sabe-se que tanto a imunidade humoral quanto a celular têm papel na proteção contra o vírus.[5]

O SARS-CoV-2 possui 4 proteínas estruturais maiores: *Spike* (S), Membrana (M), Envelope (E) e Nucleocapsídeo (N). Além dessas, ele possui 16 proteínas não estruturais e 9 proteínas acessórias, que podem servir de alvos potenciais para respostas imunes induzidas pela vacinação[5] (Figura 22.2).

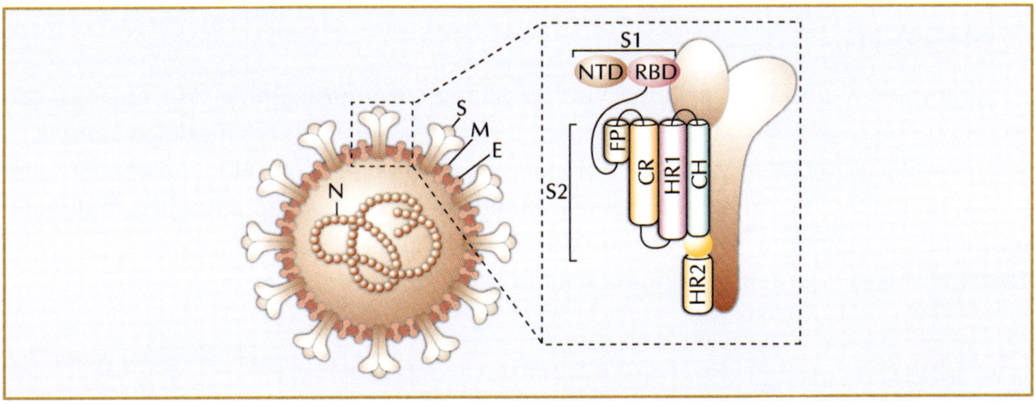

FIGURA 22.2. Vírus inteiro com suas proteínas estruturais S, M, E e N. No detalhe, as principais proteínas antigênicas de S, as subunidades RBD e NTD em S1 e a porção S2.

Fonte: Adaptado de: Viral targets for vaccines Against COVID-19. Nature Reviews Immunology.

Proteína S

Principal alvo antigênico das vacinas desenvolvidas. Constituída de duas subunidades, S1 distal e S2 proximal. A primeira responsável pela ligação ao receptor hACE2 (*human Angiotensin-converting Enzyme 2*) na superfície da célula, e a segunda responsável pela fusão da membrana viral à membrana celular. A interação entre a porção S1 e o receptor hACE2 é mediada por um domínio RBD (*Receptor Binding Domain*), e de maneira acessória o domínio NTD (*N-terminal domain*) também pode funcionar como mediador. Apesar de várias proteínas virais terem potencial de induzir a produção de anticorpos neutralizantes, a porção RBD da proteína S é o alvo mais potente da maioria das vacinas desenvolvidas, interferindo em múltiplos estágios do processo de entrada do vírus na célula. Existem dados sobre anticorpos neutralizantes contra a porção NTD e até mesmo contra a subunidade S2, afetando outras etapas desse processo e ampliando a resposta imune quando em conjunto. Os anticorpos contra S2 isoladamente em testes animais mostraram atividade neutralizante inferior quando comparados com os anticorpos anti-RBD ou anti-S1 isoladamente, mas a porção S2 tem a vantagem de ser relativamente conservada em relação às demais espécies de coronavírus que acometem o homem. Dessa forma é possível vislumbrar uma vacina universal para os coronavírus.[5]

Proteínas E e M

São estimuladores fracos de resposta humoral quando comparadas à S. No entanto, a sequência de identidade de seus aminoácidos é maior que de S e de RBD. Isso sugere um grande potencial para desencadear resposta celular, sendo alvos para linfócitos T, o que pôde ser comprovado em estudos do SARS e MERS anteriores, com identificação de vários epítopos de M e E. Assim, essas proteínas podem desempenhar um papel de proteção cruzada, ampliando a resposta imune se incluídas em uma vacina contra o SARS-CoV-2.[5]

Proteína N

É a mais abundante proteína viral, e altamente imunogênica. No entanto, seu soro anti-N não apresentou efeitos protetores contra a doença em modelos animais, e seu potencial como alvo vacinal é colocado como incerto, pois, além de não fornecer proteção, potencializou a pneumonia induzida pela infecção ao ampliar a infiltração eosinofílica, levando a doença respiratória amplificada (ERD – *Enhanced Respiratory Disease*). Até o momento nenhuma vacina usando a proteína N foi desenvolvida.[5]

Plataformas de desenvolvimento de vacinas contra a COVID-19

Diferentes tecnologias estão sendo exploradas para o desenvolvimento de vacinas contra o SARS-CoV-2. Aqui serão abordadas as plataformas estudadas e os principais exemplos de vacinas em cada uma delas[1] (Tabela 22.1).

Vacinas inativadas

Método clássico para o desenvolvimento de vacinas, usa vírus inteiros cultivados em culturas de células e inativados, sendo as vacinas de hepatite A e poliomielite injetável alguns exemplos. É uma tecnologia conhecida e segura, ideal para o desenvolvimento das primeiras vacinas contra um agente infeccioso pouco conhecido. Estudos clínicos descrevem altos títulos de anticorpos neutralizantes após a vacina, mas uma fraca resposta de células T. Para melhora da resposta imune, vacinas inativadas podem utilizar o alumínio como adjuvante.[1]

No Brasil, a vacina CoronaVac, da farmacêutica Sinovac, é uma vacina inativada e foi liberada para uso emergencial em janeiro de 2021.

Vacinas de vírus vivo atenuado

Mimetizam a infecção natural, e há exposição da pessoa vacinada a múltiplos antígenos virais. A resposta imune a essas vacinas tende a ser mais robusta do que a vacinas não replicantes. As vacinas de sarampo, caxumba e rubéola, varicela e febre amarela são exemplos de vacinas atenuadas. As vacinas de vírus vivos são geralmente contraindicadas em imunocomprometidos. No momento não há nenhuma candidata em fase clínica.[5,6]

Vacinas de subunidades

Utilizam proteínas ou peptídeos virais purificados. São muito seguras, mas geralmente precisam de adjuvantes para garantir a imunogenicidade. Alguns exemplos são a vacina de hepatite B e *influenza*.[1]

Vacinas de partículas virais

Utilizam partículas semelhantes ao vírus, ou VLPs, de tamanho e morfologia similares, mas que não contêm material genético, portanto incapazes de replicação. São seguras e induzem uma boa resposta imune celular e humoral. Um exemplo de vacina de VPL é a vacina de HPV.[1]

Vacinas de ácidos nucleicos: DNA e RNA

São vacinas que contêm apenas o material genético do vírus, que será traduzido em proteínas pelas células do hospedeiro, e a resposta imune se dará contra esses antígenos produzidos de maneira endógena. É uma tecnologia nova, mas muito promissora, uma vez que essas vacinas são completamente sintéticas e podem ser produzidas em larga escala a partir do sequenciamento genético de um vírus. As partículas de RNA mensageiro são ligadas a agentes que garantem a estabilidade do material genético, previnem sua degradação e aumentam a captação pelas células humanas.[1]

Há uma preocupação de segurança envolvendo as vacinas de DNA, uma vez que ele poderia ser incorporado ao material genético humano, mas isso parece ser extremamente raro.[1]

Duas vacinas de RNA mensageiro já estão aprovadas e em uso nos Estados Unidos, a mRNA-1273, da Moderna, e a BNT162b2, da Pfizer/BioNTech. Esta última também foi aprovada pela Anvisa em fevereiro de 2021.

Vacinas de vetores virais

Nesse tipo de vacina há uso de outros vírus como vetores para apresentação de antígenos do SARS-CoV-2. Esse vírus infecta células humanas e produz grande quantidade de antígenos, levando a uma resposta imune bastante ampla. Os vetores virais podem ser replicantes ou não replicantes. As vacinas mais avançadas em pesquisas clínicas nessa categoria utilizam adenovírus humanos tipos 5 e 26 e adenovírus de chipanzés.[1]

TABELA 22.1. Vacinas em fase III de desenvolvimento e aprovadas para uso.

VACINA	DESENVOLVEDOR	PAIS	PLATAFORMA	DOSES E INTERVALO	VIA DE ADMINISTRAÇÃO
InCov	Wuhan Institute of Biological Product/ Sinopharm	China	Inativada	2 doses, 0 e 21 dias	IM
BBIBP-CorV	Beijing Institute of Biological Products/ Sinopharm	China	Inativada	2 doses, 0 e 21 dias	IM
CoronaVac	Sinovac/Instituto Butantan/Bio Farma	China, Brasil	Inativada	2 doses, 0 e 14 dias	IM
A d5-nCOV	Cansino /Biologics/ Beijing Institut e of Biotechnology Canada's National Research Council/ Petrovax	China, Canadá	Vetor viral não replicante	1 dose	IM
Sputnik V	Gamaley a Research Institute	Rússia	Vetor viral não replicante	2 doses, 0 e 21 dias	IM
EpiVacCorona	Federal Budgetary Research Institution (Fbri) State Research Center of Virology and Biotechnology "Vector"	Rússia	Subunidade	2 doses, 0 e 21 dias	IM

(continua)

TABELA 22.1. Vacinas em fase III de desenvolvimento e aprovadas para uso. *(continuação)*

VACINA	DESENVOLVEDOR	PAIS	PLATAFORMA	DOSES E INTERVALO	VIA DE ADMINISTRAÇÃO
Ad26. COV2-S	Janssen Pharmaceutical Companies/Beth Israel Deaconess Medical Center/ Emergent Biosolutions/ Catalent/Biological E/ Grand River Aseptic Manufacturing (Gram)	Estados Unidos	Vetor viral não replicante	2 doses, 0 e 21 dias	IM
AZD1222	University of Oxford, Oxford Biomedica, Vaccines Manufacturing and Innovation Centre, Pall Life Sciences, Cobra Biologics, Halixbv, Advent S.R.L, Merck Kgaa, The Serum Institute, Vaccitech, Catalent, Csl, AstraZeneca/ Iqvia	Reino Unido	Vetor viral não replicante	2 doses, 0 e 21 dias	IM
NVXCOV2373	Novavax/Emergent Biosolutions/Praha Vaccines/Biofabri/ Fujifilm Diosynth Biotechnologies/ Fdb/Serum Institute of India/Sk Bioscience/Takeda Pharmaceutical Company Limited/ Agc Biologics/ Polypeptide Group/ Endo	Índia	Subunidade	2 doses, 0 e 21 dias	IM
mRNA 1273	Moderna/Niaid/ Lonza/Catalent/Rovil/ Medida/Bioqual	Estados Unidos	RNA	2 doses, 0 e 28 dias	IM
BNT 162	Biontech/Pfizer/ Fosun Pharma/ Rentschler Biopharma	Alemanha, China, Estados Unidos	RNA	2 doses, 0 e 28 dias	IM

Fonte: Adaptado de Zhao et al. COVID-19: coronavirus vaccine development updates. Frontiers in immunology e WHO.

Vacinas aprovadas pela Anvisa

CoronaVac

Desenvolvida pela farmacêutica Sinovac, essa é uma vacina de vírus inteiros cultivados em células vero e inativados com β-propiolactona, concentrados, purificados e adjuvantados com hidróxido de alumínio. A vacina é aplicada em 2 doses de 600 SU com intervalo de 21 dias entre elas e deve ser armazenada em temperaturas de 2 °C a 8 . No Brasil ela será produzida pelo Instituto Butantan, que fez uma parceria para transferência de tecnologia da vacina. O registro emergencial foi feito em janeiro de 2021 e ainda não há registro definitivo. Está licenciada para maiores de 18 anos.

O estudo de fase I e II da CoronaVac foi feito na China, com 185 participantes de 18 a 59 anos na fase I e 600 participantes na fase II. Os voluntários receberam duas doses reduzidas (3 μg) ou regulares (6 μg) da vacina, em esquemas de 0 e 14 dias ou 0 e 28 dias, ou placebo. Dados de imunogenicidade mostraram soroconversão de 100% dos voluntários que receberam duas doses padrão com 28 dias de intervalo e 98% dos voluntários com duas doses padrão e 14 dias de intervalo. Não há evidências de que a vacina induza respostas de células T.

Estudos de fase III estão em curso na Turquia e no Brasil, incluindo também maiores de 60 anos. Dados ainda não publicados do estudo realizado pelo Instituto Butantan com 12.607 profissionais de saúde em 16 centros no Brasil mostram eficácia de 50,39% (intervalo de confiança de 35,2% a 61,9%) contra COVID-19. A eficácia contra casos graves foi de 78% e não houve hospitalizações ou mortes por COVID-19 no grupo que recebeu a vacina.

Dados de segurança não identificaram reações adversas graves. A principal reação relatada foi dor no local da injeção.

Não foram apresentados dados de imunogenicidade, resposta celular e duração da proteção. A aprovação definitiva da vacina dependerá da publicação dos dados completos do estudo de fase III.[7]

ChAdOx1 nCoV-19 (AZD1222)

Desenvolvida pela Universidade de Oxford, é uma vacina de vetor viral não replicante. Um adenovírus de chimpanzé foi modificado para carregar o gene da proteína *Spike* do SARS-CoV-2. No Brasil a vacina recebeu o registro emergencial em janeiro de 2021 e definitivo em março de 2021. Ela será produzida pela Fundação Oswaldo Cruz (FioCruz). A vacina deve ser armazenada em temperaturas de 2 °C a 8 °C. Está licenciada para maiores de 18 anos.

O estudo de fase I e II feito no Reino Unido contou com 1.077 participantes, dos quais 543 receberam a vacina. Anticorpos neutralizantes foram identificados em

91% a 100% dos participantes após uma dose da vacina. A segunda dose mostrou um *booster* na IgG antiproteína *Spike.*

Estudos de fase III incluíram participantes no Reino Unido, Brasil e África do Sul. Um total de 24.422 pessoas foram randomizadas para receber duas doses de vacina (D0 e D28, com tolerância de até 12 semanas entre as doses) ou placebo (vacina contra meningite ACWY). A análise de eficácia foi feita com 17.178 participantes.

A eficácia após a primeira dose da vacina foi de 76% (intervalo de confiança de 59,3% a 85,9%), com aumento para 81,3% (intervalo de confiança de 60,3% a 91,2%) em pessoas que receberam a segunda dose após 3 meses. Há diferença de eficácia em pacientes que receberam duas doses padrão da vacina (5×10^{10} partículas virais) ou uma dose reduzida seguida de uma dose padrão. Nesse segundo grupo há maior eficácia contra doença sintomática e assintomática. Não houve casos de internações por COVID-19 em pacientes vacinados após 21 dias da primeira dose.

Após a publicação dos resultados desse estudo de fase III sugeriu-se alterar o esquema vacinal para duas doses com intervalo de 3 meses entre elas.

Em relação à segurança da vacina, eventos adversos foram similares entre os grupos vacina e placebo. Houve 7 mortes durante o estudo, nenhuma delas relacionada à vacina, 5 delas ocorreram no grupo placebo, apenas 1 por COVID-19.[8]

Pfizer - BNT162b2

A primeira vacina a receber o registro definitivo pela Anvisa foi desenvolvida pela farmacêutica Pfizer em conjunto com a empresa alemã BioNTech. Ela é uma vacina de RNA mensageiro que codifica a proteína *Spike* do SARS-CoV-2 de forma completa e com duas mutações em nucleotídeos que permitem que essa proteína permaneça em sua conformação pré-fusão. O RNAm é envolto por uma nanopartícula lipídica que garante sua estabilidade. A vacina deve permanecer em temperaturas entre –80 ºC e –60 ºC para transporte por longas distâncias. Tem validade de 2 semanas em temperaturas de um *freezer* comum, entre –25 ºC e –15 ºC e de 5 dias entre 2 ºC e 8 ºC. Está licenciada para maiores de 16 anos.

Estudos de fase I na Alemanha e nos Estados Unidos mostraram que após duas doses de 30 g da vacina os voluntários desenvolveram anticorpos em níveis maiores do que pessoas que se recuperaram da COVID-19, além de uma robusta resposta de células T CD8+ e Th1 CD4+.

O estudo de fase II/III que serviu como referência para o licenciamento da vacina nos Estados Unidos e no Brasil recrutou 44.820 pessoas maiores de 16 anos em seis países. As doses de vacina e placebo foram dadas no D0 e D21. Os resultados mostraram uma eficácia de 95% contra COVID-19 (intervalo de confiança de 90,3% a 97,6%), sem diferenças entre subgrupos analisados por faixa etária, sexo e comorbidades.

A vacina se mostrou segura, com eventos adversos leves a moderados principalmente após a segunda dose e na população mais jovem. Os principais foram cefaleia, fadiga e dor no local da injeção.

Os dados de imunogenicidade ainda não foram publicados, e a duração da resposta imune será monitorada por 2 anos após a administração da vacina. Não há dados sobre a eficácia para a prevenção de infecção assintomática.[9]

Distribuição da vacina em território brasileiro

Diante do cenário pandêmico e da importância da vacinação sob ponto de vista de saúde pública, em 17 de janeiro de 2021 a Anvisa aprovou por unanimidade a autorização temporária de uso emergencial e em caráter experimental de vacinas contra a COVID-19. Em um primeiro momento, foram utilizadas Coronavac e AztraZeneca acompanhadas de incentivo à produção nacional.

Após um mês, registros definitivos foram concedidos à Pfizer e à AztraZeneca. A Anvisa segue avaliando pedidos de autorizações submetidos por outras empresas que devem cumprir requisitos mínimos de segurança, qualidade e eficácia. Sputnik V e Covaxin são as próximas candidatas.[10]

O Ministério da Saúde publicou, por meio do Programa Nacional de Imunizações, o "Plano Nacional de Operacionalização da Vacinação Contra a COVID-19", documento que instrumentaliza às instâncias federais, estaduais e regionais a promoção da vacinação contra COVID-19. Por meio desse plano foram definidos grupos prioritários de acordo com risco de adoecimento, gravidade da doença, vulnerabilidade social e garantia do funcionamento dos serviços essenciais[10] (Tabela 22.2).

TABELA 22.2. Grupos prioritários para vacinação contra COVID-19, de acordo com o risco de adoecimento, gravidade da doença, vulnerabilidade social e garantia do funcionamento dos serviços essenciais.

FASES	POPULAÇÃO ALVO
1	• Trabalhadores dos serviços de saúde que atuam em espaços e estabelecimentos de assistência e vigilância à saúde, incluindo profissionais que atuam em cuidados domiciliares e funcionários do sistema funerário que tenham contato com cadáveres potencialmente infectados. • Pessoas de 75 anos ou mais. • Pessoas de 60 anos ou mais institucionalizadas. • Pessoas com deficiências institucionalizadas. • População indígena aldeada em terras demarcadas. • Povos e comunidades tradicionais ribeirinhas e quilombolas.

(continua)

TABELA 22.2. Grupos prioritários para vacinação contra COVID-19, de acordo com o risco de adoecimento, gravidade da doença, vulnerabilidade social e garantia do funcionamento dos serviços essenciais. *(continuação)*

FASES	POPULAÇÃO ALVO
2	Pessoas de 60 a 74 anos
3	Morbidades: diabetes *mellitus*; pneumopatias crônicas graves, hipertensão arterial grave, doenças cardiovasculares e cerebrovasculares, doença renal crônica; indivíduos transplantados de órgão sólido ou medula óssea; demais indivíduos imunodeprimidos; anemia falciforme; obesidade grave (IMC ≥ 40), síndrome de Down, cirrose hepática.
Fase tardia	Trabalhadores da educação
	Pessoas com deficiência permanente severa
	Forças de segurança e salvamento e Forças Armadas
	Funcionários e população do sistema de privação de liberdade
	Pessoas em situação de rua
	Caminhoneiros, trabalhadores de transporte coletivo rodoviário de passageiros, trabalhadores portuários, de transporte aéreo, metroviário, ferroviário, aquaviário. Trabalhadores industriais.

Fonte: Adaptado de Plano Nacional de Operacionalização da Vacinação Contra a COVID-19, MS, 4º edição.

Grupos e situações especiais

Gestantes, puérperas e lactantes

A segurança e a eficácia das vacinas não foram avaliadas nesses grupos.[7-9] No entanto, estudos em animais não demonstraram risco de malformações. Uma vez que algumas das vacinas disponíveis utilizam tecnologias tradicionais, muitas sociedades de Ginecologia e Obstetrícia indicam seu uso ou avaliação individualizada do risco-benefício.[10]

A Sociedade Brasileira de Pediatra é enfática quanto à indicação da vacinação de lactantes e reforça que o aleitamento materno jamais deverá ser interrompido. Coorte recente em gestantes e lactantes que receberam vacinas RNA (Pfizer e Moderna) demonstrou produção robusta de anticorpos com imunogenicidade e reatogenicidade semelhantes a não gestantes e presença desses anticorpos em placenta e leite materno.[11]

Uso de antiagregantes plaquetários e anticoagulantes orais: antiagregantes devem ser mantidos e não impedem a vacinação. Anticoagulantes orais devem ser mantidos conforme prescrição médica, apenas cuidados adicionais durante administração da vacina, como compressão local prolongada e uso de compressas frias, devem ser considerados para evitar hematomas.[10]

- **Imunodeprimidos:** esse grupo não foi incluído nos estudos iniciais, mas, considerando-se as plataformas utilizadas, é improvável que ocorram riscos associados à vacinação. Indica-se a vacinação no momento de menor imunossupressão, por exemplo, pacientes em quimioterapia devem realizar vacinação no maior intervalo possível da medicação.[10]

- **Infectados por SARS-CoV-2:** para aplicação da vacina em indivíduos infectados, recomenda-se aguardar quatro semanas a partir do início dos sintomas ou a partir da primeira amostra positiva para SARS-CoV-2 em indivíduos assintomáticos.[10]
- **Doadores de sangue:** recomenda-se aguardar 48 horas e 7 dias para doação de sangue após cada dose de administração da Coronavac e da AztraZeneca, respectivamente.[10]
- **Uso prévio de imunoglobulinas:** preconiza-se intervalo de pelo menos um mês entre a administração da imunoglobulina humana e a vacina, de forma a não interferir na resposta imunológica.[10]
- **Intercambialidade:** indivíduos que iniciaram a vacinação contra a COVID-19 com determinada vacina deverão completar o esquema com a mesma vacina. Uma vez que não há estudos que garantam a resposta vacinal adequada diante de intercambialidade de vacinas, sua prática é considerada erro de imunização.[10]
- **Administração simultânea com outras vacinas:** devido a ausências de estudos, preconiza-se um intervalo mínimo de 14 dias entre as vacinas contra COVID-19 e as diferentes vacinas do Calendário Nacional de Imunizações. Ainda assim, parece improvável a redução de resposta imune ou risco de aumento de eventos adversos durante coadministração dessas vacinas.[10]
- **Contraindicações:** as contraindicações formais à administração das vacinas são: hipersensibilidade ao princípio ativo ou quaisquer excipientes da vacina; reação anafilática confirmada ou reação adversa grave a dose anterior de uma vacina contra COVID-19.[10]

Desafios

- **Amplificação da resposta imune:** ADE (*antibody dependent enhancement)* é o resultado de uma sensibilização de anticorpos não neutralizantes após uma primoinfecção. Essa sensibilização leva a uma resposta exacerbada e grave em uma possível infecção subsequente. Tal fenômeno é bem estabelecido na dengue e já foi observado no desenvolvimento de vacinas inativadas contra vírus sincicial respiratório e sarampo. Em modelos animais para SARS e MERS foram identificadas ocorrências semelhantes, criando preocupação a respeito desse evento em vacinas contra COVID-19. Apesar disso, os dados já coletados não evidenciaram esse efeito.[5]
- **Variantes:** diversas mutações foram descritas após o primeiro sequenciamento do genoma do SARS-CoV-2. Até o momento três variantes estão

ganhando destaque mundial, principalmente por suas características adaptativas de evasão do sistema imune, maior transmissibilidade e possíveis manifestações clínicas mais graves.

São elas:

- Variante do Reino Unido (B.1.1.7): detectada em dezembro de 2020.
- Variante Sul-Africana (B.1.351): detectada em outubro de 2020.
- Variante Brasileira (P1): detectada em janeiro de 2021.

Estudos preliminares *in vitro* são contraditórios em relação à diminuição da resposta vacinal às novas variantes. Mais estudos são necessários para avaliar a eficácia clínica.[12]

- **Receio vacinal:** superar a desconfiança que surgiu após o desenvolvimento de vacinas em intervalo de tempo recorde é um importante desafio para o sucesso das vacinas contra a COVID-19. Para garantir a adesão é importante criar boas estratégias de comunicação, com esclarecimento de dúvidas frequentes, ênfase na segurança e eficácia da vacina, bem como explicação sobre os eventos adversos e interrupção de propagação de informações infundadas.[10,13]

Perspectivas

- A situação em Israel: Israel foi o primeiro país a demonstrar os dados de efetividade da vacina, sendo o país que proporcionalmente mais vacinou no mundo. Utilizando a vacina da Pfizer, com cobertura de 80% dos indivíduos com mais de 60 anos, houve queda de aproximadamente 49% no número de casos, 36% nas hospitalizações relacionadas a COVID-19 e 29% de casos graves. O impacto positivo da vacinação contra COVID-19 é inquestionável em relação ao controle da pandemia.[14]
- Correlato de proteção: ainda não há estudos sobre redução de transmissibilidade ou correlato de proteção com a dosagem de anticorpos após a vacina. É importante ressaltar a manutenção dos cuidados convencionais: uso de máscaras, distanciamento social, higiene de mãos e educação da população como um todo.[10]
- População pediátrica: a maior parte dos casos de COVID-19 nessa população ainda é descrita como assintomática ou leve, com pequena taxa de letalidade e hospitalização. Uma vez que em emergência se deve priorizar a população alvo de adoecimento, crianças provavelmente serão as últimas na indicação de vacina, mas sem dúvida esse grupo se beneficia direta e indiretamente do programa, e estudos estão sendo realizados nessa população.[13]

Conclusão

A vacinação sempre foi a forma mais simples, efetiva e segura de prevenir doenças infecciosas. Em meio a uma pandemia de tamanhas proporções e à indisponibilidade até o momento de terapêuticas eficientes, a vacina contra COVID-19, apesar de recém-chegada, traz perspectivas palpáveis do controle de disseminação do SARS-CoV-2 pelo mundo.

Pontos-chave

1. O desenvolvimento de vacinas é dividido em fase pré-clínica e fase clínica (com 4 fases) e dura em média 10-15 anos. No entanto, vacinas contra COVID-19 foram desenvolvidas em tempo recorde graças a experiências anteriores com outros coronavírus e às plataformas já disponíveis.
2. O principal alvo antigênico das vacinas desenvolvidas é a proteína S. Sua porção RBD é a que tem maior potencial de induzir produção de anticorpos neutralizantes.
3. Existem diversas plataformas em desenvolvimento da vacina contra COVID-19. Entre as vacinas aprovadas pela Anvisa encontra-se a CoronaVac (vírus inativado), AstraZeneca (vetor viral) e a vacina da Pfizer (RNA);
4. No Brasil, a vacinação segue o "Plano Nacional de Operacionalização da Vacinação Contra a COVID-19", que prioriza profissionais da saúde, idosos e pessoas com comorbidades em um primeiro momento.
5. Os próximos desafios em relação à vacinação contra a COVID-19 envolvem a monitorização do risco de ADE, a definição da eficácia da vacina contra as novas variantes e o acompanhamento do tempo de duração da imunidade. Estudos também estão em curso para a liberação da vacina para a população pediátrica.

Referências

1. Zhao J, Zhao S, Ou J, Zet al. COVID-19: coronavirus vaccine development updates. Front Immunol. 2020;11:602256.

2. Sharma O, Sultan AA, Ding HT et al. A review of the progress and challenges of developing a vaccine for COVID-19. Front Immunol. 2020;11:585354.

3. Rauch S, Jasny E, Schmidt KE, et al. New vaccine technologies to combat outbreak situations. Front Immunol. 2018;9:1963.

4. WHO. Disponível em: https://www.who.int/emergencies/diseases/novel-coronavirus-2019/covid-19-vaccines (acesso maio 2021).

5. Dai L, Gao GF. Viral targets for vaccines against COVID-19. Nat Rev Immunol. 2021;21(2):73-82.

6. Jin Y, Wang M, Zuo Z, et al. Diagnostic value and dynamic variance of serum antibody in coronavirus disease 2019. Int J Infect Dis. 2020;94:49-52.

7. Zhang Y, Zeng G, Pan H, et al. Safety, tolerability, and immunogenicity of an inactivated SARS--CoV-2 vaccine in healthy adults aged 18-59 years: a randomised, double-blind, placebo-controlled, phase 1/2 clinical trial. Lancet Infect Dis 2021;21:181-92.

8. Voysey M, Costa Clemens SA, Madhi SA, et al. Single-dose administration and the influence of the timing of the booster dose on immunogenicity and efficacy of ChAdOx1 nCoV-19 (AZD1222) vaccine: a pooled analysis of four randomised trials. Lancet 2021;397:881-91.

9. Polack FP, Thomas SJ, Kitchin N, et al. Safety and efficacy of the BNT162b2 mRNA COVID-19 vaccine. N Engl J Med. 2020;383(27):2603-15.

10. Secretaria de Vigilância em Saúde. Plano Nacional de Operacionalização da Vacinação Contra a COVID-19. 4.ed. Ministério da Saúde, 2021.

11. Li P, Ponnala L, Gandotra N, Wang L, Si Y, Tausta SL, et al. COVID-19 vaccine response in pregnant and lactating women: a cohort study. medRxiv Prepr doi Disponível em: https//doi.org/101101/2021030721253094. 2021 (acesso maio 2021).

12. CDC. Disponível em: https://www.cdc.gov/coronavirus/2019-ncov/transmission/variant.html (acesso maio 2021).

13. Kamidani S, Rostad CA, Anderson EJ. COVID-19 vaccine development: a pediatric perspective. Curr Opin Pediatr. 2021;33(1):144-51.

14. Rossman H, Shilo S, Meir T, et al. Patterns of COVID-19 pandemic dynamics following deployment of a broad national immunization program. medRxiv. 2021.

23

O IMPACTO DA PANDEMIA DE COVID-19 NA SAÚDE DOS ADOLESCENTES

Lígia Bruni Queiroz
Benito Lourenço

O objetivo deste capítulo é apresentar um panorama crítico e atualizado sobre os impactos da pandemia de COVID-19 na saúde de adolescentes, a partir de uma concepção ampliada, abrangente e integral de saúde, em que, além dos parâmetros tecnológicos e biomédicos, há a exigência de articular os aspectos intersetoriais (educação, cultura, assistência social, políticas públicas, contexto socioeconômico, crise ambiental) em sua caracterização.

A Organização Mundial de Saúde (OMS) declarou oficialmente a pandemia de COVID-19, causada pelo novo coronavírus SARS-CoV-2, em 11 de março de 2020.[1] Há mais de um ano o cenário pandêmico persiste, e a comunidade científica já acumulou uma gama de conhecimentos e evidências a respeito de sua transmissibilidade, patogenicidade, fisiopatologia, espectro de apresentação clínica, protocolos diagnósticos e terapêuticos, sobretudo para os casos mais graves, tanto em adultos quanto em crianças e adolescentes;[2-7] e desenvolveu, em tempo recorde, vacinas eficazes na prevenção da infecção, manifestação de formas clínicas graves e óbitos.

Diante da situação de emergência global, ações de pesquisa, rastreamento, testagem, isolamento dos casos identificados e dos contactantes, medidas de prevenção como o uso de máscaras, higienização das mãos, contenção de circulação de pessoas (distanciamento físico e eventual *lockdown*) e até barreiras contra a entrada de novas variantes virais foram recomendadas pelas instituições de saúde internacionais, e dependiam de planejamento nacional para serem implementadas, com o objetivo de mitigar a transmissão, a infecção, o adoecimento e o número de mortes causadas pela COVID-19.[8]

No Brasil, esse planejamento em âmbito nacional não ocorreu,[9-11] a despeito de o país contar, em tese, com boas condições para o enfrentamento da pandemia: dispõe de um sistema híbrido de saúde, o público (Sistema Único de Saúde – SUS) e o sistema privado, o que permitiria amplo acesso da população aos serviços de saúde, sobretudo por meio de ações da atenção primária ofertadas em todo o país, articulada em rede com os outros níveis de complexidade, além de dispor de programas de saúde consolidados, como os de vacinação e de HIV/Aids.[12] Ainda assim, os desafios brasileiros seriam enormes, devido a um cenário de profunda desigualdade socioeconômica, austeridade fiscal em relação aos gastos sociais e significativa heterogeneidade municipal, sem contar os chamados déficits estruturais do SUS, como bem apontados por Teixeira et al.,[13] dentre eles o subfinanciamento crônico. Entretanto, para um bom enfrentamento da pandemia, o país poderia ter mobilizado, a tempo, suas maiores capacidades com vistas a superar os déficits históricos.[12]

Diante da desorganização nacional em face das medidas necessárias para o combate à doença, houve ampla circulação do SARS-CoV-2 entre a população, com elevadas taxas de contágio, mortalidade e um descontrole da pandemia, gerando o esgotamento de recursos terapêuticos em muitos municípios e o prolongamento de uma curva de número de óbitos persistentemente alta. Figurando como um dos países mais afetados pela COVID-19, o Brasil registra, em maio de 2021, mais de 15 milhões de pessoas infectadas pelo novo coronavírus, e mais de 430 mil mortes.[14]

Subsiste em nosso país um contexto de grave crise sanitária, política, ambiental, humanitária e econômica, donde é possível estabelecer numerosas semelhanças com a última pandemia de *influenza*, ocorrida em 1918.[15-18] É da antropologia a concepção de que as pandemias configuram-se como autênticos fenômenos sociais totais, noção formulada originalmente por Mauss[19] e estendida para a análise das sociedades complexas e hierarquizadas.[20] O fato social total é aquele capaz de revelar a um só tempo o funcionamento das diversas instituições sociais – científicas, políticas, jurídicas, culturais, religiosas etc. – e a forma de organização da vida social em sua totalidade de relações e sentidos, trazendo à tona suas contradições e seus conflitos, não antes percebidos nas situações de vida mais habituais.[20]

Tecidas as devidas considerações em relação a esse momento da pandemia, reconhece-se grande vulnerabilidade de determinados grupos populacionais para o adoecimento e morte pela doença, que ultrapassam os estabelecidos critérios de risco biomédicos e epidemiológicos como os recortes etários (pessoas idosas) e as comorbidades associadas – a exemplo da hipertensão arterial, diabetes, doença cardiovascular, doenças imunossupressoras, câncer etc. –, figurando as populações indígenas, negras, mulheres, pessoas em situação de rua e de classes sociais mais subalternas, entre as mais atingidas, direta e/ou indiretamente, pela pandemia.[21-24]

Crianças, adolescentes e jovens estão no cerne da atual discussão a respeito dos impactos da pandemia de COVID-19 na saúde global da próxima geração.[25,26] Embora não configurem o grupo etário em que se dá a maior incidência de infecção, gravidade de sintomas e taxa de mortalidade, são os atingidos indiretamente pelas crises mencionadas anteriormente.[27,28] A educação de crianças e jovens não é legitimamente vista como aspecto prioritário pelas políticas governamentais brasileiras. Numerosas famílias cujos filhos dependem de escolas públicas permanecem sem alcance ao ensino mediado pela tecnologia, gerando um contingente populacional apartado da escola e da possibilidade de sustentar o processo de aprendizagem, mesmo que a distância.[29] O já escasso recurso financeiro reservado para a saúde foi realocado para as áreas críticas de tratamento à COVID-19,[30] e a maior parte dos serviços de saúde teve seu fluxo de trabalho modificado, gerando dificuldades na manutenção das consultas de rotina e de puericultura, dos programas de promoção de saúde na rede de atenção primária, das linhas de cuidado de adolescentes e jovens e dos centros de atenção à saúde sexual e reprodutiva.[31]

Ademais do impacto sofrido nos setores da saúde e da educação, os locais de convivência, centros culturais e esportivos, sedes religiosas, e serviços de proteção social também tiveram seu funcionamento reduzido ou interrompido, gerando dificuldades de acesso dos adolescentes a determinados auxílios materiais e de manutenção de vínculos afetivos, fundamentais nessa faixa etária.

O cenário atual é de um grande contingente de adolescentes trancafiados em casa, sem acesso à escola e ao ensino remoto, afastados de seus grupos de pares, mais sedentários, expostos à situação de insegurança alimentar,[32] submetidos a violência doméstica,[33] alijados dos serviços de saúde e de proteção social, impactados pela perda financeira da família e reféns da fragilidade das instâncias governamentais na promoção de condições de sobrevivência para permanecerem em distanciamento físico. Soma-se a tudo isso o acúmulo de trabalho doméstico de meninas e jovens que passam a assumir os cuidados dos irmãos ou familiares mais novos, diante da necessidade dos pais de deixarem os lares para trabalhar. Um cenário, pois, de evidente vulnerabilidade para adoecimento físico e mental.

No início da pandemia, os autores deste trabalho publicaram, em coautoria, um editorial apontando as evidências pertinentes aos necessários cuidados de saúde de adolescentes em geral e, em especial, daqueles que vivem com doenças crônicas em tempos de COVID-19.[34] Naquele momento, reafirmamos as seis diretrizes formuladas pela OMS dirigidas aos pais e adolescentes, com o objetivo de auxiliá-los na travessia do confinamento, a partir de uma relação familiar próxima, saudável e respeitosa: **(1)** conversem sobre esportes, preparo de alimentos e atividades físicas; **(2)** mantenham-se com pensamentos positivos mesmo nos momentos de dificuldades; **(3)** sustentem uma rotina diária; **(4)** evitem os maus hábitos e maus comportamentos; **(5)** mantenham-se calmos e tentem lidar com o estresse; **(6)** sejam honestos e solidários quando conversarem sobre a COVID-19.[35]

Outras tantas diretrizes estão listadas na publicação mencionada; transcorrido pouco mais de um ano desde sua elaboração, nos deparamos com a dificuldade de colocar em prática as recomendações propositivas, pois, para sua efetivação, teríamos que dispor, enquanto sociedade, de melhores condições socioeconômicas e afetivas. Assim, os efeitos do confinamento prolongado já são sentidos na saúde integral de adolescentes e jovens: o aumento do tempo de tela e do comportamento sedentário, a dificuldade de acesso aos serviços de atenção primária à saúde, serviços para a prevenção e cuidado com a saúde sexual e reprodutiva, a perda do convívio próximo com familiares, amigos e parcerias amorosas, o incremento da violência doméstica, o cenário de elevação da pobreza e da insegurança alimentar, a dificuldade de manutenção da vida escolar, o luto pela perda de familiares ou de pessoas do convívio próximo pela COVID-19 e o aumento da desesperança em relação ao futuro.

Dessa forma, percebe-se a falta de uma profunda articulação política, sistêmica e intersetorial para lidar com a situação de emergência imposta pela pandemia de COVID-19. Aponta-se, contudo, a necessária e urgente implantação de uma agenda permanente de pesquisa nacional e internacional que investigue as causas sociais, ambientais, econômicas e políticas das epidemias.[36]

A pandemia de COVID-19 trouxe um cenário de grave desorganização da vida social brasileira, e a população adolescente está entre as mais vulneráveis, sobretudo no tocante a seus efeitos indiretos. À semelhança do que defendem Ventura e outros autores em relação à agenda nacional para o planejamento de uma verdadeira saúde global, quando se concebe a agenda propositiva para a promoção de saúde de adolescentes e jovens, "A produção de conhecimento deve exceder a perspectiva puramente tecnológica e biomédica das emergências, levando em conta questões macroestruturais dos processos de saúde/doença e sua determinação social. Nesse particular, a contribuição das ciências sociais e humanas não pode ser negligenciada".[36]

Referências

1. WHO. Coronavirus disease 2019 (COVID-19) Situation Report – 51, 11 March 2020. Disponível em: https://www.who.int/director-general/speeches/detail/who-director-general-s-opening--remarks-at-the-media-briefing-on-covid-19---11-march-2020 (acesso maio 2021).

2. CDC. Clinical care information for COVID-19. Disponível em: https://www.cdc.gov/coronavirus/2019-ncov/hcp/clinical-care.html (acesso maio 2021).

3. NIH COVID-19 treatment guidelines. Therapeutic management of adults with COVID-19. Disponível em: https://www.covid19treatmentguidelines.nih.gov/therapeutic-management/ (acesso maio 2021).

4. CDC. Information for pediatric healthcare providers. Disponível em: https://www.cdc.gov/coronavirus/2019-ncov/hcp/pediatric-hcp.html (acesso em maio 2021).

5. CDC. COVID-19 Science and research. Disponível em: https://www.cdc.gov/coronavirus/2019-ncov/science/science-and-research.html (acesso maio 2021).

6. SBP. Sociedade Brasileira de Pediatria. Nota de alerta: manejo respiratório em crianças e adolescentes com COVID-19. Disponível em: https://www.sbp.com.br/fileadmin/user_upload/22609c-_NA_-_Manejo_respiratorio_em_crc_e_adl_com_COVID19_.pdf (acesso em maio 2021).

7. HC. Hospital das Clinicas da Faculdade de Medicina da Universidade de São Paulo. Manuais HC COVID-19. Disponível em: https://www.hc.fm.usp.br/index.php?option=com_content&-view=article&id=1598&Itemid=754 (acesso maio 2021).

8. WHO. Looking back at a year that changed the world: WHO's response to COVID-19. Disponível em: https://www.who.int/publications/m/item/looking-back-at-a-year-that-changed-the--world-who-s-response-to-covid-19 (acesso maio 2021).

9. Ortega F, Orsini M. Governing COVID-19 without government in Brazil : ignorance, neoliberal authoritarianism, and the collapse of public health leadership governing COVID-19 without government in Brazil: ignorance. Glob Public Health [Internet]. 2020;15(9):1257-77.

10. Campos GWS. O pesadelo macabro da COVID-19 no Brasil: entre negacionismos e desvarios. Trabalho, Educação e Saúde. 2020;18(3):e00279111.

11. COVID-19 in Brazil "So what?". Editorial. Lancet. 2020;395(10.235):1461.

12. COVID-19 e atenção primária: as experiências nos territórios (Rede PROFSAÚDE) / organizado por Carla Pacheco Teixeira [et al.]. Rio de Janeiro: Anais/Sessões Temáticas / ProfSaúde, 2020. 142 p. ISBN: 978-65-88869-02-4 Inclui Bibliografia Disponível em: http://profsaude-abrasco.fiocruz.br (acesso maio 2021).

13. Teixeira, CF, Souza LEPF, Paim JS. Sistema Único de Saúde (SUS): a difícil construção de um sistema universal na sociedade brasileira. In: Paim JS, Almeida-Filho N. (org.). Saúde coletiva: teoria e prática. Rio de Janeiro: Medbook; 2014. p.121-38.

14. Coronavírus Brasil. COVID-19. Painel Coronavírus. Disponível em: https://covid.saude.gov.br/ (acesso maio 2021).

15. Costa MA. A gripe espanhola em Mato Grosso e suas lições em tempos de pandemia da COVID-19. Vigil Sanit Debate. 2020;8(3):26-33.

16. Franchini AF, Auxilia F, Galimberti PM, et al. COVID-19 and Spanish flu pandemics: all it changes, nothing changes. Acta Biomed. 2020;91(2):245-50.

17. Sobral JM. Duas pandemias: um esboço comparativo entre a "pneumônica" 1918-19 e a COVID-19. Revista da Sociedade Portuguesa de Medicina Interna (SPMI). 2020;27(3):264-71.

18. Kind L, Cordeiro R. Narrativas sobre a morte: a gripe espanhola e a COVID-19 no Brasil. Psicol Soc [online]. 2020;(32):020004. Disponível em: https://doi.org/10.1590/1807-0310/2020v32240740 (acesso set 2020).

19. Mauss M. Ensaio sobre a dádiva: forma e razão da troca nas sociedades arcaicas. In: Sociologia e antropologia. São Paulo: Cosac & Naify; 2003.

20. Queiroz RS. As epidemias como fenômenos sociais totais: o surto de gripe espanhola em São Paulo (1918). Revista USP. 2004;(63):64-73.

21. Estrela FM, Soares CFS, Cruz MA, et. al. Pandemia da COVID-19: refletindo as vulnerabilidades à luz do gênero, raça e classe. Ciência & Saúde Coletiva. 2020;25(9):3431-6.

22. Pirtle WNL. Racial capitalism: a fundamental cause of novel coronavirus (COVID-19) pandemic inequities in the United States. Heal Educ Behav. 2020;47(4):504-8.

23. Kirby T. Efforts escalate to protect homeless people from COVID-19 in UK. Lancet Respir Med. 2020;8(5):447-9.

24. Associação dos Povos Indígenas Brasileiros – APBI. (2020). Alerta APIB #17 COVID-19 e povos indígenas. Disponível em: https://bit.ly/APBIKokama. https://emergenciaindigena.apiboficial.org/dados_covid19/ (acesso maio 2021).

25. Roseboom TJ, Ozanne SE, Godfrey KM, et al. Unheard, unseen and unprotected: DOHaD council's call for action to protect the younger generation from the long-term effects of COVID-19. Journal of Developmental Origins of Health and Disease. 2021;12:3-5.

26. Unesco alerta sobre catástrofe geracional. Disponível em: https://pt.unesco.org/news/unesco-alerta-catastrofe-geracional (acesso maio 2021).

27. Fiocruz. Instituto Nacional de Saúde da Mulher, da Criança e do Adolescente Fernandes Figuei-

ra. COVID-19 e saúde da criança e do adolescente. Disponível em: https://portaldeboaspraticas.iff.fiocruz.br/atencaocrianca/covid-19-saude-crianca-e-adolescente (acesso ago 2020).

28. Roberton T, Carter ED, Chou VB, et al. Early estimates of the indirect effects of the COVID-19 pandemic on maternal and child mortality in low-income and middle-income countries: a modelling study. Lancet Glob Health. 2020;8:e901-8.

29. Dias E, Pinto FCF. A Educação e a COVID-19. Ensaio: Aval Pol Públ Educ, Rio de Janeiro. 2020;28(108):545-54.

30. Senado Federal. Notícias. Sancionada lei que libera recursos dos fundos de saúde para combate à COVID-19. Disponível em: https://www12.senado.leg.br/noticias/materias/2020/04/16/sancionada-lei-que-libera-recursos-dos-fundos-de-saude-para-combate-a-covid-19 (acesso maio 2021).

31. Medina Mg, Giovanella L, Bousquat A, et al. Atenção primária à saúde em tempos de COVID-19: o que fazer? Cad Saúde Pública. 2020;36(8):e00149720.

32. Rede Brasileira de Pesquisa em Soberania e Segurança Alimentar e Nutricional. Insegurança alimentar e COVID-19 no Brasil. Disponível em: http://olheparaafome.com.br/VIGISAN_Inseguranca_alimentar.pdf (acesso maio 2021).

33. Brasil. Ministério da Saúde. Fundação Oswaldo Cruz. Centro de Estudos e Pesquisas em Emergências e Desastres em Saúde (CEPEDES/Fiocruz). Departamento de Estudos sobre Violência e Saúde Jorge Careli (Claves/Fiocruz). Programa de Investigação Epidemiológica em Violência Familiar (PIEV-IMS/UERJ). Saúde mental e atenção psicossocial na pandemia COVID-19: violência doméstica e familiar na COVID-19.

34. Silva CA, Queiroz LB, Fonseca CB, et al. Spotlight for healthy adolescents and adolescents with preexisting chronic diseases during the COVID-19 pandemic. Clinics. 2020;75:e1931.

35. World Health Organization. Coronavirus disease (COVID-19) advice for the public: Advocacy. Disponível em: https://www.who.int/emergen cies/diseases/novel-coronavirus-2019/advice-for-public/healthy-parenting (acesso abr 2020).

36. Ventura DFL, Ribeiro H, Giulio GM, et al. Desafios da pandemia de COVID-19: por uma agenda brasileira de pesquisa em saúde global e sustentabilidade. Cad Saúde Pública. 2020;36(4):e00040620.

24

REQUISITOS PARA O MANEJO DE PESSOAS INFECTADAS: PREVENÇÃO E CONTROLE

(DISTANCIAMENTO SOCIAL E USO DE MÁSCARA, PREPARO HOSPITALAR, RECEPÇÃO NAS UNIDADES, TRANSPORTE E COLETA DE MATERIAIS, EQUIPAMENTOS DE PROTEÇÃO INDIVIDUAL, RECOMENDAÇÕES DE ISOLAMENTO)

Juliana V. Souza Framil
Alfio Rossi Junior
Heloisa Helena de Sousa Marques

Introdução

Profissionais de saúde são a linha de frente de combate à COVID-19 e estão frequentemente expostos ao SARS-CoV-2, sob elevado risco de adquirir a doença, além de ser potencial fonte de transmissão para pacientes e outras pessoas a seu redor. O risco elevado ocorre pelo contato próximo com pacientes sabidamente portadores de COVID-19 e pela exposição a grande número de pessoas (sintomáticas e assintomáticas), diariamente, desde o trajeto para o trabalho, até o próprio ambiente hospitalar.[1]

O risco de infecção pelo SARS-CoV-2 é potencializado pela escassez de recursos vivenciada em muitas unidades de saúde e pela baixa adesão às medidas de prevenção por toda a população. Gómez-Ochoa et al. realizaram revisão dos estudos publicados em 2020 e encontraram mais de 97 publicações envolvendo surtos de COVID-19 em profissionais de saúde. A prevalência de COVID-19 nesses profissionais foi em torno de 11%. A equipe de enfermagem é a categoria mais frequentemente acometida. Dentre os casos confirmados, 40% eram assintomáticos no momento do diagnóstico, o que reforça a importância de instituir medidas preventivas para todos, de maneira universal, independentemente da presença ou não de sintomas.[1] Foram considerados fatores de risco para aquisição de COVID-19 no ambiente intra-hospitalar: realização de técnica de higiene de mãos inadequada, não higienizar as mãos antes do contato com o paciente, uso inadequado ou escassez de equipamentos de proteção individual (EPI) e elevada carga de trabalho.[2]

Outro grupo de elevado risco para aquisição do SARS-CoV-2 são os pacientes hospitalizados ou residentes de instituições de longa permanência. Segundo a Organização Mundial de Saúde (OMS), 50% dos pacientes que evoluíram a óbito por COVID-19 adquiriram o vírus nesse cenário, o que reforça a importância do controle da disseminação do vírus no ambiente de saúde.[1]

Considerando os riscos relacionados à transmissão da COVID-19, para fornecer os requisitos básicos para o manejo de pessoas infectadas, é de suma importância a elaboração de protocolos de segurança em todo ambiente hospitalar, a fim de proteger colaboradores, pacientes e acompanhantes. É necessário realizar o rastreio diário de sintomáticos, assim como promover educação continuada, com treinamentos relacionados ao uso adequado de EPI e medidas gerais de prevenção, como higiene das mãos e distanciamento social.[1]

Para prevenção de infecções nas unidades, é importante que exista equipe assistencial em número suficiente, a depender da gravidade e grau de complexidade dos pacientes. É sabido que um número de funcionários menor que o recomendado está relacionado à sobrecarga e, consequentemente, maior número de infecções. A capacitação e o treinamento periódicos dos funcionários também são de suma importância nesse cenário. A rotatividade de colaboradores geralmente está associada à menor familiaridade com as rotinas das unidades, com consequente falha no cumprimento dos protocolos locais.[3]

Nos últimos meses, com o advento da vacinação ,que tem evoluído com rapidez em países mais ricos, uma pergunta que requereria resposta é qual ainda seria o papel das intervenções não farmacológicas nesse novo cenário. Autores britânicos, por meio de modelagem matemática, estimaram que a vacinação sozinha não seria suficiente para conter o surto. Na ausência de medidas de proteção, mesmo na melhor avaliação otimista de que a vacina com duas doses impediria 85% das infecções, estimaram um R0 de 1,58 (IC 1,36-1,84) e uma carga de mortalidade de 21.400 mortes e, se a proteção vacinal fosse de 60%, cerca de 96.700 mortes. Concluíram que, em vários dos cenários investigados de taxa de vacinação, a predição se mantém de que há riscos associados com o relaxamento precoce ou rápido das medidas não farmacológicas na população.[4] Portanto, a utilização cuidadosa e persistente de todas as medidas de proteção é fundamental para o controle dessa pandemia.

Formas de transmissão

Para compreender as medidas de prevenção contra a COVID-19, é necessário definir suas formas de transmissão. A transmissão do SARS-CoV-2 ocorre das seguintes formas:[5]

- Transmissão por via respiratória, considerada a principal forma de transmissão, através de gotículas ou aerossóis.
- Transmissão através do contato direto e indireto (por fômites).
- A via transplacentária tem sido documentada, mas a transmissão vertical é incomum.

A Figura 24.1 ilustra as principais formas de transmissão da COVID-19.

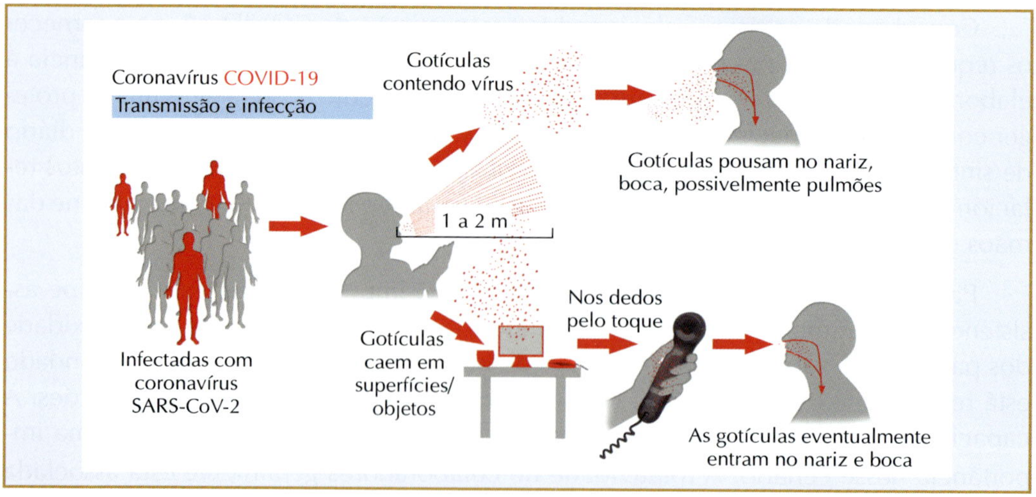

FIGURA 24.1. Formas de transmissão SARS-CoV-2.[16]

Fonte: Elaborado pelo autor.

A transmissão respiratória ocorre por meio de gotículas, partículas cujo diâmetro é maior que 5 a 10 m, que, depois de expelidas, atingem uma distância de aproximadamente 2 m da fonte; e também por partículas menores que 5 m de diâmetro, denominadas aerossóis, que podem ficar suspensos no ar por períodos prolongados. Na Figura 24.2 estão descritas esquematicamente essas diferenças.[6] As gotículas e/ou aerossóis são expelidos do trato respiratório para o ambiente através do ato de tossir, falar, cantar e gritar.[7,8]

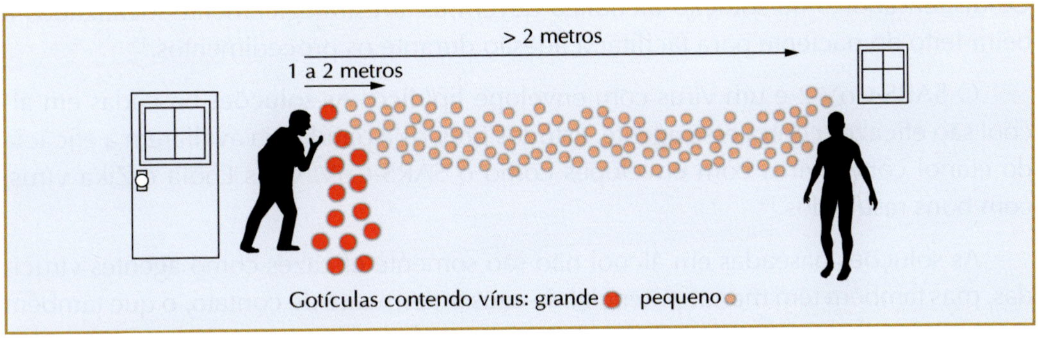

FIGURA 24.2. Desenho esquemático da distância alcançada por gotículas e aerossóis.[6]

Fonte: Modificado de Moraswka L et al.

A transmissão pessoa a pessoa se dá tanto por pessoas assintomáticas como sintomáticas. A carga viral já pode estar elevada desde 2 a 4 dias antes do início dos sintomas, sendo estimado que quase metade das infecções secundárias possa ser causada no período pré-sintomático.[9] A carga viral do SARS-CoV-2 pode atingir níveis superiores a 7×10^8 cópias de RNA em amostras de *swab* de orofaringe ou pulmões durante a primeira semana de sintomas, com o pico ao redor do quarto dia.[10]

Na Tabela 24.1 estão descritas as medidas de prevenção sugeridas segundo o tipo de partículas infectantes.

TABELA 24.1. Medidas para a redução da transmissão do SARS-CoV-2.[11]

FORMA DE TRANSMISSÃO	PRECAUÇÃO NECESSÁRIA
Gotículas (> 5 μm)	Máscaras faciais Proteção ocular Distanciamento social
Aerossóis (< 5 μm)	Máscaras faciais Ambientes bem ventilados (manutenção de portas e janelas abertas, melhorar os sistemas de ar condicionado, evitar espaços fechados e com aglomeração de pessoas)
Contato direto e fômites	Higiene de mãos Higiene dos ambientes Uso de avental e luvas

Fonte: Elaborada pelo autor.

Medidas gerais para prevenção

Higiene de mãos

A higiene de mãos deve fazer parte da prevenção de todas as infecções e apresenta papel fundamental na prevenção e controle da transmissão do SARS-CoV-2. Para a realização da higiene de mãos, os profissionais podem utilizar diferentes produtos, como água e sabão ou preparações antissépticas (p. ex.: álcool ou clorexidina).[12,13] Os dispensadores de solução alcoólica devem estar estrategicamente localizados à beira-leito do paciente para facilitar a adesão durante os procedimentos.[13]

O SARS-CoV-2 é um vírus com envelope lipídico. As soluções baseadas em álcool são eficazes contra esse agente. Estudos prévios à pandemia avaliaram a eficácia do etanol contra vírus com envelopes como o SARS-CoV, vírus Ebola e Zika vírus, com bons resultados.[14]

As soluções baseadas em álcool não são somente eficazes como agentes virucidas, mas também têm menor potencial de causar dermatite de contato, o que também auxilia na melhor adesão a medidas de higiene. Vale lembrar que a lavagem de mãos com água e sabão ainda é necessária quando há sujeira visível nas mãos.[15]

Na Figura 24.3, estão destacados os cinco momentos em que é indispensável a higiene de mãos no cuidado direto ao paciente. As Figuras 24.4 e 24.5 mostram a técnica adequada para a realização de higiene de mãos.[16]

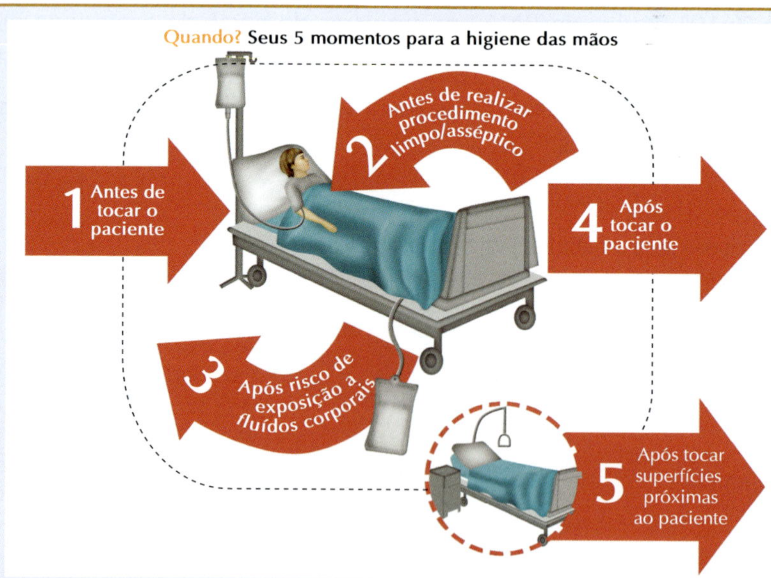

FIGURA 24.3. Cinco momento de higiene de mãos.[16]

Fonte: Acervo do auto r do capítulo.

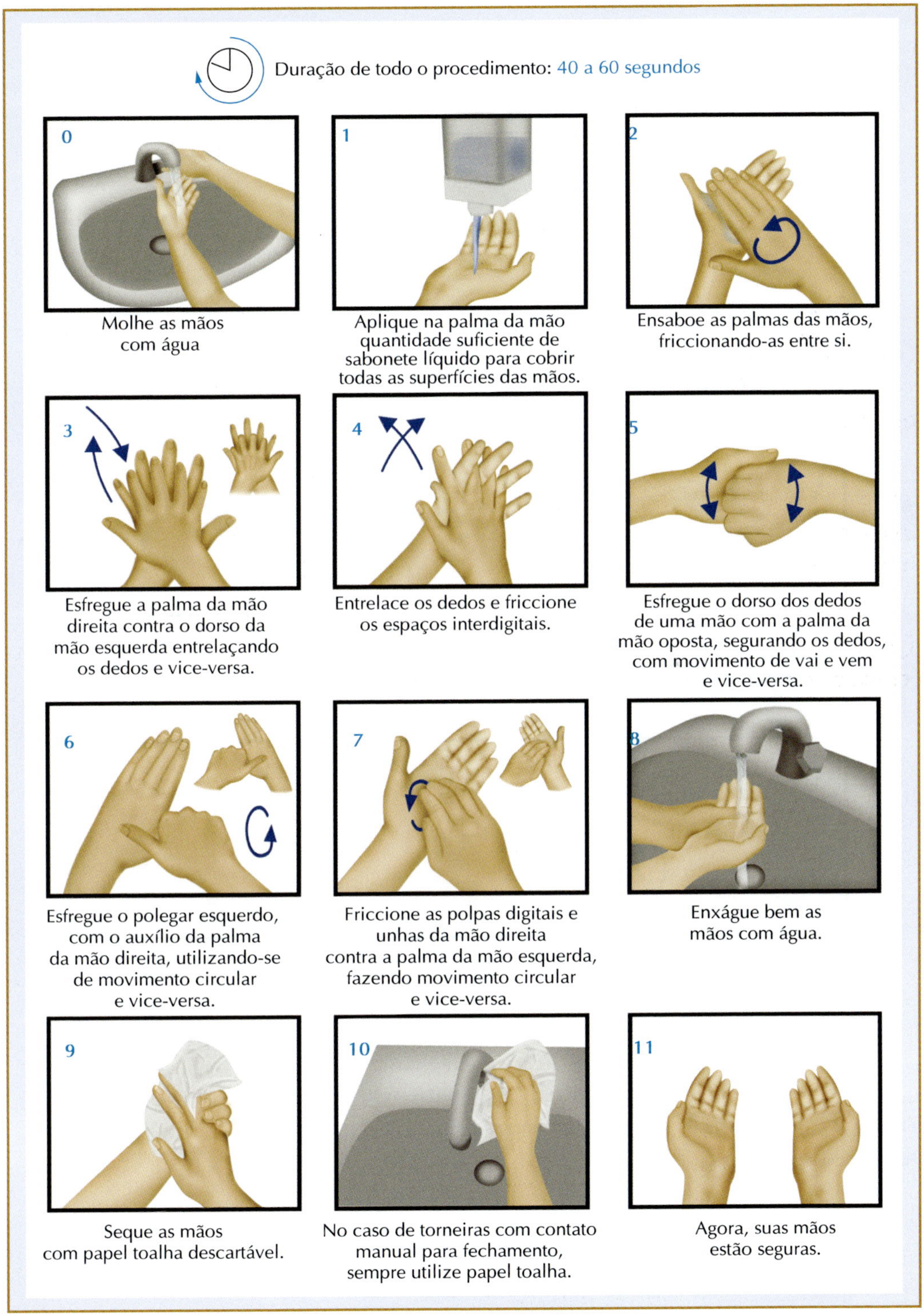

FIGURA 24.4. Técnica de higiene de mãos com água e sabão.[13]

Fonte: Elaborado pelo autor do capítulo.

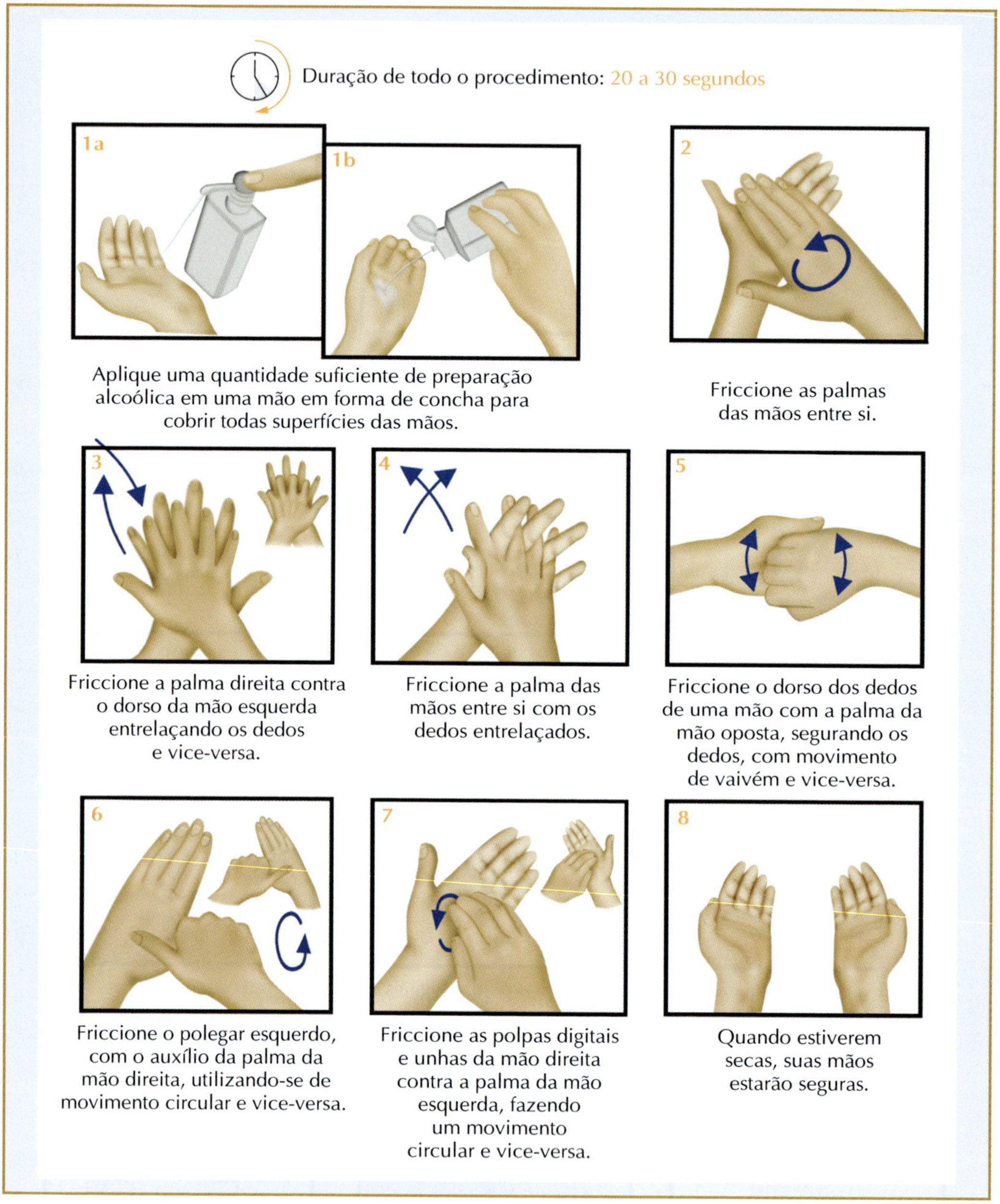

FIGURA 24.5. Técnica de higiene de mãos com produtos alcoólicos.[13]

Fonte: Elaborado pelo autor do capítulo.

Uso de máscaras

Assim como a higiene de mãos, o uso universal de máscara é considerado medida para controle de prevenção de SARS-CoV-2 no ambiente hospitalar e na comunidade. O racional para uso das máscaras por toda a população, independentemente da presença de sintomas de COVID-19, surgiu da capacidade de transmissão do vírus por pessoas assintomáticas ou pré-sintomáticas. Dessa forma, a máscara tem o papel de proteger seu usuário, impedindo a inalação de partículas contendo o vírus, e é capaz de impedir a disseminação de partículas contaminadas, caso o usuário seja portador do vírus, impedindo, dessa forma, a eliminação de gotículas ao falar, respirar ou tossir. Essa é uma medida tão importante que se tornou lei no Brasil, publicada no Diário Oficial da União em julho de 2020 – uso obrigatório de máscara em locais públicos, exceto menores de 3 anos, pacientes portadores de neuropatias, déficits cognitivos ou indivíduos que não são capazes de retirar a máscara em caso de sufocamento.[16-18]

As máscaras de tecido podem ser utilizadas por pessoas assintomáticas na comunidade, visitantes ou acompanhantes de pacientes em serviços de saúde e profissionais de instituições de saúde que atuem em áreas exclusivamente administrativas, sem contato com pacientes. Não são consideradas EPI. Não devem ser utilizadas por pessoas com sinais ou sintomas sugestivos de COVID-19. A Tabela 24.4 mostra a eficiência de filtragem dos diversos tipos de máscara. As máscaras de tecido, quando adequadamente usadas, têm boa eficiência na filtragem de partículas. Recomenda-se que sejam feitas com tecido com textura mais densa, e sempre com duas ou mais camadas.[19]

As máscaras cirúrgicas podem bloquear partículas maiores que 5 m, portanto podem conter a propagação das gotículas contendo o SARS-CoV-2. Recomenda-se que esse tipo de máscara seja constituído por tecido-não-tecido (TNT) de uso médico-odonto-hospitalar e tenha obrigatoriamente uma camada interna, uma camada externa e um elemento filtrante entreposto. A camada externa e o tecido filtrante devem ser resistentes a fluidos. O elemento filtrante deve ter eficiência de filtragem de partículas maior que 98% e eficiência de filtragem bacteriológica maior que 95%. Para adequada vedação à face, deve conter um clipe nasal de material maleável. A máscara cirúrgica é considerada descartável, e seu tempo de proteção eficaz é de aproximadamente 4 horas, podendo ser ligeiramente estendido. Anvisa e OMS recomendam o uso de máscaras cirúrgicas durante todo o turno de trabalho. A máscara deve ser substituída imediatamente se danificada, úmida ou contaminada.[16,19]

As máscaras N95, PFF2 ou equivalente, são capazes de bloquear partículas menores, tão pequenas quanto 0,3 m, sendo indicadas para situações em que há procedimentos geradores de aerossóis. As máscaras N95, PFF2 ou equivalentes devem ser utilizadas pelo tempo estabelecido pelo fabricante, entretanto, diante da escassez de insumos vivenciada durante a pandemia, é permitido o uso estendido, com reúso limitado. As instituições devem seguir protocolos estabelecidos pelos seus Serviços de Controle de Infecção Hospitalar. É importante atentar para o uso adequado da máscara, com boa vedação junto ao rosto, pois o uso incorreto implica a passagem de partículas de 3, 10 ou mesmo 30 µm.[10] Não é permitido o uso de máscaras PPF2 ou equivalente com válvulas exalatórias, pois não exercem o controle adequado da fonte, permitindo saída de ar e disseminação de gotículas geradas pelo usuário.[16,18,19]

Um dos aspectos mais importantes acerca do uso de máscaras é que a eficiência da proteção depende muito do uso correto e do adequado ajustamento da máscara à face. Konda et al. fizeram um experimento para avaliar a eficácia da filtragem de aerossóis de 10 nm a 10 m. Foi observado que os escapes decorrentes do uso inadequado das máscaras podem resultar em diminuição de 60% ou mais de sua capacidade de filtração.[20] Na Tabela 24.2 estão destacados alguns dos achados do estudo.

São considerados pontos importantes para uso adequado das máscaras:[16]

- Cobrir boca, nariz e queixo.
- Ajustar adequadamente a máscara à face. Se necessário, é possível dar um nó entre as alças atrás das orelhas para maximizar o ajuste.
- Durante o uso, evitar tocar a face, parte externa ou interna da máscara. Caso aconteça o toque, higienizar as mãos imediatamente.
- Colocar e retirar a máscara segurando pelas tiras laterais.
- Higienizar as mãos antes de colocar a máscara, após tocar na máscara e após desprezar máscaras descartáveis.

TABELA 24.2. Eficiência da filtragem segundo material utilizado e presença ou não de escapes das máscaras.

EFICIÊNCIA DA FILTRAGEM (%)		
Material/tecido	< 300 nm + erro	> 300 nm + erro
N95 (sem escape)	85 ± 15	99,9 ± 0,1
N95 (com escape)	34 ± 15	12 ±3
Cirúrgica (sem escape)	76 ± 22	99,6 ±0,1
Cirúrgica (com escape)	50 ± 7	44 ± 3
Algodão quilt (mais espesso)	96 ± 2	96,1 ± 0,3
Algodão 600 fios, 2 camadas	82 ± 19	99,5 ± 0,1
Híbrido algodão/seda (sem escape)	94 ± 2	98,5 ± 0,2
Híbrido algodão/seda (com escape)	37 ± 7	32 ± 3

Fonte: Modificada de Konda et al., 2020.[20]

Etiqueta respiratória

Ao tossir e espirrar, deve-se cobrir a boca e o nariz utilizando o braço ou lenços descartáveis e higienizar as mãos com álcool a 70% ou água e sabão após.[16]

Limpeza do ambiente

O ambiente no qual o paciente se encontra apresenta papel relevante na transmissão de infecção.[3] Com relação ao tempo de permanência no ambiente, estudos evidenciam que agentes patogênicos, como bacilos Gram-negativos, incluindo *Acinetobacter baumannii* multirresistente, *Staphylococcus aureus* resistente à vancomicina (MRSA) e *Enterococcus sp.* resistente à vancomicina (VRE), podem persistir no ambiente por dias e até meses, aumentando, dessa forma, o risco para transmissão cruzada desses agentes. No contexto da pandemia do SARS-CoV-2, há estudos em modelo experimental que evidenciaram a permanência desse agente no ambiente por até 72 horas.[21]

Diante disso, os cuidados com limpeza e desinfeção do ambiente contaminado representam importante medida de prevenção da disseminação desse patógeno para os pacientes e profissionais de saúde, sendo necessário aplicar técnicas adequadas que garantam a execução dos processos de limpeza ambiental.[3] Recomenda-se realização de limpeza terminal (limpeza completa do ambiente, do chão ao teto) após a alta, óbito ou transferência dos pacientes. A limpeza concorrente (limpeza das superfícies tocadas) deverá acontecer a cada plantão (três vezes ao dia). Se houver contaminação com matéria orgânica, deve ser realizada limpeza imediata do local.[16,22,23]

Distanciamento social

A inter-relação entre as três etapas das doenças infecciosas – fonte da infecção, rota de transmissão e pessoas vulneráveis – é muito importante, visto que sua transmissão somente poderá ser controlada quando qualquer uma dessas etapas for interrompida. Impedir os canais de transmissão para evitar a propagação da infecção é o desafio mais importante neste momento. É necessário fornecer educação à população e aos profissionais de saúde, para que possamos tomar medidas eficazes para prevenir a propagação da COVID-19. Essa é a única maneira de controlar a pandemia.[24]

No início de 2020, quando não eram disponíveis vacinas, o mundo rapidamente teve que buscar os meios para conter a pandemia. Wilder-Smith & Freeman fizeram uma síntese das medidas de controle conhecidas e disponíveis para diminuir ou estancar a disseminação do SARS-CoV-2[25] e os membros do Imperial College COVID-19 Response Team estimaram o impacto que cada medida não farmacológica poderia determinar na contenção da pandemia. Na Tabela 24.3 estão descritas as principais medidas de distanciamento físico ou social, acrescentadas as estimativas de impacto dos dois documentos citados.[26]

TABELA 24.3. Intervenções não farmacológicas de saúde pública para conter a pandemia COVID-19 e potenciais resultados esperados de cada intervenção.[25,26]

	DEFINIÇÃO	OBJETIVO	DESAFIOS	OBSERVAÇÕES
Isolamento	Separação de pessoas doentes com doenças contagiosas de pessoas não infectadas	Interromper a transmissão a pessoas não infectadas	A detecção precoce de casos é fundamental. Redução de 75% de casos fora do ambiente domiciliar, caso 70% dos familiares cumpram a medida	Não é eficaz para doenças infecciosas nas quais infecções assintomáticas ou pré-sintomáticas contribuem para a transmissão
Quarentena	Restrição de pessoas que se presume terem sido expostas a uma doença contagiosa, mas não estão doentes, porque não foram infectadas ou porque ainda estão no período de intubação	Reduzir a transmissão potencial de pessoas expostas antes que os sintomas ocorram. A quarentena é mais bem-sucedida quando a detecção de casos é rápida, os contatos rastreados em um curto espalho de tempo com a emissão imediata de quarentena	As pessoas em quarentena precisarão de apoio psicológico, comida e água e suprimentos domésticos e médicos. Os casos no domicílio podem dobrar no, e os casos na comunidade diminuem 75% (50% adesão)	A quarentena voluntária é preferível à quarentena obrigatória, mas a aplicação da lei pode ser considerada se as violações de quarentena ocorrerem com frequência
Contenção comunitária	Intervenção aplicada a toda uma comunidade, cidade ou região, projetada para reduzir interações e movimentos pessoais. Variam desde o distanciamento social (como cancelamento de reuniões públicas, fechamento de escolas; trabalho em casa) até o fechamento de cidades ou áreas inteiras (*cordon sanitaire* ou *lockdown*)	Reduzir a chance de que pessoas infectadas não identificadas tenha contato com membros da comunidade não infectados. O distanciamento social é particularmente útil em ambientes onde a transmissão comunitária é substancial	Os códigos de ética devem orientar as práticas e políticas de contenção que têm como foco proteger a saúde da população, mas potencialmente conflita com os direitos individuais de liberdade e autodeterminação. Redução de 75% de casos como um todo	A aplicação da lei é necessária na maioria das ocasiões. Portanto, essas intervenções restritivas devem ser limitadas ao nível real de risco para a comunidade. O impacto na economia deve ser equacionado pelo governo

Fonte: Elaborada pelo autor do capítulo.

Identificação precoce de casos suspeitos

A identificação precoce de casos suspeitos de COVID-19 é uma prática fundamental para impedir sua transmissão, instituir o isolamento precoce e fornecer as medidas de suporte em tempo hábil. Recomenda-se triagem a todo indivíduo que der entrada no serviço de saúde, com busca ativa de sintomáticos entre colaboradores, acompanhantes e pacientes. A entrada de pessoas deve ser limitada, e, idealmente, os indivíduos que entrarem no local devem ser questionados sobre os principais sinais e sintomas sugestivos da doença, como cefaleia, coriza, tosse, espirros, febre, diarreia, entre outros. Se presentes, a pessoa deve ser direcionada para local destinado para suspeitos de COVID-19. Os pacientes sintomáticos devem ser encaminhados para enfermarias com precauções específicas (veremos à frente), visitantes devem ser encorajados a procurar assistência médica e a não permanecer como acompanhante de pacientes no hospital e profissionais de saúde devem ser afastados de suas atividades e direcionados para atendimento médico.[16]

O rastreio de sinais e sintomas sugestivos de COVID-19 também deve ser incorporado na prática diária entre os pacientes internados e seus acompanhantes. O surgimento de sintomas respiratórios, gastrointestinais ou febre, na ausência de outro diagnóstico que os justifiquem, deve ser gatilho para suspeição, manejo e aplicação de medidas de precaução e isolamento, conforme protocolo institucional.[16]

Medidas específicas de prevenção

Além dessas medidas citadas, existem ainda medidas adicionais que devem ser aplicadas nos pacientes com suspeita ou confirmação de infecção por COVID-19. Essas medidas são divididas em duas categorias: precauções padrão e precauções específicas. As precauções padrão são compostas por medidas que devem ser aplicadas em todos os pacientes, independentemente do cenário de assistência à saúde ou suspeita de algum agente infeccioso específico. Já as precauções específicas são aplicadas para os pacientes nos quais há suspeita ou confirmação de infecção por esse agente e que requer medidas de controle adicionais baseadas em sua forma de transmissão. As medidas específicas envolvem precaução de contato, combinada com precaução de gotícula ou aerossóis, a depender da situação.[16]

O profissional de saúde deve se preocupar em adotar paramentação necessária e técnica adequada para vestimenta e retirada dos EPIs (Figura 24.6). Para atendimento de paciente com suspeita ou confirmação de COVID-19, recomendam-se medidas de precaução padrão, com higiene das mãos, e precauções especiais por contato e gotículas ou aerossóis em situações específicas, como nos casos de realização de procedimentos que gerem aerossóis, descritos na Tabela 24.4.[16]

TABELA 24.4. Procedimentos geradores de aerossóis.[16]

PROCEDIMENTOS GERADORES DE AEROSSÓIS	
Ressuscitação cardiopulmonar	Ventilação não invasiva – p. ex., cateter de alto fluxo, BIPAP/CPAP
Ventilação manual com pressão	Broncoscopia
Intubação oro ou nasotraqueal	Endoscopia
Aspiração de vias aéreas	Fisioterapia respiratória
Uso de traqueostomia com circuito aberto	Indução de escarro
Ventilação invasiva	Coletas de amostras naso ou orotraqueais

Fonte: Elaborada pelo autor do capítulo.

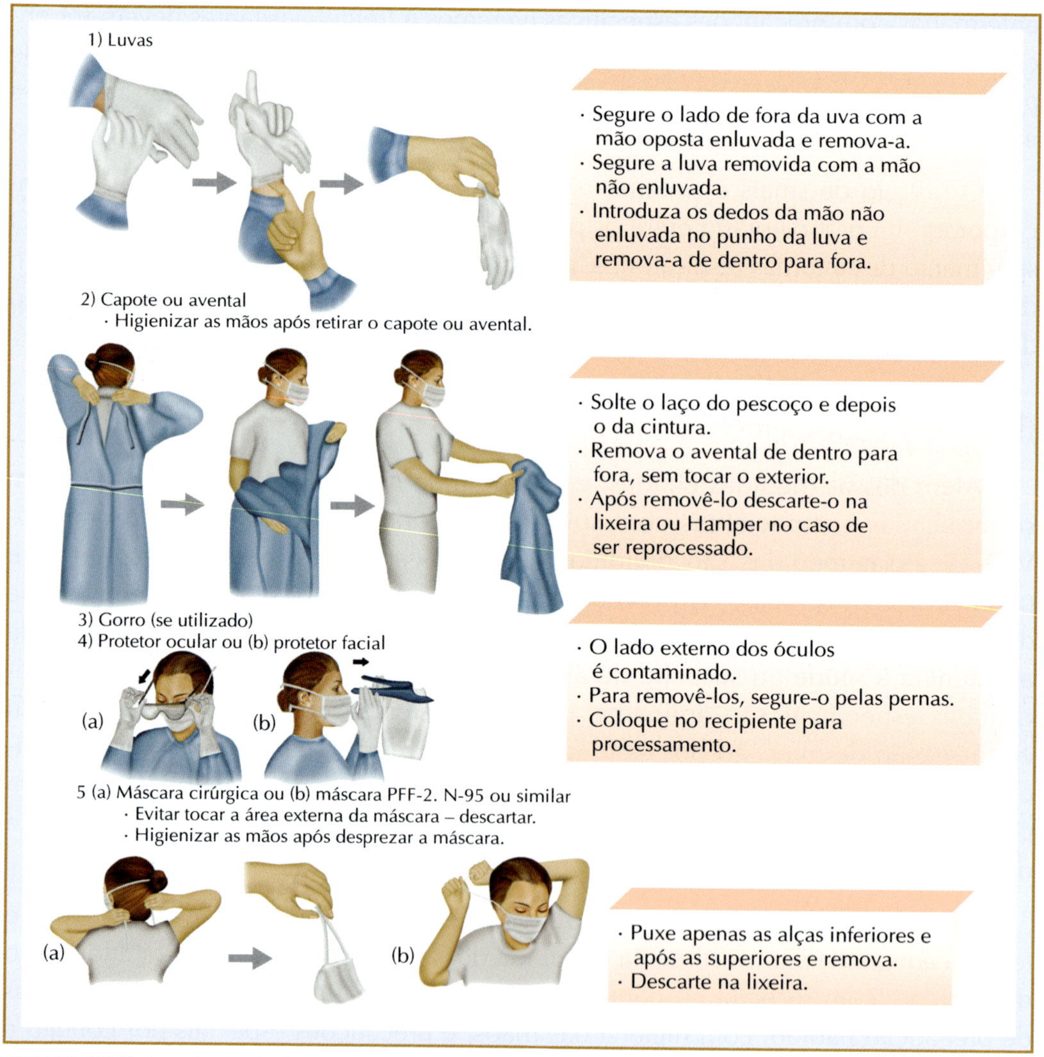

FIGURA 24.6. Sequência de desparamentação (retirada de EPI).[27]

Fonte: Elaborado pelo autor do capítulo.

Precaução de contato e gotículas

Durante a assistência aos pacientes suspeitos ou confirmados de COVID-19, os profissionais da área da saúde deverão utilizar os seguintes EPIs:[16]

- Máscara cirúrgica.
- Avental de mangas longas, preferencialmente descartável.
- Luvas descartáveis.
- Óculos ou face *shield*.
- Se houver risco de exposição a fluidos corporais, utilizar avental impermeável.

O profissional da saúde deverá higienizar os óculos e *face shield* com água e sabão e depois com álcool a 70% após o uso. Em seguida, deve guardá-los em local adequado. O avental e as luvas descartáveis devem ser trocados a cada atendimento, sempre higienizando as mãos com água e sabão ou álcool 70%, antes e depois.[16]

Deve-se priorizar a internação em quarto privativo. Caso não seja possível internar o paciente em quarto privativo, é recomendada a realização de coorte de pacientes com a mesma doença, respeitando a distância mínima de 1 m a 2 m entre os leitos, uma vez que as gotículas possuem tamanho maior que 5 m e depositam-se a curta distância. Importante não realizar procedimentos geradores de aerossóis nesse contexto.[16]

Deve-se limitar o transporte dos pacientes para exame e avisar o setor da realização do exame sobre as precauções necessárias. Para os casos de precaução por gotículas ou aerossóis, o paciente deve utilizar máscara cirúrgica durante todo o período em que estiver fora do quarto.[16]

Precaução de contato e aerossóis

Os equipamentos de precaução de contato e aerossóis devem ser utilizados para o atendimento de pacientes suspeitos ou confirmados de COVID-19, quando submetidos a procedimentos que gerem aerossóis, mesmo quando internados em quarto individual ou de isolamento. Nos intervalos do atendimento, essas máscaras deverão ser acondicionadas em saquinhos nominais, datados e guardadas em local adequado. São necessários EPIs para o atendimento desses pacientes:[16]

- Máscara N95.
- Gorro.
- Avental impermeável, preferencialmente descartável.
- Luvas descartáveis.
- Óculos ou face *shield*.

O profissional da saúde deverá higienizar os óculos e *face shield* com água e sabão e depois com álcool a 70% após o uso. Em seguida deve guardá-los. O avental e as luvas descartáveis devem ser trocados a cada atendimento, sempre higienizando as mãos com água e sabão ou álcool a 70%, antes e depois.[16]

Neste caso, o paciente deverá ser internado obrigatoriamente em quarto privativo, preferencialmente com sistema de ventilação de ar especial com pressão negativa em relação às adjacências, filtragem de ar com filtros de alta eficiência e com 6 a 12 trocas de ar por hora. Caso a instituição não disponha de quartos com essas especificações, deve-se manter o paciente em quarto privativo com as portas fechadas e janelas abertas e com tela, garantindo uma boa ventilação. Os profissionais da saúde deverão utilizar máscara N95 durante a assistência aos pacientes em precaução por aerossóis.[16]

Cuidados adicionais

a) Reprocessamento de artigos de saúde

Não é necessário reprocessamento especial para artigos de saúde envolvendo pacientes com suspeita ou confirmação de COVID-19. Esterilizar ou desinfetar os artigos reprocessáveis, conforme protocolos institucionais, que devem seguir a classificação de Spaulding para nortear o método de processamento e as recomendações nacionais vigentes. Se possível, os equipamentos devem ser de uso exclusivo dos pacientes suspeitos ou confirmados de COVID-19, devendo ser realizada desinfecção para o uso compartilhado.[16]

b) Reprocessamento de roupas

Não há recomendação específica para reprocessamento de roupas de pacientes suspeitos ou confirmados de COVID-19. A instituição deverá manter a rotina já estabelecida para os demais pacientes, que devem seguir recomendações da RDC-6, de 30 de janeiro de 2012, que dispõe sobre as boas práticas de funcionamento para as unidades de processamento de roupas de serviços de saúde. Não é preciso adotar um ciclo de lavagem especial para as roupas provenientes dos pacientes suspeitos ou confirmados para COVID-19, podendo ser seguido o mesmo processo estabelecido para as roupas provenientes de outros pacientes em geral, ressaltando-se as seguintes orientações:[16]

- Para retirar a roupa suja, deve haver o mínimo de agitação e manuseio.
- Devido ao risco de promover partículas em suspensão e a contaminação do trabalhador, não é recomendada a manipulação, separação ou classificação de roupas sujas provenientes do isolamento. Estas devem ser colocadas diretamente na lavadora.

c) Cuidados durante o transporte do paciente

Alguns cuidados devem ser adotados durante e após o transporte do paciente com suspeita ou com confirmação de infecção por SARS-CoV-2, com o objetivo de minimizar os riscos de contaminação.[16]

Primeiramente, recomenda-se limitar ao máximo o transporte do paciente e realizá-lo apenas em situações estritamente necessárias, como transferências de unidade, realização de procedimentos ou exames que não podem ser realizados à beira-leito. Quando necessário, é importante restringir o número de profissionais envolvidos no transporte, mantendo apenas aqueles essenciais para o cuidado, seja na ambulância ou no trajeto do paciente dentro do hospital.[16]

O paciente, quando transportado sem assistência ventilatória mecânica, deverá utilizar máscara cirúrgica durante todo o transporte (exceto menores de 3 anos ou pacientes portadores de neuropatias, déficits cognitivos, que não sejam capazes de retirar a máscara em caso de sufocamento). Se o paciente estiver em uso de ventilação mecânica, o ventilador de transporte deve ser acoplado a filtro do tipo HMEF, colocado entre a cânula – traqueostomia – e o sistema de conexão (de traqueias) do ventilador. O circuito do ventilador deve permanecer fechado durante todo transporte.[16]

O paciente deve ser transportado em maca ou cadeira de rodas. Deve-se assegurar a contenção de secreções e fluidos do paciente. Avaliar feridas abertas, trocar curativos se necessário, aspirar o paciente imediatamente antes de transportá-lo (no caso de paciente em assistência ventilatória mecânica), desprezar débitos de sondas e drenos. O acompanhante deve utilizar máscara cirúrgica.[16]

A equipe assistencial envolvida no transporte (médicos, enfermeiros, motoristas da ambulância que tenham contato direto com o paciente) deve utilizar paramentação completa, de acordo com a precaução do paciente no momento do transporte (contato e gotículas ou contato e aerossóis). Deve haver um profissional (tanto do local de origem quanto no local de destino), não envolvido no atendimento direto ao paciente, para acionar botão e porta de elevador, abrir e fechar portas, se necessário. Esse profissional não precisa utilizar a paramentação completa, apenas máscara cirúrgica.[16]

Deve-se comunicar previamente o setor de destino do paciente e o serviço de transporte quanto ao tipo de precaução e isolamento. Solicitar o bloqueio de elevadores antes e após o transporte. Comunicar a equipe de higiene para limpeza dos elevadores após seu uso.[16]

Idealmente, deve haver registro do tipo da precaução de isolamento em documento de transição de cuidados e identificação do paciente (p. ex.: com uma pulseira de identificação de precaução de isolamento).[16]

Acondicionar o prontuário em embalagem plástica descartável durante o transporte e desprezar a embalagem imediatamente após.[16]

No caso de transporte de ambulância, é importante incrementar a ventilação do veículo e dos setores por onde o paciente passar (por meio de janelas abertas, acionamento de exaustor, ventilador, ar condicionado), para aumentar a troca de ar durante o transporte.[16]

Após o transporte, todos os equipamentos, maca, cadeira de rodas, todas as superfícies internas da ambulância devem ser higienizadas. A desinfecção pode ser feita com álcool a 70%, quaternário de amônio, hipoclorito de sódio ou outro desinfetante indicado para esse fim e padronizado pela instituição. Realizar higiene das mãos com álcool em gel ou água e sabonete líquido após o término do procedimento. O profissional que realizar a limpeza do veículo deverá estar paramentado com óculos, máscara N95-PFF2, avental de isolamento impermeável, óculos ou *face shield*, gorro e luvas.[16]

d) Cuidados relacionados à coleta de amostras biológicas

Para a coleta e processamento de amostras laboratoriais de pacientes com suspeita de COVID-19, há dois aspectos a considerar:

1. Todas as amostras laboratoriais devem ser consideradas potencialmente infecciosas, incluindo sangue, fluido de lavagem, cotonetes nasofaríngeos e outros fluidos corporais.[28]
2. O profissional de saúde que coleta, processa e transporta qualquer amostra clínica deve cumprir estritamente as medidas de controle padrão e operações de biossegurança para minimizar a possibilidade de exposição aos patógenos. Lembrar que algumas coletas, como lavadas broncoalveolar, escaro aspirado etc., geram aerossóis e os profissionais devem estar adequadamente paramentados.[28]

O Instituto Adolfo Lutz, laboratório de referência da Secretaria de Estado da

Saúde de São Paulo, elaborou um protocolo laboratorial para coleta, acondicionamento e transporte de amostras biológicas para investigação do SARS-CoV-2. Destaca-se a necessidade do uso de EPI (gorro descartável, óculos de proteção, máscara do tipo N95, FFP2 ou similar, luva de procedimento, avental de mangas compridas e calçados fechados). Todos os procedimentos técnicos devem ser realizados de modo a minimizar a geração de aerossóis.[28]

Orientações para cuidados domiciliares de paciente com quadro respiratório suspeito ou moderado ou após a alta ainda no período de transmissibilidade

Após a alta hospitalar, é necessário orientar os pacientes de que os cuidados para transmissão do SARS-CoV-2 devem ser mantidos, conforme descrito na Tabela 24.5.[16]

TABELA 24.5. Cuidados após a alta hospitalar.

CUIDADOS APÓS A ALTA HOSPITALAR
Etiqueta respiratória
Higiene das mãos
Limitar o número de cuidadores
Não receber visitas
Evitar o compartilhamento de objetos não higienizados, como copos, talheres etc.
Limpar e desinfetar as superfícies frequentemente tocadas
Manter o ambiente bem ventilado
O paciente deve usar máscara quando estiver no mesmo ambiente que outras pessoas
Durante o momento das refeições, ficar a mais de 1 m de distância das outras pessoas

Fonte: Elaborada pelo autor do capítulo.

Conclusão

A COVID-19 é uma doença de elevada transmissibilidade, e, para fornecer suporte aos pacientes, é necessário cumprir todos os cuidados relacionados às precauções padrão e de isolamento. O profissional de saúde deve conhecer os protocolos institucionais para prevenção da disseminação do SARS-CoV-2 no ambiente hospitalar, como uso correto de EPI, técnicas de paramentação e desparamentação , cuidados necessários com o ambiente e artigos de saúde, além da prática de higiene de mãos e etiqueta respiratória.

Referências

1. Gómez-Ochoa, Franco OH, Rojas LZ, et al. COVID-19 in health-care workers: a living systematic review and meta-analysis of prevalence, risk factors, clinical characteristics, and outcomes. Am J Epidemiol. 2021;190(1):161-75.
2. Souza TCF, Soares CM, Souza EA, et al. A saúde dos profissionais de saúde no enfrentamento da pandemia de COVID-19. Ciênc Saúde Coletiva. 2020;25(9):3465-74.
3. Brasil. Agência Nacional de Vigilância Sanitária. Medidas de prevenção de infecção relacionada à assistência à saúde. Brasília: Anvisa; 2017.
4. Moore S, Hill EM, Tildesley MJ, et al. Vaccination and non-pharmaceutical interventions for COVID-19: a mathematical modelling study. Lancet Infect Dis. 2021;S1473-3099(21)00143-2.
5. Meyerowitz EA, Richterman A, Gandhi RT, et al. Transmission of SARS-CoV-2: a review of viral, host, and environmental factors. Ann Intern Med 2021;174(1):69-79.
6. Moraswka L, Cao J. Airbone transmission of SARS-CoV-2: the world should face the reality. Environmental Int. 2020;139:105730.
7. Klompas M, Baker MA, Rhee C. Airborne transmission of SARS-CoV-2: theoretical considerations and available evidence. JAMA. 2020;324:441-2.

8. Fennelly KP. Particle sizes of infectious aerosols: implications for infection control. Lancet Respir Med. 2020;8:914-24.

9. He X, Lau EHY, Wu P, et al. Temporal dynamics in viral shedding and transmissibility of COVID-19. Nat Med. 2020;26(5):672-5.

10. Wölfel R, Corman VM, Guggemos W, et al. Virological assessment of hospitalized patients with COVID-2019. Nature. 2020;581(7809):465-9.

11. Kamps SB, Hoffman C. COVID Reference, edition 2021.6. www.CovidReference.com (acesso maio 2021).

12. Lin Huang GK, Stewardson AJ, Grayson LM. Back to basics: hand hygiene and isolation. Curr Opin Infect Dis. 2014;27(4):379-89.

13 Agência Nacional de Vigilância Sanitária (BR). Segurança do paciente em serviços de saúde: higienização das mãos. 2009.

14 Kampf G. Efficacy of ethanol against viruses in hand disinfection. J Hosp Infect. 2018;98:331-8.

15. Gupta MK, Lipner SR. Hand hygiene in preventing COVID-19 transmission. Cutis. 2020;105(5):233-4.

16. Agência Nacional de Vigilância Sanitária (BR). Nota técnica GVIMS/GGTES/ANVISA No. 04/2020-25/02/2021. Orientações para serviços de saúde: medidas de prevenção e controle que devem ser adotadas durante a assistência aos casos suspeitos ou confirmados de infecção pelo novo coronavirus. Brasília, DF. 2021. p.118.

17. Brasil. Lei n. 14.019, de 2 de julho de 2020. Altera a Lei n. 13.979, de 6 de fevereiro de 2020, para dispor sobre a obrigatoriedade do uso de máscaras de proteção individual para circulação em espaços públicos e privados acessíveis ao público, em vias públicas e em transportes públicos, sobre a adoção de medidas de assepsia de locais de acesso público, inclusive transportes públicos, e sobre a disponibilização de produtos saneantes aos usuários durante a vigência das medidas para enfrentamento da emergência de saúde pública de importância internacional decorrente da pandemia da COVID-19. Diário Oficial da União. 2020;126(1):2.

18. Centers for Disease Control And Prevention (US). Interim Infection Prevention and Control Recommendations for Healthcare Personnel During the Coronavirus Disease 2019 (COVID-19) Pandemic. Disponível em: https://www.cdc.gov/coronavirus/2019-ncov/hcp/infection-control-recommendations.html#anchor_1604360738701 (acesso maio 2021).

19. World Health Organization. Advice on the use of masks in the context of COVID-19: Interim guidance. Disponível em: https://www.who.int/publications/i/item/advice-on-the-use-of--masks-in-the-community-during-home-care-and-in-healthcare-settings-in-the-context-of-the--novel-coronavirus-(2019-ncov)-outbreak. (acesso maio 2021).

20. Konda A, Prakash A, Moss GA, et al. Aerosol filtration efficiency of common fabrics used in respiratory cloth masks. ASC Nano. 2020;14(5):6339-47.

21. van Doremalen N, Bushmaker T, Morris DH. Aerosol and surface stability of SARS-CoV-2 as compared with SARS-CoV-1. N Engl J Med. 2020;382(16):1564-7.

22. Otter JA, Nowakowski E, Salkeld JAG, et al. Saving costs through the decontamination of the packaging of unused medical supplies using hydrogen peroxide vapor. Infect Control Hosp Epidemiol. 2013;34(5):472-8.

23. Kramer A, Schwebke I, Kampf G. How long do nosocomial pathogens persist on inanimate surfaces? A systematic review. BMC Infect Dis. 2006;6:130.

24. Qu JM, Cao B Chen RC. COVID-19. The essentials of prevention and treatment. 2021 Shanghai Jiao Tong University Press. Published by Elsevier Inc, 107 p. Disponível em: https://doi.org/10.1016/B978-0-12-824003-8.00006-1 All rights reserved (acesso maio 2021).

25. Wilder-Smith A, Freedman DO. Isolation, quarantine, social distancing and community contaiment: pivotal role for old-style public health measures in the novel coronavirus outbreak. J Travel Med. 2020;27(2):020.

26. Ferguson NM, Laydon D, Nedjati-Gilani G, et al. Report 9: Impact of non-pharmaceutical interventions (NPIs) to reduce COVID-19 mortality and healthcare demand. 16 March 2020, Imperial College COVID-19 Response Team. Disponível em: https://doi.org/10.25561/77482 (acesso maio 2021).

27. Secretaria de Estado de Saúde de Minas Gerais (BR). Protocolo Coronavírus 2019-nCoV (Novo Coronavírus). Disponível em: https://ameci.org.br/wp-content/uploads/2020/02/PROTOCOLO_CORONAVIRUS_FINAL.pdf (acesso maio 2021).

28. Secretaria de Estado da Saúde. São Paulo (BR). Instituto Adolfo Lutz. Protocolo laboratorial para coleta, acondicionamento e transporte de amostras biológicas para investigação de SG por SARS-CoV-2. São Paulo, Brasil, abril de 2021, Disponível em: https://www.ial.sp.gov.br/ial/perfil/homepage/destaques/protocolo-laboratorial-do-covid-19-atualizado-em-12042021 (acesso maio 2021).

CONHEÇA OS SELOS EDITORIAIS DA editora dos Editores

Conteúdo Original

Seleção de autores e conteúdos nacionais de excelência nas áreas científicas, técnicas e profissionais.

Conteúdo Internacional

Tradução de livros de editoras estrangeiras renomadas, cujos títulos são indicados pelas principais instituições de ensino do mundo.

Sou Editor

Projetos especiais em que o autor é o investidor de seu projeto editorial. A definição do percentual de investimento é definida após a análise dos originais de seus livros, podendo ser parcial ou integral.